Inhaltsverzeichnis

Chronische Bronchitis, immer
wiederkehrende Katarrhe,

7

Bitte bedenken Sie, dass die Empfehlungen und Rezepte in diesem Buch nicht dazu gedacht sind, die Diagnose einer Krankheit oder eines Leidens und die evtl. notwendige Medikation zu ersetzen. Im Falle einer Krankheit konsultieren Sie bitte immer Ihren Arzt oder andere Gesundheitsexperten.

Kräuter Heilkunde

Die Kräuterheilkunde ist eine der ältesten Therapieformen. Der prähistorische Mensch war auf der Suche nach Nahrungspflanzen und durch Zufall und Beobachtung entdeckten Sie die heilkräftige Wirkung diverser Pflanzen. Besondere Menschen, die als Schamanen oder Medizinmänner als heilkundige Frauen imstande sind, durch Intuition und Sensibilität die heilkräftigen Pflanzen zu finden.

Die Geschichte der Kräuterheilkunde ist geprägt von Namen wie Hildegard von Bingen oder Paracelsus, die Ihre Kenntnisse der Heilkräfte der Kräuter zum größten Teil ihrer Intuition verdanken.

Zwei wichtige Leitsätze für die Kräuterheilkunde sind von Paracelsus weitergegeben: „ubi malum, ibi remedium", was volkstümlich übersetzt so viel heißt wie „deine Wiesen und deine Matten sollen deine Apotheke sein". Das bedeutet, dass überall, wo Krankheiten sind, sich auch die entsprechenden Heilpflanzen finden. „Solum dosis fecit venenum" ist der ewig gültige Satz: „Die Dosis macht das Gift". Die falsche Dosierung von Heilpflanzen kann genauso gefährlich sein wie die von schulmedizinischen Medikamenten.

Kräuterdroge:

Drogen klingt heutzutage nach Rauschmittel, tatsächlich versteht man aber unter Drogen getrocknete Heilpflanzenteile (Drogen heißt auf niederdeutsch trocknen). Der Grund, warum in der Kräuterheilkunde üblicherweise zur Teezubereitung keine frischen Pflanzen verwendet werden, ist einleuchtend. Die Wirkstoffe, auf deren Wirkung es ja ankommt, sind jahreszeitlich in sehr unterschiedlicher Konzentration in den Heilpflanzen vorhanden. Daher erntet man dann, wenn erfahrungsgemäß der Wirkstoffgehalt am höchsten ist – das ist je nach Pflanze und verwendeten Pflanzenteil sehr unterschiedlich und stabilisiert durch das Trocknen den Wirkungsgehalt auf eine bestimmte Zeit.

Die Lagerung von Tees:

Diese ist von den Wirkstoffen der Kräuter abhängig. Ätherische Öle sind sehr flüchtig. Kräuter mit diesen sollten also nicht allzu lange gelagert werden. Gerbstoffdrogen hingegen müssen manchmal sogar erst lagern, wie z.B. die Eichenrinde. Grundsätzlich kann man sagen, ob in der Apotheke gekauft oder selbst getrocknet, man sollte Kräutertees nie länger als ein Jahr lagern.

Die wichtigsten Kriterien bei der Lagerung:

- Lichtgeschützt – bei Glasbehälter, diese in Kästchen aufbewahren.
- Gleichbleibende Temperatur, wird am besten durch Lagerung in einem Schrank gewährleistet.
- Luftfeuchtigkeit: Wird durch gut schließende Gefäße wie Gläser mit Schraubverschluss oder Dosen gewährleistet.

Die Wirkstoffen der Kräuter:

Die heilsamen Stoffe in den Pflanzen entstammen den sekundären Stoffwechsel. Diese Verbindungen sind von Pflanze zu Pflanze verschieden und stellen denn Charakteristikum, sozusagen ihren chemischen Fingerabdruck dar.

Alkaloide:

Alkaloide entstehen in Pflanzen mit ungewöhnlichem Stickstoff Sauerstoffwechsel. Diese Verbindungen greifen stark in das Nervensystem ein, da zahlreiche im Körper als Neurotransmitter fungierende körpereigene Stoffe sich ebenfalls von Stickstoffverbindungen ableiten. Sie entfalten also starke Wirkungen auf das zentrale Nervensystem, wobei die Wirkung sehr unterschiedlich sein kann. Anregend wie Coffein oder betäubend wie Morphin, dämpfend auf das Atemzentrum im Gehirn und dadurch hustenreizstillend wie das Codein oder pulsbeschleunigend, gefäßerregend wie das Nikotin.

Ätherische Öle:

Das, was Pflanzen duften lässt, ob in aromatischen Blättern oder duftenden Blüten, sind die sogenannten „ätherischen Öle". Es handelt sich um Stoffe, die sich sehr schnell in den Äther, was so viel wie Himmelsduft bedeutet, verflüchtigen. Sie sind der Oberbegriff für chemische Gemische, die aus verschiedenen organischen Verbindungen, vor allem Kohlenwasserstoffen bestehen: Aldehyde, Ketone, Phenole, Phenoläther, Terpene, Säuren, Ester.

Ätherische Öle haben eine physiologische Wirkung auf den Körper und gleichzeitig durch die Duftwirkung ihrer Moleküle über die

Riechschleimhaut auch eine Wirkung auf das Gehirn. In erster Linie nutzt man diese ganzheitliche Wirkung – Körper und Seele erfassend – in der Aromatherapie, die die reinen, meist durch Wasserdampfdestillationen gewonnenen ätherischen Öle verwendet. Aber auch in der Kräuterheilkunde, die vorwiegend die Kräuter als Tees nutzt, kommt es zu dieser doppelten Wirkung. Wenn man eine Tasse Tee an die Lippen führt, um ihn hinunterzuschlucken, muss man diese schließen und somit durch die Nase einatmen.

Tees mit ätherischen Ölen dürfen auf keinen Fall kochen, das würde das ätherische Öl zerstören. Härtere Drogen wie Fenchel oder Kümmel sollten vor der Zubereitung im Mörser zerstoßen werden.

Fette Öle:

In der Kräuterheilkunde haben die fetten Öle eigentliche nur eine Bedeutung für die äußerliche Anwendung. Durch den Gehalt an essentiellen Fettsäuren, die den Fettsäuren des Säureschutzmantels der Haut ähnlich sind, werden kaltgepresste Öle von der Haut sehr gut aufgenommen. Sie eignen sich daher sowohl zur Hautpflege als auch als Massageöle, vor allem dann, wenn man mit bestimmten Heilpflanzen Ölauszüge herstellt, so wie das Johanniskraut.

Diese sind essentielle Nahrungsstoffe, die aber bei Mangelerscheinungen auch als heilende Stoffe wirken können. Die innerliche Anwendung erfolgt üblicherweise in Form von Samenkapseln. Besondere Bedeutung als Heilmittel haben die Samenöle von der Nachtkerze auf den Bereich durch ihren hohen Gehalt an Gammalinolensäure gewonnen, die Wirkungen gegen Allergien, bei Neurodermitis, Schuppenflechte, aber auch bei Rheuma und sogar bei hohem Blutdruck zugesprochen werden.

Schleimstoffe:

Die Schleimstoffe sind Polysaccharide, das heißt spezielle Kohlehydrate, zu denen Stärke, Zellulose, Pektin und Schleimstoffe zählen. In der Kräuterheilkunde nutzt man die Fähigkeit der Schleimstoffe, mit Wasser stark zu quellen und hochviskose, das heißt, schleimige Flüssigkeit zu liefern. Diese legt sich wie ein Schutzfilm dort über die Schleimhäute, wo sie hinkommt, also zuerst beim Trinken über die Rachenschleimhaut und dann nach dem Runterschlucken über die Magenschleimhaut. Deswegen wichtig bei Gastritis, zum Beispiel der Käsepappeltee, oft als entzündungshemmend bezeichnet. Das bedeutet, dass Schleimstoffdrogen auch bei Sodbrennen eingesetzt werden können.

So wie die Flohsamenschalen. Schleimstoffe müssen quellen. Wenn man die Droge mit kaltem oder lauwarmem Wasser ansetzt und eine bestimmte Zeit (ca. 1 Std) quellen lassen, nennt man Kaltwasserauszug.

Glykoside:

Glykoside sind im Pflanzenreich verbreitet vorkommende Stoffe. Chemisch gesehen handelt es sich um Verbindungen von Pflanzenzuckern wie Glucose mit zuckerfremden Bestandteilen. Sie werden durch Hydrolyse (Aufspaltung durch Wasseraufnahme) in Zucker und Nicht – Zucker, das sogenannte Aglykon gespalten werden. Die Wirkung wird dabei durch das Aglykon bestimmt.

Gerbstoffe:

Diese Substanzen sind stickstofffreie Phenolverbindungen, die sich in Alkohol und Wasser gut lösen. An der Luft verändern si9ch Farbe und Wirkungsspektrum. Medizinisch sind die stark zusammenziehenden

Wirkstoffe dieser Substanzgruppe wichtig. Eine entzündliche vermehrte Durchblutung wird gedrosselt. Die Wundheilung beschleunigt sich. Innerlich schätzt man die Gerbstoffe, da sie die Darmwand für Bakterien weniger durchlässig machen.

Bitterstoffe:

Wie der Name schon sagt, schmecken die Vertreter dieser Gruppe sehr bitter. In der Regel handelt es sich um ungiftige Stoffe. Man schätzt die verdauungsfördernde, beruhigende und stärkende Wirkung der Bitterstoffe. Durch den bitteren Geschmack erfolgt außerdem eine deutliche Vermehrung des Speichelflusses aller Drüsen, auch der Darmdrüsen. Allerdings dauert es einige Tage bis die Wirkung eintritt. Wenn man die Bitterstoffe zur Verdauungsförderung einnimmt, dann sollte dies eine halbe bis eine Stunde vor Nahrungsaufnahmen eingenommen werden. Bei regelmäßiger Einnahme in kleineren Mengen tritt darüber hinaus eine Vermehrung der roten Blutkörperchen auf.

Mineralstoffe:

Es gibt Heilpflanzen, bei denen die Mineralstoffwirkung von Bedeutung ist.
Kalium ist ein Mineralstoff, der eine wasserflüssigkeitsregulierende Wirkung hat und der bei der Wirkung vieler harntreibender Pflanzen wie Birkenblätter, Brennesselblätter, indischen Blasentee sicher mitbeteiligt ist.
Kieselsäure sollte man auch primär über die Nahrung zuführen. Schachtelhalmgewächse, Auch Goldhirse enthält viel Kieselsäure und dort, wo die Leute viel Goldhirse essen, haben sehr starke Zähne, Nägel und viel Haare. Auch in den Randschichten der Getreidekörner ist viel Kieselsäure. Doch was machen wir? Die Weizenkleie wird als

Schweinefutter verwendet. Diese Veredelung ist aber ungesund – die Kieselsäure kommt auf diesen Weg nicht zurück. Kieselsäure ist ein Stoff, den der Körper nicht selber produzieren kann, der aber ein unentbehrlicher Bestandteil des Organismus zum Zellaufbau ist. Mehr über diese Kieselsäure – Mineralstoffe und Vitamine, wo sie überall drinnen sind und die Wirkungen auf unseren Körper finden Sie in diesem Buch: Die besten Gesundheitstipps.

Jodhaltige Pflanzen:

Sie kommen zwar in einer Form vor, die sich therapeutisch nutzen lässt wie der Blasentang. Da Jod aber die Schilddrüsenfunktion sehr stark beeinflussen kann, ist absolute Vorsicht damit geboten.

Vitaminhaltige Pflanzen:

Vitamine sind lebensnotwendige organische Wirkstoffe, die vom Körper selber nur teilweise gebildet werden können und die ebenfalls über die Nahrung zugeführt werden soll. Vitamin C hat zur Aufrechterhaltung unseres Immunsystems eine wichtige Funktion. Tees oder Säfte von Pflanzen, die besonders viel Vitamin C enthalten, können daher bei Erkältungserkrankungen und in der Rekonvaleszenz eine therapeutisch wirksame Rolle spielen. Hagebutte als Tee und Sanddornsaft seien als Beispiel dafür genannt.

Fruchtsäuren:

In Heilpflanzen spielen sie eigentlich nur insofern eine Bedeutung, als dass ihre schwach darmmobilisierende Eigenschaft therapeutisch eingesetzt wird. Tamarin und Hibiskusblütentee sind dafür Beispiele.

Teezubereitungen:

Die übliche Dosis, die für die Zubereitung von Kräutertee in der Kräuterheilkunde gilt, ist ein bis zwei Teelöffel Droge auf eine Tasse Wasser, die zwischen 150 – 200 ml, also etwas weniger als ¼ L Wasser zu rechnen ist. Bei Kindern unter sechs Jahren nimmt man besser die Hälfte dieser Dosis.

Die optimale Zubereitungsart ist von den Hauptwirkstoffen abhängig. Bislang gilt die Regel – je zarter die Pflanzenteile, also beispielsweise Blüten – desto besser im Aufguss. Malvenblüten zählen aber zu den Schleimstoffdrogen, sie müssen daher mit lauwarmem Wasser übergossen werden und mindestens eine Stunde ziehen.

Für Wurzeln gilt üblicherweise die Regel, eine Abkochung zu machen. Die Alantwurzel enthält ätherische Öle und wird daher besser im Aufguss zubereitet und die Eibischwurzel und Kalmuswurzel als Schleimstoffdroge muss kalt angesetzt werden. Die optimale Zubereitungsart ist daher bei den Pflanzen angegeben.

- Aufguss: Ein bis zwei Teelöffel Droge werden mit kochendem Wasser übergossen, anschließend fünf bis zehn Minuten ziehen lassen (bei ätherischen Ölen nur fünf Minuten, möglichst zugedeckt), dann abseihen. Aufguss ist wörtlich zu nehmen – wenn man einen Teebeutel in heißes Wasser reinhängt, entsteht eine andere Wirkstofflösung, als wenn man heißes Wasser darüber gießt!
- Aufkochen: Manche Kräuter werden optimal so zubereitet, dass man die Droge mit kaltem Wasser übergießt und auf den Saponinpflanzen sollte man vor dem Aufkochen ca. eine Stunde ausziehen lassen.

- Abkochen: Manche Kräuter, vor allem Gerbstoffdrogen und manche Kieselsäuredrogen sollten ca. zehn Minuten gekocht werden, dann abseihen.
- Kaltwasseransatz: Ein bis zwei Teelöffel der Droge werden mit kaltem Wasser übergossen und üblicherweise zwölf Stunden ziehen gelassen. Anschließend abseihen und auf Trinktemperatur erwärmen, aber nicht erhitzen. Bei Schleimstoffdrogen, die bei Erkältungserkrankungen schnell zur Verfügung stehen sollen, sollte man mindestens eine Stunde ausziehen lassen.

In der Regel werden Heilkräutertees am Morgen nüchtern und am Abend vor dem Schlafen gehen getrunken. Sollte eine dritte Tasse täglich empfehlenswert sein, trinkt man die am besten ein bis zwei Stunden nach dem Mittagessen. Grundsätzlich ist zu sagen, dass die Resorption der Wirkstoffe bei nüchternen Magen besser ist.

Der Tee sollte möglichst schluckweise und vor allem in größtmöglicher körperlicher Ruhe und in einer seelischen Verdauung, die ganz auf die Überwindung der Krankheit eingestellt ist, getrunken werden.

Bei chronischen Erkrankungen ist es sicher einleuchtend, dass nur konsequente, kurmäßige Anwendung von Heilpflanzen eine Wirkung bringen kann. Andererseits sollte die Verwendung von therapeutischen Tees nicht unbegrenzt eingesetzt werden. Es gibt eigentlich nur zwei Ausnahmen von der Regel, dass Tees nicht länger als drei Wochen kur mäßig getrunken werden sollen. Danach mindestens eine Woche Pause. Der Weißdorn und die Mariendistel können ohne irgendeine Gefahr von Nebenwirkungen auch über Jahre täglich eingesetzt werden.

Äußerliche Anwendung von Tees:

- <u>Umschläge:</u> Ein Tuch wird in der Drogenzubereitung getränkt, ausgewrungen und nicht zu heiß oder zu kalt auf die entsprechenden Stellen aufgelegt.
- <u>Bäder:</u> Egal, ob Voll-, Teil- oder nur Sitzbad, dafür wird eine entsprechend größere Menge an Teeauszug hergestellt, die dem Badewasser beigefügt wird. Am besten die Droge in einen Strumpf geben.
- <u>Inhalation:</u> In einer Schüssel werden die entsprechenden Drogen in höherer Konzentration (vier bis sechs Esslöffel) mit einem Liter kochenden Wasser übergossen. Man atmet die aufsteigenden Dämpfe möglichst mit einem den Kopf abdeckenden Handtuch ein.

Heilkräuterbad

Bereits die alten Römer wussten um die heilende Wirkung eines Kräuterbades. Und bei uns erlebte das Badewasser nach einer langen Periode des Vergessens seins in den letzten Jahrzehnten eine Renaissance. Sobald eine neue -Quelle gefunden und erschlossen wird, entsteht ein neues Bad. Als Vater der heilenden Badezusätze gilt Pfarrer Kneipp. Vor allem bei Warmwasserbädern wollte er selten auf heilende Kräuter verzichten.

Schon ein reines Wasser, aufgrund der mechanischen und thermischen Reize, üben heilende Effekte aus. Für die Wirksamkeit eines Badezusatzes ist entscheidend, dass dieser Stoff in die Haut eindringt und dass er über Resorption und Inhalation in den Organismus aufgenommen wird.

Durch Baden im warmen Wasser kommt es zu einer Erweiterung der Hautgefäße und demzufolge zu einer stärkeren Durchblutung. Die Resorption des Stoffes durch die Haut wird dadurch erleichtert. Das ist auch der Grund, warum das Badewasser immer eine höhere Temperatur haben sollte.

Generell gilt, dass für ältere Personen mit schwachem Herzen ein Vollbad mit einer Temperatur von ca. 20 Grad und einer Dauer von 15 Minuten nicht überschreiten soll.

Heilpflanzenbäder bieten den Vorteil, dass sie von einem bestimmten Kurort unabhängig machen. Jeder kann die Kur bei sich zu Hause in der Wanne durchführen. Von Badetabletten und Badesalzen, mögen sie auch noch so schön schäumen und sprudeln, ist abzuraten. Badeöle und Extrakte sind eindeutig vorzuziehen. Besonders eignen sich ätherische Öle, bei denen die Aufnahme durch die Haut erleichtert wird. Es ist auch vorteilhaft, die ganze Pflanze beziehungsweise die wirksamen Teile dem Badewasser direkt zuzusetzen.

Wenn man die Kräuter zusammenbindet oder in ein kleines Leinensäckchen einwickelt und 15 Minuten vor dem Badebeginn ins Wasser legt, verlieren sie nichts von der Heilkraft und verstopft eventuell den Ausguss.

Zu beachten ist der Unterschied zwischen Vollbad, Sitzbad, Teilbad und Umschläge. Liegt eine allgemeine Schwäche oder Krankheit vor, so ist ein Vollbad vorzuziehen. Sitzbäder sind bei Erkrankungen im Analbereich (Hämorrhoiden) oder bei isolierter Erkrankung bestimmter Körperregionen – Fußbäder bei Durchblutungsstörungen zu empfehlen. Feuchte Umschläge erzeugen ein Treibhausklima und erleichtern dadurch die Aufnahme des Wirkstoffes in erkrankte Hautpartien.

Baldrianbad:

Baldrian wirkt beruhigend und schlaffördernd. Deshalb empfiehlt sich ein Vollbad bei Einschlafstörungen und Nervosität. Für ein Vollbad nimmt man 250g Tinktur oder 100g Wurzeln.

Eichenrindenbad:

Die Eichenrinde zeichnet sich durch eine lokal begrenzte, aber sehr intensive Gerbstoffwirkung (Tannin) aus. Hieraus ergeben sich auch die Indikationen. Die Eichenrinde wirkt hauptsächlich bei Entzündungen der Haut – nässendes Ekzem, bei Schweißfüßen und entzündliche Augenkrankheiten. Es werden Teilbäder, Umschläge empfohlen. Eine Handvoll Eichenrinde mit 1 Liter Wasser auf die Hälfte einkochen und dann dem Teilbad zusetzen.

Fichtennadelbad:

Dieses Bad ist wohl das in unseren Breiten bekannteste. Am besten wirkt es, wenn man junge, hellgrüne, einjährige Triebe von alten Bäumen nimmt. Neben dem Nadelextraktbad gibt es noch das Rinden- und das Holzbad. Fichtenbäder regen die Hautnerven an und fördern den Hautstoffwechsel. Sie beeinflussen das Gefäßnervensystem positiv. So kann man eine positive Wirkung gegen rheumatische Erkrankungen und Nervenleiden anordnen. Man benötigt 1 kg Nadeln, Holzspäne oder Rinde beziehungsweise 4 EL Öl. Nach dem Bad soll man eine Stunde ruhen.

Haferstrohbad:

Es regt den Hautstoffwechsel an und fördert die Durchblutung. Daher ist bei Hautkrankheiten, Durchblutungsstörungen, Erkrankungen aus dem rheumatischen Formenkreis und bei Nervenleiden ein Haferstrohbad hilfreich. Man nimmt 1 kg Haferstroh in einem großen Kochtopf, 45 min. lang in Wasser kochen. Davon 2 Liter Flüssigkeit in einem Vollbad geben.

Heublumenbad:

Wirkt sehr gut bei Rheuma und Stoffwechselleiden. 500g Heublumen werden mit 5 Liter Wasser abgekocht und dem Vollbad zugesetzt. Ein Heublumensack dient als Auflage für erkrankte Körperpartien, dazu wird ein Leinensäckchen mit Heublumen gefüllt und mit kochendem Wasser übergossen. Alles 15 Minuten ziehen lassen, anschließend überflüssiges Wasser auspressen. Zur Vermeidung eines unnötigen Wärmeverlustes soll man den Sack mit einem Gummituch abdecken. Die Größe des Heublumensackes muss dem zu behandelnden Körperteil angepasst sein.

Kalmusbad:

Bei Erschöpfungszuständen, Nervenleiden, Stoffwechselstörungen und bei Anämie bringt es Erleichterung. Nach dem Bad, das am späten Vormittag genommen werden sollte, ist eine Ruhe von einer Stunde empfehlenswert. 10 EL. Kalmuswurzel in 1 Liter Wasser abkochen, eine halbe Stunde ziehen lassen und dann dem Bad zugeben.

Kamillenbad:

Die Kamille fördert die Heilung von Wunden und nimmt den Juckreiz bei Hämorrhoiden und Ekzemen. Außerdem besitzt die Kamille krampflösende Eigenschaften. Der Aufguss wird mit 100g Blüten auf 2

Liter Wasser zubereitet. Sehr gut auch für Teilbäder und Umschläge sowie Dampfbäder bei Afterjucken. Letzteres braucht man folgendes: Auf den Boden eines Eimers werden Kamillenblüten oder Extrakt geschüttet und anschließend 3 Liter kochendes Wasser hinzugeben, jetzt muss man sich nur noch daraufsetzen.

Lavendelbad:

Lavendel wirkt allgemein anregend und tonisierend. Der stark aromatische Geruch reizt die Riechnerven, was zu einer Fortleitung in vegetative Zentren, Rückenmark führt. Die Zubereitung des Lavendelbades ist einfach. 100g Lavendel in einem Liter Wasser ziehen lassen. Nach dem Abseihen dem Vollbad zugeben.

Melissenbad:

Die Melisse hilft bei Unruhe und Nervosität. 2 EL. Melissenöl in ein Vollbad geben.

Rosmarinbad:

Der Rosmarin regt den Kreislauf und das Nervensystem an. Ein Rosmarinbad ist gut bei Herzbeschwerden und rheumatische Erkrankungen. Teilbäder bei Gelenksverstauchungen. Das Bad ist am Vormittag zu nehmen. 75g Rosmarinblätter werden in einem ¾ Liter Wasser als Aufguss zubereitet und dann dem Vollbad zugesetzt. Für Teilbäder nimmt man weniger.

Schafgarbenbad:

Die Schafgarbe wirkt entzündungshemmend und krampflösend. Hauptanwendungsgebiete sind Frauenleiden und vegetative Dystonie. Meist nimmt man Sitzbäder, weniger Vollbäder. 250g Schafgarbe werden 15 Minuten gekocht, dann abgeseiht und dem Bad zugesetzt.

Thymianbad:

Die ätherischen Öle des Thymians werden über die Haut aufgenommen und anschließend durch die Atemwege wieder ausgeschieden. Daher die positiven Wirkungen bei Erkrankungen der Lunge und der Bronchien (Husten, Verschleimung, Lungenerweiterung). Einem Vollbad soll man 100g Thymiankraut in 1 Liter Wasser abkochen und zugeben.

Wacholderbad:

Bei Hautleiden, rheumatische Erkrankungen, Ischias und Abgeschlagenheit. Für die Abkochung benötigt man 100g Wacholderbeeren auf 1 Liter Wasser.

Weizenkleiebad:

Dieses Bad fördert den Stoffwechsel der Haut und ist deshalb bei Dermatosen hilfreich. 250g Weizenkleie werden in einem Leinensäckchen ins einfließende Badewasser gehängt.

Zinnkrautbad:

Zinnkraut regt den Hautstoffwechsel an. Daher sehr gut bei Hautkrankheiten, Rheuma, Gicht, Thrombosen und Durchblutungsstörungen. Für ein Vollbad benötigt man 100g Zinnkraut (Ackerschachtelhalm), das vorher kurz abgekocht werden sollte.

Weitere Anwendungen und Herstellung mit Kräutern.

Tinkturen:

Darunter versteht man den alkoholischen Auszug von Heilpflanzen. Viele Wirkstoffe sind sehr gut alkohollöslich. Ätherische Öle sind z.B. schlecht wasserlöslich, aber dafür lösen sie sich gut in Alkohol. In einer c-tinktur hat man daher einen höheren Gehalt an ätherischen Ölen als im Tee. Tinkturen kann man tropfenweise innerlich einnehmen. Die Hauptanwendung ist aber äußerlich in Form von Umschlägen oder Einreibungen.

Tinkturen bekommt man in der Apotheke oder Reformhäuser zu kaufen, es ist aber nicht schwierig sie selber herzustellen. Die Droge, es können auch Frischpflanzen verwendet werden, wird in der Regel mit 70% Alkohol im Verhältnis 1:10 übergossen (50g -droge auf 450g Alkohol) werden. Nach zwei bis drei Wochen wird die Flüssigkeit abgepresst und gefoltert. In dunklen Fläschchen aufbewahren!

Ölauszüge:

Hier nutzt man die Fettlöslichen bestimmten Wirkstoffe. Die Zubereitung ist ähnlich wie bei der Tinktur. Die Droge oder die frischen Pflanzenteile werden mit Öl übergossen, ebenfalls im Verhältnis 1:10. Als Öl eignet sich ein gutes Olivenöl, Distelöl, Jojobaöl, Mandelöl, es sollte aber möglichst kaltgepresstes Öl sein. Diesen Ölauszug lässt man zwei bis drei Wochen an einem warmen Platz stehen, dann wird abgepresst und in dunklen Fläschchen gelagert. Der bekannteste Ölauszug ist das Johanniskraut, das man möglichst in der Sonne ausziehen lassen sollte.

Den Begriff Ölauszug sollte man nicht mit den ätherischen Ölen verwechseln. Als Lavendelöl bezeichnet man üblicherweise das reine ätherische Öl, wenn man Lavendel in Öl ansetzt, handelt es sich um einen Lavendelölauszug.

Salben:

Zur äußerlichen Anwendung von Heilpflanzen kann man auch Salben herstellen. Die bekannteste Salbe für den Hausgebrauch ist sicher die Ringelblumensalbe. In den meisten Kräuterbüchern wird die Herstellung empfohlen, die Blüten in Schweineschmalz prasselnd auszubacken. Erstens zerstört man dabei sicher durch die hohe Hitze Wirkstoffe wie die ätherischen Öle, zweitens kann eine solche Salbe schnell ranzig werden. Um optimale Temperaturen bei der Salbenherstellung zu erreichen, sollte man grundsätzlich nur in einem Wasserbad herstellen.

Am besten nimmt man einen Ölauszug, der wie vorhin beschrieben, hergestellt wurde, und gibt ihn in einen Topf, der ins Wasserbad gestellt wird. Hat man keinen fettigen Ölauszug, lässt man im heißen Öl die Pflanzenteile eine halbe Stunde köcheln und seiht dann das Öl ab, um es gleich wieder in das Wasserbad zu geben. I)m Mengenverhältnis 5:1 gibt man reines Bienenwachs dazu (also auf 50 ml Ölauszug 10 g Bienenwachs) und erwärmt diese Mischung, bis das Wachs geschmolzen ist. Anschließend nimmt man den Topf aus dem Wasserbad und rührt bis zum Erkalten. Die Salbe wird in Tiegel abgefüllt. Sie hält sich ausgezeichnet, muss also nicht wie eine Salbe auf Schmalzbasis im Kühlschrank aufbewahrt werden.

Medizinalwein:

In der Phytotherapie werden einige Heilpflanzen als ²weinige Auszüge" verwendet, wie z.B. der Rosmarinwein. Auch diesen kann man selber herstellen. 1 Liter trockener, leichter -weißwein wird mit 30 g Droge versetzt, die Flasche gut verkorkt, und ca. 2 Wochen bei Zimmertemperatur stehen gelassen. Danach wird abgeseiht und gefiltert. Medizinalweine werden likörglasweise eingenommen.

Kräutersäfte:

Viele Heilpflanzen bekommt man als Frischpflanzensaft zu kaufen. Brennnessel-, Löwenzahn- oder Weißdornsaft sind sozusagen Presssäfte, die alle Inhaltsstoffe der Pflanze in ihrer naturfrischen Zusammensetzung enthalten. Bei manchen Heilpflanzen, die wir primär als Gemüse kennen – rote Rüben, Weißkraut, Artischocken – ist die Anwendung als Phytotherapeutikum nur als Saft möglich. Diese kann man sicher mit entsprechenden Haushaltsgeräten selber herstellen. Pflanzensäfte gibt es aber in hervorragender Qualität sowohl im Lebensmittelhandel als auch in Apotheken zu kaufen. Es sollte aber darauf geachtet werden, dass die Pflanze aus biologischem Anbau stammen.

Essen von Kräutern:

Auch das kann als Heilpflanzenanwendung betrachtet werden. Viele Kräuter, die Senfölglykoside enthalten wie Brunnenkresse, Knoblauchrauke, Barbarakraut usw. lassen sich auch nur in dieser Form anwenden. Suppen, Saucen oder Aufläufe mit solchen Kräutern sind äußerst angenehme Formen von Heilkräutertherapien.

Kräuter für das Immunsystem:

Einige Heilpflanzen zeichnen sich dadurch aus, dass sie oft neben anderen speziellen Wirkungen eine immunstärkende Wirkung haben. Solche Heilpflanzen lassen sich dann vielfach einsetzen. Sie helfen bei allgemeinen Abwehrschwächen. Viele Menschen und vor allem Kinder haben ein so geschwächtes Immunsystem, dass sie bereits bei jedem Windhauch für Erkältungskrankheiten anfällig sind. Bei Viruserkrankungen wie Grippe und Schnupfen ist die beste Methode dagegen vorzubeugen, das Immunsystem anzuregen.

Heilpflanzen wie **Lindenblüten** und **Holunderblüten** die schon immer als Grippetees empfohlen wurden, wirken, wie man jetzt weiß, in erster Linie immunstärkend. Als Zusatztherapie bei Erkältungskrankheiten wie Husten ist es ebenfalls sinnvoll, neben Heilpflanzen, die eine gewisse antibakterielle Wirkung haben, durch immunstärkende Mittel dafür zu sorgen, dass der Organismus den Rest zur Bewältigung der Krankheit schafft. Auch bei vielen anderen chronischen Erkrankungen wie beispielsweise Rheuma oder chronischen Blasenentzündungen empfiehlt sich zusätzlich zur spezifischen Therapie der Einsatz von resistenzsteigenden Heilpflanzen.

Sonnenhut:
Verwendung: Wurzel oder die ganze Pflanze (Ecinacea hertha)
Enthält ätherische Öle

Anwendung: nur als homöopathische Urtinktur. Um Vorbeugung gegen Infektanfälligkeit zu wirken, empfiehlt sich die Einnahme in der

Dosis 3 mal 5 Tropfen täglich über längeren Zeitraum von 1 bis 2 Monate.

Wirkung: Der Sonnenhut, der aus Nordamerika stammt, wurde schon von den Indianern als Heilmittel genützt. Sie setzten ihn gegen alle möglichen Wunden, Eiterungen und Infektionen ein. Der Sonnenhut beruht auf einer Anregung des körpereigenen Immunsystem, reinigende Wirkung des Lymphsystems wird gesteigert. Grippevorbeugung, Stärkung des Immunsystems gegen über Erkältungskrankheiten, Nebenhöhlenentzündung, auch Eierstockentzündung.

Achtung: auf Korbblütlerallergika und Diabetiker. Es könnte eine Verschlechterung eintreten.

Sibirischer Ginseng:
Verwendung: Tee im Aufguss, Urtinktur,

Wirkung: Grundsätzlich haben alle Ginseng Arten eine adaptogene Wirkung die die Widerstandsfähigkeit des Körpers, von außen kommenden Belastungen stärken. Als immunstärkendes Mittel ist die Taigawurzel vor allem dort zu empfehlen, wo Stress egal welcher Art dazu führt, dass man Infekt anfällig wird. Der Ginseng wirkt bei stressbedingten Erschöpfungszuständen, stressbedingte Abwehrschwäche und Rekonvaleszenz.
Achtung: nicht bei Bluthochdruck zu nehmen.

Lapacho:

Verwendung: die innere Rinde. 2 Teelöffel auf ein Liter Wasser geben. 5 Minuten köcheln lassen, dann 15 Minuten stehen lassen, abseihen und über Tags trinken.

Wirkung: Lapacho ist ein Tee aus dem Regenwald Amazoniens und wurde dort von indianischen Schamanen und in der Volksmedizin schon seit langer Zeit verwendet. Wissenschaftliche Untersuchungen in Süd- und Nordamerika, vor allem aber auch am Pharmazeutischen Institut in München ergaben, dass man den Lapacho Tee eine immunstimulierende, entzündungshemmende und antibakterielle Wirkung zusprechen kann. Die pilzhemmende Wirkung vor allem auf den Candida Pilz konnte klinisch bestätigt werden. Lapacho Tee stärkt das Immunsystem, vor allem bei Pilzinfektionen und möglicherweise auch bei Tumorerkrankungen.

Anwendung: Lapacho Tee sollte nicht als Genussmittel verwendet werden, wie schwarzer Tee. Man soll in Anbetracht seiner Wirkung immer wieder kurmäßigt, maximal 3 Wochen, getrunken werden.

Holunder:

Verwendung: Tee im Aufguss, 5 Minuten ziehen lassen. Wenn der Tee zum Schwitzen dienen soll, größere Menge zubereiten und heiß trinken. Zur normalen Verwendung lauwarm trinken. Zur Stärkung der Widerstandskratt und bei Rheuma kur mäßig über längeren Zeitraum (3 bis 6 Wochen) 1 bis 2 Tassen täglich trinken.

Wirkung: Bislang wurde dem Holunder ausschließlich einer schweißtreibenden Wirkung zugesprochen und daher seine Anwendung bei Grippe empfohlen. Aufgrund der Flavonoide und vor allem aus der Erfahrung, dass Holunderblütentee ein bewährter Tee bei Grippe ist, kann man schließen, dass die immunstärkende Wirkung eben auch die gute Wirkung bei solchen Erkrankungen ausmacht. Durch seine immunaktivierende Wirkung hilft der Tee auf jeden Fall bei Viruserkrankungen wie Grippe und Schnupfen, überhaupt bei allen Erkältungskrankheiten. Holunderblüten Tee hilft also bei Grippe, Schnupfen, Husten, infektiöse Entzündungen des Hals-, Nasen-, Ohrenbereichen, vorbeugend zur Anhebung der Abwehrkraft. Auch bei Rheuma ist eine kurmäßige Anwendung empfehlenswert.

Achtung: Bei Herz- und Kreislaufschwäche ist es besser keine Schwitzkur zu machen. Es ist also nicht notwendig den Tee so heiß zu trinken, dass man schwitzt.

Linde:

Verwendung: Die voll entwickelten Blütenstände mit dem Hochblatt. Die Winterlinde ist aromatischer und daher empfehlenswerter. Tee im Aufguss 10 – 15 Minuten ziehen lassen. Enthält Flavonoide, Gerb- und Schleimstoffe.

Wirkung: Alles was über den Holunder gesagt wurde, gilt auch für den Lindenblütentee. Anwendung bei abwehrsteigendem Tee schon vorbeugend bei Grippe und allen Erkältungserkrankungen und natürlich als schweißtreibender Tee in entsprechend heißer Anwendung.

Grippekräuter:

Eine echte Grippe ist üblicherweise eine Viruserkrankung. Die Stärkung des Immunsystems ist der einzige Weg, solche Viruserkrankungen zu behandeln.

Aufschlussreich ist es, die Symptome, mit denen eine Grippe beginnt, genauer zu beobachten.

- Die Augen brennen – was will man nicht mehr sehen?
- Die Nase schwillt an – was will man nicht mehr riechen?
- Der Hals schmerzt – was will man nicht mehr schlucken?

So gesehen ist die Grippe eine Erkrankung, die einen starken psychischen Hintergrund hat, nämlich, dass Grippeviren nur bei Menschen Krankheit auslösen können, bei denen eine Konfliktsituation vorhanden ist. Daher ist die beste Therapie sich zurückziehen, gemütlich ins Bett legen. Nachdenken oder Lesen und Teetrinken. Das ist wörtlich zu nehmen. Besser wäre Teefasten.

Achtung: Keine Fleischsuppe, auch keine Milchprodukte, überhaupt möglichst wenig Eiweiß?

Nicht direkt ein Kräutertee, aber sehr empfehlenswert bei Grippe ist eine **Gemüsebrühe:** Karotten, Sellerie, Petersilienwurzel, Lauch und Zwiebeln werden mit viel Liebstöckel, Petersiliengrün und Sellerieblätter, etwas Karpatensalz und ein bisschen **Kurkuma** – das ist ein gelb führendes Gewürz, das die Lebertätigkeit anregt – ca. eine halbe Stunde gekocht. Mit dieser Suppe kann man den Mineralstoffverlust bei Grippe und Schwitzen optimal ausgleichen.

Mädesüß:

Anwendung: das blühende Kraut, Blüten und Blätter. Tee im Aufguss, 5 bis 10 Minuten ziehen lassen, im Akutstadium einer Grippe 3 bis 4 Tassen täglich trinken. Es enthält viel ätherisches Öl mit Salicylaldehyd und Methylsalicylat, Flavonoide.

Wirkung: Die Wirkung der Salicylsäure kennen die Menschen haute fast nur mehr von Aspirin: Schweißtreibend durch seine Wirkung auf die Temperaturregulationszentren im Gehirn und schmerzstillend durch die Wirkung auf die Prostaglandine. Das Mädesüß bringt daher durchaus eine solche Salicylsäurewirkung. Der Flavonoidgehalt ist ausreichend, um zusätzlich eine immunaktivierende Wirkung erwarten zu können, was bei einer Grippe immer von Vorteil ist. Dass die entsprechende Flüssigkeitszufuhr durch den Tee harntreibend und damit allgemein entgiftend ist, zeigt nur insgesamt den Vorteil von Heilmitteln in Form von Tee. Der Mädesüß Tee ist gut bei Grippe, vor allem bei Anfangsstadium, bei Kopfschmerzen und Muskel und Gliederschmerzen.

Achtung: Nicht bei Allergie gegen Salicylsäure verwenden.

Hagebutte:

Anwendung: Die Früchte mit den Samen. Aufguss und 15 Minuten ziehen lassen, besser aber mit kaltem Wasser übergießen, zum Sieden erhitzen, anschließend 10 Minuten ziehen lassen. Hagebutte enthält viel Vitamin C, Vitamin A, B1, B2, K, Flavonoide, Mineralstoffe, Gerbstoffe, Zucker, Fruchtsäure.

Wirkung: Der angenehm schmeckende Hagebuttentee wird in erster Linie durch die Vitamine zu einem gesunden Tee. Das Vitamin C ist besonders wichtig. Da Hagebuttentee bei grippalen Infekten besonders viel zu tun haben, ist es sicher sinnvoll in dieser Situation zu trinken. Von den Flavonoiden kann man eine gewisse resistenzsteigende Wirkung erwarten und durch die Fruchtsäuren hat der Hagebuttentee eine darmmobilisierende Wirkung. Diese entschlackende Wirkung rundet die Eignung des Hagebuttentees bei Grippe noch zusätzlich ab. Die Hagebutte dient auch als Vorbeugung zur Immunstärkung.

Sanddorn:

Anwendung: Die reifen Beeren, Saft aus den Früchten. Sanddorn hat sehr viel Vitamin C, Provitamin A, B-Gruppe, Vitamin E, Folsäure, Flavonoide, Mineralstoffe, Fruchtsäuren, Zucker.

Wirkung: Die Heilwirkung ist auch bei Sanddornsaft auf die Vitamin C Wirkung zurückzuführen und ganz ähnlich wie bei der Hagebutte durch die übrigen Inhaltsstoffe eine gewisse resistenzsteigende Wirkung. Der Sanddorn ist eine Pflanze, die sich mit einem ausgedehnten Wurzelwerk sogar in Sanddünen so verankern kann. Der Sanddornsaft, das Konzentrat dieser starken Licht- und Wärmewirkung, denen die Pflanze an ihren Extremstandort ausgesetzt ist, erhöht somit die Widerstandsfähigkeit gegen kränkende Einflüsse von außen. Sanddorn hilft bei Grippe, Rekonvaleszenz. Grundsätzlich ist Sanddornsaft eine Nahrungsergänzung für die lichtarme Jahreszeit.

Schwarze Ribisel:

<u>Anwendung:</u> Saft aus den Früchten. Es enthält viel Vitamin C, außerdem Vitamin C2 Euler, ein Stoff, der vor Lungenentzündung schützen soll, Vitamin B-Gruppe, Flavonoide, organische Säuren, Gerbstoffe und Mineralstoffe.

<u>Wirkung:</u> Die Inhaltsstoffe weisen darauf hin, Immunaktivierend, bei Grippe gibt man den Saft mit warmem Wasser verdünnt. Der hohe Gerbstoffgehalt wirkt sich positiv bei Gärungserscheinungen im Darm aus und hilft auch bei Erkältung und Racheninfektionen. Schwarze Ribisel hilft vor allem bei Grippe mit gleichzeitigem Durchfall, Anfangsstadium von Erkältungserkrankungen.

Schlehdorn:

<u>Anwendung:</u> Früchte nach dem Frost. Schlehdornsaft, Elixiere. Schlehdorn enthält etwas Vitamin C, Gerbstoffe, Amygdalin, Fruchtsäuren.

<u>Wirkung:</u> Der Schlehdorn blüht als einer der ersten Sträucher sehr früh im Frühjahr. Erst spät im Herbst, nach dem ersten Frost, reifen seine herben Früchte aus, die die Sonnenkräfte vieler warmen Monate in sich bergen. Daraus kann man schließen, dass der Saft der Früchte innerlich angewendet, aber auch als Badezusatz eine kräftigende, immunanregende und aufbauende Wirkung hat. Vor allem in der Rekonvaleszenz nach Grippe und bei Erschöpfungszuständen.

Rote Rübe:

Anwendung: Die Spross Knolle, also das, was als Gemüse verwendet wird. Die rote Rübe enthält einen roten Farbstoff Betanin, Betanin und Cholin unterstützt die Entgiftungsfunktion der Leber, Folsäure, Vitmin B-Komplex, blutbildend und immunanregend, Mineralstoffe und Spurenelemente.

Wirkung: Bekannt geworden ist der Saft der Roten Rübe als mögliches Mittel gegen Krebs. Diese Wirkung wurde dem roten Farbstoff Betanin zugesprochen, der die Sauerstoffversorgung und die Anregungsfermente in den Zellen verbessern soll. Mit Sicherheit kann behauptet werden, dass das Anthocyan Betanin bakteriostatisch wirkt, das heißt, dass es Bakterien so schwächen kann, dass es sich nicht weiter ausbreiten. Die Beobachtung, dass der Rote Rüben Saft eine Stärkung der Widerstandskraft bewirkt. Die Rote Rübe wirkt vorbeugend bei Infektanfälligkeit, bei Grippe und in der Rekonvaleszenz.

Schnupfenkräuter:

Gegen den Schnupfen ist kein Kraut gewachsen, es sei denn, Sie inhalieren damit. Innerlich anwenden kann man alle Tees, die immunstärkend wirken, also **Lindenblütentee** und **Holunderblütentee**. Bei einem eitrigen Schnupfen sollte man unbedingt **Echinacea** Tropfen nehmen.

Sehr wirkungsvoll ist Gurgeln mit **Propolistropfen**, dadurch wird nicht nur die Rachenschleimhaut behandelt, sondern die Wirkung erstreckt sich von innen auch auf die Nasenhöhle. Propolis wirkt nicht nur antibakteriell, sondern auch immunstärkend, abschwellend und insgesamt schleimhautstärkend.

Inhalieren:

Stellen Sie einen Topf mit 3 bis 5 Liter Fassungsvermögen auf einen Tisch mit normaler Höhe und geben Sie eine Handvoll der jeweiligen Droge in den Topf. Heißes Wasser vom Herd nehmen und darüber gießen, den Kopf über diesen Dampf halten. Das Handtuch, die man über den Kopf hält, damit der Dampf und die ätherischen Öle sich nicht so schnell verflüchtigen, sollte nicht allzu dicht abschließen, sondern nur locker über den Kopf gehalten werden.

Nicht alle Kräuter eignen sich zum Inhalieren, da einige Brennen in den Augen verursachen können. Empfehlenswert sind Kamille, Pfefferminze und Eukalyptus, wobei Eukalyptus eher als reines ätherisches Öl verwendet wird (nicht mehr als 5 bis 8 Tropfen in den Topf geben.).

Vorsicht: Mit sogenannten „Chinaölen" – das ätherische Öl der japanischen Ackerminze kann sehr stark schleimhautaustrocknend wirken.

Empfehlenswerte ät6herische Öle:
Eukalyptusöl, Tea Tree Öl (Teebaumöl), Cajeputöl wirken abschwellend und immunstärkend. Nadelhölzer wie, Fichtennadel, Tanne, Latschenkiefer und Citronella helfen vor allem dort, wo auch Kopfweh beim Schnupfen im Spiel ist.

Sehr wirkungsvoll vor allem beim Schnupfen von Säuglingen und Kindern ist die **Majoransalbe**. 1 Teelöffel Majoran wird mit 1 Teelöffel Weingeist übergossen. 1 Stunde ausziehen lassen. 2 Teelöffel Butter lässt man im Wasserbad schmelzen, gibt den Majoranansatz, den man durch ein Sieb presst, dazu und lässt erkalten. Mit dieser Salbe die Nase innen und außen leicht einschmieren.

Die Wirkungsvollste Methode gegen Schnupfen ist die Homöopathie.

Aconitum napellus

(Acon., Blauer Eisenhut, Mönchskappe, Echter Sturmhut)

1. Anfangsstadium (erste 24 Stunden)
2. Heftiger Schnupfen, Verstopfte oder laufende Nase, durchsichtiges Nasensekret (Konsistenz: dünnflüssig), Kopfschmerzen, Schlaf- und Ruhelosigkeit, großer Durst, heftiges Niesen
3. Kaltes und trockenes Wetter
4. Eher robuste Konstitution

Allium cepa

(All-c., Küchenzwiebel)

1. Fließschnupfen
2. Scharfes/brennendes Nasensekret, Augenreizung, Lichtempfindlichkeit, Verbesserung an der frischen Luft, Verschlechterung abends, häufiges Niesen (v.a. in warmen Räumen), Stirnkopfschmerzen
3. Frühlingshaftes Wetter
4. Neigung zu Melancholie und Haarausfall

Ammonium carbonicum

(Amm-c., Ammoniumkarbonat, Hirschhornsalz)

1. Fließschnupfen
2. Durchsichtiges Nasensekret (Konsistenz: dünnflüssig), starke Nasenverstopfung (v.a. nachts), Verbesserung im warmen Zimmer
3. Verschiedene Auslöser
4. Höheres Alter oder Säuglingsalter, eher ruhiger Charakter

Arsenicum album*

(Ars., weißes Arsenik)

1. Frühes Schnupfenstadium
2. Laufende Nase, scharfes/brennendes Nasensekret, verstopfte Nase, kitzelndes Gefühl in der Nase, häufiges Niesen, relativ große Erschöpfung und Kälteempfindlichkeit, relativ starkes Wärmebedürfnis (Verbesserung bei Wärme)
3. Ständig wechselndes Wetter, Durchnässung, Schwimmen/Baden
4. Depressive Neigung

Belladonna atropa

(Bell., Schwarze Tollkirsche, Atropa bella-donna)

1. Fließschnupfen
2. Laufende Nase (typischerweise nur aus einem Nasenloch), scharfes/brennendes Nasensekret, Schmerzen an der Nase, relativ starkes Wärmebedürfnis am ganzen Körper außer am

Kopf, kalte Hände und Füße, Kopfschmerzen, Kopfbedeckungen aus leichter Baumwolle oder Seide werden als angenehm empfunden

3. Kaltes und trockenes Wetter, Haarwäsche bzw. Kälteeinwirkung am Kopf,
4. Relativ großes Interesse an Metaphysik und Philosophie

Euphrasia officinalis

(Eupr., Augentrost)

1. Stockschnupfen
2. Verstopfte Nase (v.a. nachts), mildes Nasensekret (Konsistenz: dünnflüssig), Verbesserung an der frischen Luft, Augenreizung (Lichtempfindlichkeit, Tränen, Gefühl als wäre Sand im Auge)
3. (Kalter) Wind
4. Neigung zum Frieren

Gelsemium sempervirens

(Gels., Gelber Jasmin, Falscher Jasmin)

1. Frühes Schnupfenstadium
2. Schnupfen zieht über relativ lange Zeit auf, durchsichtiges Nasensekret, häufiges Niesen mit Niesattacken
3. Wärme und Feuchtigkeit (v.a. während der Herbst- und Wintermonate), Aufregung
4. Generelle Erkältungsneigung, Neigung zur Schüchternheit und Angsterkrankungen

Hepar sulfuris

(Hep., Kalkschwefelleber)

1. Stockschnupfen
2. Verstopfte Nase, Nasensekret dickflüssig (ev. auch übelriechend), Allgemeine Überempfindlichkeit, Verbesserung bei feuchtem Wetter oder nach dem Essen, Verschlechterung durch kühle Luft oder Berührungen,
3. Kalter und trockener Wind
4. Neigung zur Reizbarkeit, Unzufriedenheit, Streitlust, Hypochondri

Nux vomica

(Nux-v., Brechnuss)

1. Alle Schnupfenstadien
2. Starke Nasenverstopfung, Nasensekret wechselnd dick- und dünnflüssig, tagsüber eher laufende und nachts eher verstopfte Nase, Verbesserung im warmen Zimmer
3. Kalte Zugluft, zornige Stimmung, durchzechte oder durchgemachte Nächte
4. Neigung zu Ehrgeiz und Ungeduld, keine Scheu vor Konkurrenz

Pulsatilla pratensis

(Puls., Küchenschelle, Kuhschelle)

1. Alle Schnupfenstadien
2. Nase vor allem auf der rechten Seite verstopft, reichlich dickflüssiges Nasensekret, Verbesserung an der frischen Luft, Schmerzen im Bereich der knöchernen Strukturen der Nase

3. Warmes Wetter, Nasse Füße, Verluste im persönlichen Beziehungsumfeld
4. Mädchen und Frauen, eher nachdenklicher und trauriger Charakter

Die Potenz Dieser Produkten sind immer D4 in Globoli. Man nimmt Täglich 3 mal 5 Globoli.

Vorsicht: Homöopathische Mittel verlieren ihre Wirksamkeit, wenn gleichzeitig Pfefferminze oder Kampferpräparate verwendet werden, also nicht gleichzeitig inhalieren mit Minzenöl.

Kräuter für die Atemwege:

Erkältungskrankheiten, also Infektionen der oberen Atemwege, sind die häufigsten akuten Krankheiten schlechthin, Erwachsene erkälten sich im Durchschnitt zwei bis dreimal jährlich, bei Kindern können Infektionen wie Husten und Schnupfen pro Jahr noch öfter auftreten.

Heiserkeit, Husten, Schnupfen aber auch Kopf- und Gliederschmerzen und Abgeschlagenheit sind Zeichen eines grippalen Infekts. Meist liegt ein psychischer Hintergrund der Erkrankungen vor. Nur wenn Stress, Belastungen und Überforderung zu viel werden, ist der Körper anfällig für Infektionen. Also ist die beste Vorbeugung zu lernen, mit Stress und Belastungen, denen heute jeder schon von klein auf ausgesetzt ist, richtig umzugehen. Das Anfangsstadium einer Erkältung ist durch Kratzen im Hals, Halsschmerzen und Heiserkeit gekennzeichnet.

Schleimstoffe wirken reizmildernd und sollten in diesem Stadium eingesetzt werden.

Eibisch:

Anwendung: Wurzel, Blätter, Blüten. In der Apotheke sollte man nur die Wurzel verlangen, weil dort die meisten Wirkstoffe enthalten sind. Kaltwasseransatz. 2 Teelöffel Wurzel mit 1 Tasse kalten Wasser übergießen und mindestens 1 bis 2 Stunden ziehen lassen, abgießen, auf Trinktemperatur erwärmen und wenn gewünscht mit Honig süßen. Eibischwurzel ist eine der stärksten Schleimstoffdrogen, bis 20% Schleimstoff, daneben sind noch Stärke, Pektin, sowie zahlreiche Mineralstoffe.

Wirkung: Der Schleim der Eibischwurzel legt sich wie eine Schutzschicht über die gereizten Schleimhäute und schützt sie gegen Reize von außen. Die Empfindlichkeit der Bronchialschleimhaut wird herabgesetzt, die erhöhte Reizbarkeit für Hustenreize gemildert und das Wundgefühl im Rachenbereich beseitigt. Eibischwurzeltee eignet sich besonders bei Anfangsstadium von Racheninfektion, Kratzen im Hals, Halsschmerzen, Heiserkeit, Reizhusten und auch bei Heiserkeit von vielen Sprechen.

Malve:

Anwendung: Blüten. 1 bis 2 Teelöffel Malve mit 1 Tasse lauwarmen Wasser übergießen, Bis zu 3 Stunden ziehen lassen, abseihen und nochmals auf Trinktemperatur aufwärmen. Malve besitzt bis zu 10% Schleim, Anthocyane, Gerbstoff.

Wirkung: Sie ist reizmildernd wie Eibischtee. Der geringe Schleimstoffgehalt wird durch die bakterienwachstumshemmende Wirkung der Anthocyane ausgeglichen. Die Malve hilft bei Anfangsstadium von Racheninfektionen, Husten und Reizhusten.

Achtung: In Lebensmittelhandel wird Malventee verkauft als „Hibiskus sabdariffa". Dieser Tee ist kein Hustentee, sondern ein angenehm säuerlich schmeckender, schön rötlicher gefärbter Tee, der hauptsächlich als Genussmittel verwendet wird. Besorgen Sie sich die Malve Blüte Malva silvestris oder Malva silvestris ssp. mauritiana.

Käsepappel:
Anwendung: Blätter. Beim Selbstsammeln empfiehlt sich, Blätter und Blüten gemeinsam zu sammeln. Kaltwasseransatz, auch als Aufguss. Käsepappel enthält 8% Schleim, Gerbstoffe, Flavonoide.

Wirkung: Der Unterschied in der Wirkung von Blüten oder Blättern liegt in dem höheren Gerbstoffgehalt. Wenn man den Tee im Aufguss zubereitet und 10 Minuten ziehen lässt, eignet er sich auch zum Gurgeln. Speziell auch bei Racheninfektion.

Schwarze Stockrose:
Anwendung: Blüten. Tee im Aufguss und 10 Minuten ziehen lassen. Sie hat reichlich Schleimstoffe, Anthocyane, Gerb- und Bitterstoffe, Stärke und Phytosterin.

Wirkung: Wie bei der Malvenblüte ist die Wirkung der schwarzen Stockrose ausreichen reizlindernd und aufgrund der Anthocyane bakterienwachstumshemmend. Kinder sind oft sehr schwer zum

Teetrinken zu überreden, aber ein Tee, der an Tinte erinnert, fasziniert aber jedes Kind. Sie hilft bei Halsschmerzen und beginnender Husten.

Isländisches Moos:
Anwendung: Die ganze Pflanze. Kaltwasseransatz, eventuell auch Aufguss. Auch als Lutschtabletten erhältlich. Isländisches Moos enthält bis zu 70% Schleimstoffe, Bitterstoffe, Mineralstoffe wie Jod, Vitamin A, B1, B12 und immunstimulierende Wirkstoffe.

Wirkung: Die Wirkung des Kramperltees wie er in Österreich gern genannt wird, ist in erster Linie durch den hohen Schleimstoffgehalt reizmildernd. Dazu kommt eine gewisse entzündungshemmende Wirkung der Flechtensäure, wo eine beginnende Bronchitis eine reizlindernde Wirkung veranlagt. Für Kinder empfiehlt sich die Anwendung von Lutschtabletten. Die Wirkung hilft bei Anfangsstadium von Racheninfektionen, beginnender Husten, reizmildernd bei Bronchitis, zusätzlich bei Tuberkulosebehandlung.

Zwiebel:
Anwendung: Die ganze Zwiebel. Zwiebelsaft oder Zwiebelsirup – 1 Zwiebel fein hacken, mit 2 Esslöffel Honig vermischen, etwas Wasser dazugeben, einige Stunden ziehen lasse und den entstandenen Saft durch ein Sieb durchrinnen lassen. Die Tagesdosis sollte max. 50g frische Zwiebel sein, da sonst der Zwiebelsaft nierenreizend wirken kann. Sie enthält ätherische Öle, Sulvinyldisulfid, Thiosulfiden – dies beiden haben eine antiasthmatische Wirkung, daneben sind noch herzwirksamen Flavonoiden und Peptide enthalten.

Wirkung: Die schwefeligen Bestandteile des ätherischen Öles haben eine ausgesprochene bakterienhemmende Wirkung, der Saft ist daher sehr wirkungsvoll im Anfangsstadium einer Erkältung und dazu kommt eine reizmildernde, krampflösende Wirkung des mit Honig gelösten Zwiebelsaftes. Weiters hilft die Zwiebel im Anfangsstadium von Racheninfektionen, Halsweh, Reizhusten, eventuell zusätzlich bei Asthma.

Salbei:

Anwendung: Blätter. Tee im Aufguss, mindestens 15 Minuten ziehen lassen, um die Gerbstoffe zu lösen. Der Salbei enthält ätherische Ölen, viel Gerbstoff, Bitterstoffe, Flavonoide.

Wirkung: Bei Halsweh, Rachenentzündung, aber auch Zahnfleischbluten sollte man mit Salbeitee gurgeln. Die Gerbstoffe verhindern, dass sich Bakterien im Rachenraum ausbreiten können – daher ist es wichtig, den Tee lange ziehen zu lassen. Er wirkt auf alle Anfangsstadien von Racheninfektionen wie Halsweh oder Kratzen im Hals.

Zum Gurgeln eignen sich auch andere Gerbstoffdrogen wie **Blutwurz** oder **Eichenrinde**. Auch **Propolis** wirkt antibakteriell und hemmend auf Keime im Rachenraum. Als Propolistropfen, entweder Gurgeln (20Tropfen auf 1 Glas Wasser) oder Kauen (10 Tropfen auf ein Stück Brot, dieses gut kauen, dadurch werden die Schleimstoffe mit einem Propolisfilm belegt).

Kräuter für Husten und Reizhusten

Für dieses Stadium einer Erkältung nützt man ätherische Öldrogen.

Anis:

Anwendung: Früchte Samen. Tee im Aufguss, Samen werden zerstoßen, 5 Minuten ziehen lassen. Er enthält ätherische Öle, daneben auch fettes Öl und Zucker.

Wirkung: Anis ist zwar hauptsächlich als blähungswidriges Mittel bekannt, sein Hauptanwendungsbereich aber sind die Atemwege, Krampflösend, antibakteriell und durch die Förderung der Flimmerhärchentätigkeit der Bronchialschleimhaut auch auswurffördernd. Bei Husten, vor allem für Säuglinge und Kleinkinder auch wegen des guten Geschmacks des Tees.

Achtung: Nicht vergessen mit Sternanis der hauptsächlich auf den Darmbereich wirkt. Außerdem allergische Reaktionen auf Anis sind selten, aber möglich.

Fenchel:

Anwendung: Früchte Samen. Tee im Aufguss, Früchte vorher zerstoßen, 5 Minuten ziehen lassen. Er enthält 6% ätherisches Öl, dazu fettes Öl und Zucker.

Wirkung: Auch in der Wirkung ist Fencheltee ähnlich wie Anis. Allerdings ist seine Wirkung auf die Atemwege nicht so ausgeprägt. Fencheltee hat eine krampflösende Wirkung auf den Atembereich als auch auf den Darmbereich. Als reiner Hustentee ist der Fencheltee nicht ausreichend in seiner Wirkung.

Thymian:

Anwendung: das blühende Kraut. Tee im Aufguss, höchstens 5 bis 10 Minuten ziehen lassen, im akuten Stadium einige Tassen pro Tag trinken.

Wirkung: Das ätherische Öl des Thymians wird primär über die Atemwege ausgeschieden. Das Thymol bekämpft Bakterien in den Bronchien, wirkt desinfizierend und stark krampflösend. Auch löst es Sekrete, die sich im Atmungsbereich bilden. Thymiantee ist ein ausgezeichneter Hustentee. Der Duft des Thymians hilft, Energie in Zeiten körperlicher und geistiger Schwäche zu mobilisieren. Thymian wirkt auch bei Keuchhusten, chronischer Bronchitis, akuter Husten, nervöser Reizhusten und als Zusatztherapie bei Asthma.

Achtung: Das Thymol kann zu Überfunktion der Schilddrüse führen, wenn mehrere Tassen pro Tag eingenommen werden. Die Anwendung soll nicht länger als 3 Wochen dauern.

Alant:

Anwendung: Wurzelstock. Tee im Aufguss, 5 bis 10 Minuten ziehen lassen. Alant enthält ätherische Öle mit Helenium (Alantkampfer), Bitterstoffe und viel Inulin.

Wirkung: Aufgrund der Inhaltsstoffe kann man Alant durchaus eine gute krampflösende und hustendämpfende Wirkung zusprechen. Dazu kommt noch eine auswurffördernde Wirkung hinzu. Alant hilft bei akutem Husten, auch Keuchhusten, chronischer Bronchitis und als Therapie bei Asthma.

Achtung: Überdosierung können zu Magenbeschwerden führen. Der Alanttee ist kein Tee gegen Diabetes.

Efeu:

<u>Anwendung:</u> Blätter. Fertigpräparate in standardisierter Form z.B. Propan. Efeu hat 7 bis 15% reines Saponingemisches, natürlich Flavonglykoside, Mineralstoffe und organische Säuren.

<u>Wirkung:</u> Efeu hat krampflösende, beruhigender und schleimlösender Effekt. Bei schmerzhaften, krampfartigen Hustenanfällen bewirken die Efeuwirkstoffe, dass die Zahl der Hustenanfälle zurückgeht und vor allem der Hustenkrampf gemildert wird. Auch Keuchhusten, Reizhusten, chronische Bronchialerkrankung und Asthma kann Efeu helfen.

Achtung: Die Anwendung bei Efeupräparate sollte man unbedingt die Dosierungsempfehlungen einhalten.

Kräuter für Festsitzender Husten und Verschleimung der Atemwege

Für dieses Stadium des Hustens nutzt man Saponindrogen.

Königskerze:

<u>Anwendung:</u> Blüten. Tee im Aufguss, 10 Minuten ziehen lassen, filtrieren (Die Droge enthält feine Härchen, die im Hals kratzen können). Sie enthält hauptsächlich Schleimstoffe, Saponine, ätherisches Öl, Flavonoide Iridoide.

<u>Wirkung:</u> Die Königskerze ist relativ teuer, deshalb wird sie als Beimischung zu Hustentees verwendet. Die Kombination der Königskerze wirkt Reizmildernde Schleimstoffe, schleimlösende Saponine, auswurffördernde ätherische Öle und residenzsteigende Flavonoide machen ihn zu einem idealen Tee für das Hustenstadium, wo ein quälender, trockener Husten vorherrscht. Auch ein idealer Tee bei Grippe mit Halsschmerzen.

Schlüsselblume:

<u>Anwendung:</u> Wurzel. Diese Pflanze steht unter Naturschutz und darf nicht ausgegraben werden. Aufkochung, 1 Teelöffel mit 1 Tasse kalten Wasser übergießen, zum Sieden bringen, vom Herd nehmen und ca. 10 Minuten ziehen lassen. Nicht mehr als 2 Tassen pro Tag und nicht länger als 1 Woche trinken. Auch als Fluidextrakt täglich 2 mal 20 Tropfen einnehmen.

Wirkung: Wenn der Husten Wundgefühle hervorruft, weil der Schleim festsitzt und nicht abgehustet werden kann, dann ist ein Tee mit schleimlösenden Wirkstoffen notwendig. Auch beim Altershusten leistet der Schlüsselblumentee gute Dienste. Sehr hilfreich auch bei chronischer Bronchitis mit ungenügendem Auswurf, Raucherhuste.

Achtung: Auf mögliche Primelallergie. Genaue Dosierung ist notwendig, um Magenbeschwerden zu vermeiden, und eher nicht für Säuglinge und Kleinkinder verwenden.

Bibernelle:

Anwendung: Wurzel. Aufkochung, 1 bis 2 Esslöffel mit 1 Tasse Wasser kalt ansetzen, einmal aufkochen, oder auch im Aufguss 5 bis 10 Minuten ziehen lassen, wenn gewünscht mit Honig süßen. Es gibt es auch in einer Tinktur – 2 mal täglich 20 Tropfen. Die Inhaltsstoffe sind ätherisches Öl, Gerbstoffe, Cumarine.

Wirkung: Der Tee ist ein mild wirkender schleimlösender Tee, bei den die ätherischen Öle gleichzeitig das Abhusten des Schleimes fördern. Der Bibernelletee ist für den festsitzenden Husten für Säuglinge und Kleinkinder sehr zu empfehlen. Er eignet sich auch gut bei festsitzendem Husten bis zum Brechreiz, Gurgeln bei Infektionen der oberen Atemwege (Heiserkeit, Luftröhrenentzündungen)

Achtung: Die Bibernelle, auch Pimpernelle wird immer wieder mit einer Pflanze verwechselt, die auch Pimpinella - Wiesenknopf genannt wird. Die Bibernelle ist ein Doldengewächs und der Wiesenknopf ein Rosengewächs, sie haben ganz andere Blüten.

Chronische Bronchitis, immer wiederkehrende Katarrhe, Resistenzschwäche im Atmungsbereich.

In diesem Stadium verwendet man Kieselsäuredrogen.

Schachtelhalm – Zinnkraut:

<u>Anwendung:</u> Das Kraut. Abkochung (ca. 10 Minuten kochen lassen) oder Aufguss (15 Minuten ziehen lassen). Die Extraktion der Kieselsäure wird gefördert, wenn man bei der Zubereitung als Aufguss eine geringe Menge Zucker beifügt. 2 bis 3 Tassen täglich 3 Wochen lang, höchstens. Im Schachtelhalm sind bis zu 10% Kieselsäure, Kaliumsalze, Flavonoide und Saponine enthalten.

<u>Wirkung:</u> Die Kombination an Wirkstoffen wie gewebestärkende Kieselsäure und resistenzanregende Flavonoide macht den Zinnrauttee zu einem empfehlenswerten Mittel bei chronischen Atemwegserkrankungen. Bei Kindern, die unter Pseudo-Krupp litten, konnte beobachtet werden, dass kurmäßige Verwendung von Zinnrauttee, selbstverständlich nur begleitend zur medizinischen Basistherapie, die Widerstandskraft stärken konnten und die Anfall Bereitschaft senken. Bei kleinen Kindern die einen Husten überstanden haben und später wiederbekommen, in Kindergarten oder Schule, sollten in solchen Fällen eine kurmäßige Anwendung genommen werden. Schachtelhalm ist gut bei Anfälligkeit für Erkältungskrankheiten, Bronchialkatarrh, chronischer Husten, Altershusten, Raucherhusten, Nieren stärkend, Haut und Haare und für die Gelenke.

Hohlzahn:

Anwendung: Das blühende Kraut. Tee im Aufguss 10 bis 15 Minuten ziehen lassen, kur mäßig 2 bis 3 Tassen täglich, 3 Wochen lang. Er enthält ein wenig Kieselsäure, ätherisches Öl, Saponine und Gerbstoffe.

Wirkung: Er hilft sehr gut bei Staublunge, Anfälligkeit bei Erkrankungen der Atemwege, chronische Bronchitis und Raucherhusten.

Spitzwegerich:

Anwendung: Die zur Blütezeit geernteten oberirdischen Teile. Tee im Aufguss, 5 Minuten ziehen lassen, Frischpflanzensaft – täglich 3 mal 1 Esslöffel, Fluidextrakt – täglich mehrmals 1 Teelöffel nehmen. Der Inhalt besteht aus Schleimstoffe, Kieselsäure, Bitterstoffe, Flavonoide, Gerbstoffe, Mineralstoffe mit hohem Zink- und Kaliumanteil, Iridoidglykonoide wie Aucubin.

Wirkung: Die Wirkung des Spitzwegerichs ist durch die Schleimstoffe reizmildernd und durch die Kieselsäure gewebs- und resistenzstärkend. Dazu kommt noch eine immunanregende Wirkung durch die Flavonoide und vermutlich auch dem Zinkanteil, über die Abbauprodukte des Aucubins eine bakterienwachstumshemmende Wirkung. Spitzwegerich hilft auch bei Akuter und chronische Bronchialkatarrhe, Anfälligkeit für Atemwegserkrankung und Husten.

Mittelohrentzündung:

Die Ohren sind zwar nicht direkt Teil der Atemwege, durch ihre Verbindung zum Nasen-Rachen-Raum aber oft bei Infektionen in diesem Bereich mitbetroffen. Grundsätzlich ist die Behandlung einer Mittelohrentzündung Sache des Arztes.

Zwiebelwickel: eine Zwiebel wird kleingehackt, in ein Leinensäckchen gefüllt, dieses auf das erkrankte Ohr legen. Mütze aufsetzen und einige Stunden einwirken lassen. Die Zwiebel hat bakterienhemmende Wirkstoffe und dazu hat es auch eine gute schmerzstillende Wirkung. Einige Stunden einwirken lassen. Alternativdazu können Auflagen mit warmen **Kamillenblüten** in Leinensäckchen gemacht werden. Nach einer halben Stunde entfernen. Die Wirkung der Kamille ist ebenfalls bakterienwachstumshemmend und schmerzlindernd, die durch die zusätzliche Wärmeanwendung besonders wirkungsvoll ist.

Sehr zu empfehlen ist das Popolus cp-Fluid grün von JSO. Wirkt sofort bei Ohrenentzündungen und Ohrenschmerzen. Speziell auch bei Kindern leicht anzuwenden. 1 bis 2 Tropfen in das entzündliche oder schmerzende Ohr geben.

Kräuter für die Verdauungsorgane:

Unser Wohlbefinden ist von einer guten Verdauung sehr stark abhängig. Andererseits tragen Sorgen und ein unausgeglichenes Gefühlsleben sehr schnell dazu bei, dass Magen und Darm rebellieren. Wenn man seinen Ärger lieber hinunterschluckt, obwohl man sauer auf etwas ist, wird auch der Magen mit Sauersein reagieren- Angst kann dazu führen. Dass man sich vor Angst in die Hosen macht. Andererseits ist Verstopfung immer Ausdruck von etwas festhalten wollen, nicht hergeben wollen. Es ist also bei Störungen im Magen-Darm-Bereich immer notwendig, nachzudenken, ob nicht seelische Probleme dahinterstecken können.

Eine andere Empfehlung ist genauso wichtig als Voraussetzung für eine richtige funktionierende Verdauung, nämlich eine ausgewogene und vernünftige Ernährung. Weiteres über die Ernährung finden Sie in diesem Buch – Die besten Gesundheitstipps.

Untersuchungen von Prof. Dr. Glatzel von Max Plank Institut für Ernährungspsychologie in Dortmund ergaben folgende Wirkungen.

- Anregung der Speichelabsonderung (gut gewürzte Speisen lassen eben das Wasser im Mund zusammenrinnen, und dadurch reflektorisch eine Steigerung der Produktion der Verdauungsfermente. Zusätzlich fördern die Gewürze eine höhere Neuraminsäurekonzentration im Speichel. Das heißt, dass dadurch der Speichel besser schluckbare Bissen bilden kann und außerdem verhindert wird, dass Mikroorganismen in der Nahrung in das Körperinnere vordringen kann.
- Gewürze fördern die Durchblutung der Bauchorgane. Dadurch kommt es zu einer verbesserten Tätigkeit von Magen, Darm

und Verdauungsdrüsen. Gewürze regulieren die Darmbewegung und wirken krampflösend und dadurch auch blähungswidrig.

- Vermutlich sind Gewürze imstande, die Nebennierenrinde zu einer höheren Hormonproduktion anzuregen. Dadurch würde erklärt, warum der nach jedem Essen zu beobachtendem Abfall des Hormonspiegels im Blut durch entsprechenden Gewürzzusatz gebremst werden kann.

- Gewürze haben nachgewiesenermaßen auch eine Wirkung auf die Herztätigkeit. Nach jeder Mahlzeit schlägt das Herz in der Regel schneller, auch der Blutdruck erhöht sich. Gewürzte Speisen sorgen dafür, dass das erhöhte Schlagvolumen sich vermindert. Sie bewirken also, dass das Herz mit einem geringeren Arbeitsaufwand die gleiche Leistung bringt.

- Bei einigen Gewürzen wir roten Paprika wurde die Beobachtung gemacht, dass sie die Neigung des Blutes zur Verklumpung von Thrombozyten – Blutblättchen herabsetzen können.

- Bislang galt bei vielen Diätvorschriften – nur schwach würzen. Den etwas intensiveren Gebrauch von Gewürzen wurden Attribute wie – schlecht für den Magen, die Haut, die Nieren – zugeordnet. Aus heutiger Sich kann man sagen, dass eine vernünftige Gewürzanwendung helfen kann, die Salzverwendung einzuschränken, und das ist bei vielen Krankheiten von Vorteil.

- Zusammenfassend zur Wirkung der Gewürze möge Prof. Dr. Glatzel zitiert werden. Heute wissen wir, dass die Leistungsfähigkeit bestimmter Organe und Funktionen mit bestimmten Gewürzen gezielt gesteigert und gesteuert werden kann. Die Menschen sollen erfahren, dass sie mit überlegter

Gewürzwahl ihre Gesundheit und Leistungsfähigkeit in vielerlei Richtung fördern, ihre Krankheitsneigungen und Krankheiten bekämpfen können.

Die Verdauung beginnt im Mund und die Zähne spielen eine große Rolle.

Gewürze für Zähne und Zahnfleisch:

Myrrhe:

Anwendung: Das an der Luft getrocknete Gummiharz aus der Rinde. Tinktur – 10 bis 20 Tropfen auf 1 Glas Wasser zum Gurgeln oder unverdünnt zum Pinseln, auch das reine ätherische Öl verwenden. Es enthält ätherisches Öl, Harz.

Wirkung: Das ätherische Öl der Myrrhe ist zusammenziehend, antiseptisch und entzündungswidrig. Bei allen Problemen mit dem Zahnfleisch wie Zahnfleischentzündungen oder Parodontose, für Kinder und Erwachsene, vor allem auch für Prothesenträger kann die Myrrhetinktur das Reißen hinauszögern. Die Myrrhe eignet sich auch für Zahnfleischbluten, Zahnfleischentzündungen, Zahnfleischschwund, lockere Zähne.

Zum stärken des Zahnfleisches können auch andere Pflanzen verwendet werden. Gerbstoffdrogen wie **Salbei** und **Blutwurz**, auch Tormentill genannt, kann man selber als Tinktur ansetzen oder in der Apotheke kaufen. Gerbstoffe haben generell eine sehr gute adstringierende Wirkung auf das Zahnfleisch. **Kamilletinktur** hat eine ausgezeichnete entzündungshemmende, wundheilende Wirkung. **Arnikatinktur** wirkt sehr stark durchblutungsfördernd,

Echinaceatinktur resistenzsteigernd und sehr wirkungsvoll bei Parodontose und **Propolis** wirkt antibakteriell und gewebestärkend.

Für den täglichen Gebrauch sucht man sich von den oben genannten Pflanzen die aus, deren Wirkung notwendig scheint, mischt sie und wendet sie täglich zum Gurgeln oder zum Pinseln an.

10 ml Myrrhetinktur
10 ml Tormentilltinktur
10 ml Arnikatinktur
10 ml Propolistinktur
zusammenmischen und täglich 10 Tropfen in Glas Wasser zum Spülen.

Zahnschmerzen

Zur ersten Hilfe bei Zahnschmerzen kann eine Pflanze, beziehungsweise deren ätherisches Öl verwendet werden.

Gewürznelke:

Anwendung: Gewürznelke zerkauen, Tinktur oder reines ätherisches Öl zum Pinseln oder Gurgeln 1 bis 2 Tropfen des ätherischen Öls. Die Gewürznelke enthält 15 bis 22% ätherisches Öl, 10% Gerbstoffe, Flavonoide, fettes Öl.

Wirkung: Die Gewürznelke wirkt antiseptisch und lokalanästhetisch. Wenn man Zahnweh hat und nicht sofort einen Termin beim Zahnarzt bekommt, wirkt das ätherische Öl durch seine lokalbetäubende

Wirkung schmerzstillend. Sie wirkt auch bei Entzündungen im Mund und Rachenbereich.

Mundgeruch:

Unangenehmer Mundgeruch kann innerhalb und außerhalb der Mundhöhle haben. Wenn der schlechte Geruch auch beim Ausatmen aus der Nase bemerkbar ist, liegt die Ursache meist nicht in der Mundhöhle. Mangelnde Zahnhygiene, Karies, Zahnbeläge bei Rauchern können normalerweise Mundgeruch hervorrufen. Abklären sollte man, ob Nebenhöhlenentzündungen, Mandelentzündungen oder Bronchitis die Ursache sind. Aber auch Erkrankungen des Magens, sowie Stoffwechselerkrankungen wie Diabetes oder Lebererkrankung können Mundgeruch führen. Liegt eine Störung im Magen, hilft **Pfefferminze**. Sie wirkt nicht nur durch Überstörung des Duftes, sondern hilft auch, die Ursache zu beseitigen, wenn sie von Gärungsprozessen im Magen herrühren.

Ein ganz einfaches, aber wirkungsvolles Mittel ist das häufige Kauen von **Fenchelsamen**, wie es die sogenannte Hildegard Medizin empfiehlt.

Magenprobleme:

Es handelt sich meist um psychosomatisch bedingte Fehlfunktionen, in deren Zusammenhang folgende Symptome auftreten können.

Tausendguldenkraut:

Anwendung: Das Kraut. Tee im Kaltwasseransatz (6 Stunden ausziehen lassen), Tinktur, Medizinalwein. Immer vor den Mahlzeiten anwenden.

Wirkung: Die Hauptwirkung ist den Bitterstoffen zuzuschreiben. Diese wirken schon nach Berührung der Mundschleimhaut, indem sie magensaftsekretionsanregende Reflexe auslösen. Darüber hinaus entfalten die Bitterstoffe eine tonisierende Allgemeinwirkung. Die appetitanregende Wirkung beruht mit Wahrscheinlichkeit in einer Verbesserung der Durchblutung der gesamten Bauchorgane. Vor allem dort, wo die Appetitlosigkeit Teilerscheinung eines allgemeinen Erschöpfungszustandes ist, wirken die Bitterstoffe. Tausendguldenkraut wirkt allgemein bei Appetitlosigkeit, Magenschwäche mit zu wenig Magensäure, chronische Magenschleimhautentzündung, Gallenprobleme, nervöse Erschöpfungszustände.

Achtung: Nicht anwenden bei Magen- und Darmgeschwüren, bei Magenübersäuerung, und bei hohem Blutdruck.

Kondurango

Anwendung: Rinde. 1 Teelöffel Rinde mit 1 Tasse kaltem Wasser übergießen, langsam zum Kochen bringen, vom Herd nehmen, erkalten lassen und abseihen. Kondurango enthält Bitterstoffe, Saponine, ätherisches Öl, Flavonoide, Cumarinderivate.

Wirkung: Kondurango ist Magensaftsekretionsanregend, bei saft- und kraftlosen Magen, appetitanregend.

Kalmus:

Anwendung: Der Wurzelstock. Tee im Aufguss – 10 Minuten ziehen lassen, oder über Nacht kalt ansetzen. Kalmus enthält 6% ätherisches Öl, Bitterstoffe, Gerbstoffe und Schleim.

Wirkung: Die Kombination ätherisches Öl und Bitterstoffe ist bei Appetitlosigkeit, zur Magenstärkung und zur allgemeinen Tonisierung des Verdauungstraktes zu verwenden. Auch bei Völlegefühl, nervöser Magen, Magen- Darmbeschwerden und Verdauungsschwäche sehr gut.

Zimt:

Anwendung: Die geschälte Rinde. Tee im Aufguss, 10 Minuten ziehen lassen, Tinktur. Der Zimt besitzt ätherisches Öl, Gerbstoffe, Schleim, Procynadine und Cumarine.

Wirkung: Das ätherische Öl stimuliert die Magensaftsekretion. Zudem hilft es bei Völlegefühl, Blähungen und krampflösend. Bei krampfartigen Magen- Darmstörungen.

Achtung: Nicht während der Schwangerschaft, bei Magen- und Darmgeschwüren.

Galgant:

Anwendung: Der Wurzelstock. Tee im Aufguss, 5 Minuten ziehen lassen, Tinktur – 3 mal 10 Tropfen täglich. Es enthält ätherisches Öl, Scharfstoffe, Flavonoide und Sterole.

Wirkung: Der Galgant ist eine scharfe Bitterstoffdroge. Die Kombination dieser Wirkstoffe empfiehlt einen Einsatz bei Appetitlosigkeit und bei saftlosen Magen. Er regt die Gallenflüssigkeitsproduktion an. Die Hildegard Medizin betrachtet ihn als ein Herzmittel und empfiehlt ihn bei Herzschmerzen, Herzsensationen, Angina pectoris. Er hat auch eine anregende Wirkung auf den Kreislauf. Weiters wirkt Galgant auf Appetitlosigkeit, Verdauungsschwäche, Kreislaufschwäche, Gallenprobleme.

Orange:

Anwendung: Fruchtschalen. Tee im Aufguss, 10 Minuten ziehen lassen, Tinktur – 2 bis 3 mal täglich 20 Tropfen. Die Inhaltsstoffe sind ätherisches Öl, bitter schmeckende Flavonoidglykoside und Flavonoide.

Wirkung: Als aromatische Bitterstoffdroge helfen die Orangenschalen bei Appetitlosigkeit, magensaftsekretionsanregend.

Sodbrennen

Sodbrennen entsteht, wenn Magensäure in den unteren Teil der Speiseröhre aufsteigt. Dahinter steckt oft eine übermäßige Säureproduktion im Magensaft. Sauer sein auf etwas, zeigt den psychosomatischen Hintergrund. Es können auch Faktoren wie Alkohol, Zigaretten und üppige Mahlzeit die Magensäurebildung fördern. Vermeiden Sie die Verwendung von Bitterstoffen, wenn das Sodbrennen durch Übersäuerung hervorgerufen wird. Also meiden Sie unbedingt die oben angeführten Kräuter bei Magenproblemen. Eine Maßnahme zur sofortigen Linderung ist die Einnahme von Luvos Heilerde oder ein extrafeines Zeolith Vulkangesteinsmehl. Eine sehr schnell lindernde Wirkung bringt auch der **Kartoffelsaft**. Eine mittelgroße Kartoffel schälen, raffeln, den Saft ziehen lassen und abseihen. Der Geschmack ist scheußlich, aber die Wirkung verlässlich. Die Schleimstoffe legen sich wie ein Schutzfilm über die Magenschleimhaut, die basische Wirkung des Saftes puffern die Magensäure, dazu kommen krampflösende Effekte durch die Alkaloide, die in Spuren in der rohen Kartoffel vorhanden sind.

Eibisch:
Eibisch ist im Kapitel Atemwege genau beschrieben. Eibisch hilft auch bei Sodbrennen und Reizungen in der Magenschleimhaut legen sich die Bitterstoffe wie ein Schutzfilm über die Schleimhaut.
Wichtig: Der Eibischwurzeltee muss kalt angesetzt werden und mindestens 6 Stunden ziehen lassen. Diesen Tee trinkt man bei Sodbrennen als akute Maßnahme oder auch als therapeutische Maßnahme 2 bis 3 mal täglich.

Käsepappel:

Der Tee aus den Blättern oder den blühenden Kraut ist als der beste Magentee bekannt. Die Käsepappel ist eine Schleimstoffdroge, die reizmildernd wirkt. Die Wirkung des Käsepappeltees kann man durch die Zubereitung steuern. Als Kaltwasseransatz löst man mehr reizmildernde Schleimstoffe. Bei der üblichen Zubereitung im Aufguss werden weniger Schleimstoffe gelöst, dafür aber die ebenfalls vorhandenen Gerbstoffe, von denen gesagt werden kann, dass sie sich positiv auf die Magenschleimhaut auswirken.

Akute Gastritis:

Eine akute Magenschleimhautentzündung äußert sich je nach Schwere der Erkrankung mit Aufstoßen, Sodbrennen, Völlegefühl, schmerzen im Oberbauch, Krämpfen, Erbrechen und oft Blähungen. Sie wird oft durch Ernährungsfehler, psychische Stresssituationen, aber auch durch Medikamente sowie übermäßigen Alkohol und Zigarettengenuss ausgelöst. Die Heilpflanzen, die man bei akuter Gastritis therapeutisch einsetzen sollte, müssen reizmildernd – Schleimstoffdrogen und entzündungshemmend wir auch krampflösend - ätherische Öl Drogen sein. **Eibischwurzel, Käsepappelkraut, Isländisches Moos** überziehen die Schleimhaut mit einem Schutzfilm von Schleimstoffen. Nach der chinesischen Organuhr hat der Magenmeridian am Morgen von 7 – 9 Uhr seine höchste Energie. Gerade zu einer Zeit, wo man üblicherweise noch nichts im Magen hat, beginnt es, aktiv zu werden und das führt dann zu dem bekannten Magenschmerz bei Gastritis. Daher sollte man am Abend vor dem Schlafengehen eine Tasse kaltangesetzten Eibischwurzeltee zu trinken und gleich die nächste Teeportion anzusetzen. Am Morgen nach dem Aufwachen sofort abseihen und erwärmen und trinken. Dazu kann man untertags, wann immer es notwendig erscheint, Schleimstofftees trinken.

Kamille:

<u>Anwendung:</u> Die Blüten. Tee im Aufguss, 2 Teelöffel pro Tasse Wasser, 5 Minuten zugedeckt ziehen lassen, 3 bis 4 mal täglich 1 Tasse trinken. Empfehlenswert ist auch das Fluidextrakt – eher zur äußeren Anwendung. Die Kamille enthält ätherische Öle, Flavonoide, Schleimstoffe, Cham-Azulen und Alpha-Bisabolol.

<u>Wirkung:</u> Die Hauptwirkung geht von dem ätherischen Öl aus. Antibakteriell, wundheilend und krampflösend. Der Aromaduft des ätherischen Öles hilft, ein inneres Gleichgewicht zu finden und Eindrücke und Erfahrungen geistig zu verarbeiten. Dazu kommt das der Kamillentee eine entzündungshemmende Wirkung über die Flavonoide und eine reizmildernde durch die Schleimstoffe.
Empfehlenswert ist die Anwendung der Kamille bei Gastritis in Form einer Rollkur: morgens trinkt man langsam 2 Tassen Tee auf nüchternen Magen. Anschließend legt man sich 10 Minuten auf den Rücken, dann 10 Minuten auf die linke Seite, 10 Minuten auf den Bauch und zum Schluss auf die rechte Seite. Als Kur wird 3 bis 4 mal täglich 1 Tasse Kamillentee getrunken, zuletzt 1 vor dem Schlafengehen.

Nervöser Magen:

Ein gereizter Magen kann von einem Stress oder psychische Belastung ausgehen. Wobei die Ursache darin liegt, dass negativer Stress nicht in geeigneter Weise verarbeitet wird. Ein typisches Stressverhalten ist übermäßiges, hastiges und unregelmäßiges essen, vor allem auch von Süßigkeiten. Die Symptome, die auftreten können, sind die immer wieder genannten Magenschmerzen, Sodbrennen, Übelkeit, Durchfall, Druckgefühl im Oberbauch.

Melisse:

Anwendung: Blätter. Tee im Aufguss, 5 Minuten ziehen lassen, Melissengeist, Spiritus Melisse – tröpfchenweise im Wasser, 20 Tropfen 2 bis 3 mal täglich, als Badezusatz größere Menge an Tee herstellen – 2 Handvoll Blätter in ein Leinensäckchen zu geben, unter den Wasserhahn der Badewasser aufhängen und das Wasser durchrinnen lassen. Der Hauptwirkstoff ist das ätherische Öl, Citronellol, Citral, Labiatengerbstoff, Bitterstoffe und Flavonoide.

Wirkung: Als Duftöl wirkt Melisse über das Gefühlszentrum im Gehirn in limbisches System. Es ist die Steuerung des vegetativen Nervensystems. Es ist also ein Schutzöl vor negativen Einflüssen. Der Melissentee wirkt entspannend, beruhigend und auch krampflösend. Wichtig ist auch, dass man in den Tee hineinschnuppern soll. Weiteres hilft der Melissentee bei nervöse Gastropathien, vegetative Dystonie, stressbedingte Magenverstimmung, Gastritis und Nervenstärkung bei Magengeschwür.

Süßholz:

Anwendung: Wurzel. Tee im Aufguss, üblich ist die Anwendung als Saft. 30 ml mit etwas Wasser auflösen und vor der Mahlzeit 1 Teelöffel einnehmen. 2 bis 3 pro Tag. Süßholz enthält 15% Gycyrrhizin (es ist 50 mal süßer als Zucker), Flavonoide, Liquiritin und Isoliquiritin.

Wirkung: Das Gycyrrhizin wirkt im Magen stark entzündungshemmend und eine schleimhautschützende Wirkung im Magen- Darmtrakt. Die Flavonoide im Süßholz wirken stark krampflösend. Das Süßholz wirkt auch bei chronischer Gastritis, Magen- und Zwölffingerdarmgeschwür.

Achtung: Keine Süßholzanwendung bei Bluthochdruck und Kaliummangel im Blut, nicht bei chronischer Leberentzündung und Leberzirrhose. Nicht in der Schwangerschaft und Nierenschwäche. Möglichst keine gleichzeitige Anwendung von harntreibenden Mitteln und Herzglykosiden.

Verdauungsanregende Kräuter

Engelwurz:

Anwendung: Wurzel. Tee im Aufguss, 10 Minuten ziehen lassen und nach dem Essen trinken. Tinktur – 10 Tropfen nach dem essen. Medizinalwein. Sie enthält ätherische Öle, Bitterstoffe, Gerbstoffe, Furanocumarine, Harze, Stärke, Pektin.

Wirkung: Die Kombination Bitterstoffe und ätherische Öle hat eine magensaftanregende Wirkung. Die Engelwurz hat dazu eine gallenanregende und blähungswidrige Wirkung. Die Duftwirkung des ätherischen Öls wird bei seelischen Schwächezuständen und Erschöpfung gerne eingesetzt. Engelwurz hilft bei Verdauungsschwäche, mangelnde Produktion von Verdauungsenzyme, Krampfzustände im Darmbereich, mangelnde Gallensekretion.

Achtung: Bei längerer Einnahme sollte man auf Sonnenbaden verzichten, denn der Inhalt von Furanocumarine machen die Haut lichtempfindlich.

Andorn:

Anwendung: das blühende Kraut, Tee im Aufguss, 10 Minuten ziehen lassen und vor dem Essen 1 Tasse trinken. Die Inhaltsstoffen sind Maurubiin, Bitterstoffe, ätherisches Öl, viele Gerbstoffe.

Wirkung: Andorn ist ein magenanregendes Bittermittel. Dazu kommt noch eine galleanregende Wirkung. Weiters hilft Andorn bei Appetitlosigkeit, atonischer Magen, Verdauungsschwäche und Gallenschwäche.

Wichtig: Wenn man Andorntee länger ziehen lässt, wird er aufgrund der gelösten Gerbstoffe ein probater Tee gegen Durchfall.

Blähungen:

Die Blähungen sind immer die Folge von Verdauungsstörungen. Eine mögliche Ursache von Blähungen können auch Pilzinfektionen im Darm sein. Dazu kann man aber auch Kräuter einsetzen, deren ätherisches Öl besonders krampflösend und dadurch blähungswidrig wirkt.

Kümmel:

Anwendung: Die reifen Früchte. 1 Teelöffel Kümmel zerstoßen, einen Aufguss machen, 5 Minuten zugedeckt ziehen lassen. Für Säuglinge Tee 1:1 mit Wasser verdünnen. Der Kümmel enthält ätherisches Öl, fettes Öl, Eiweiß, Gerbstoff, Flavonoide.

Wirkung: Das ätherische Öl des Kümmels besitzt eine spasmolytische – krampflösende Wirkung an der glatten Muskulatur des Magen-Darmtraktes, sowie antimikrobielle Eigenschaften. Er hilft auch bei Verdauungsschwäche mit Blähungen.

Fenchel:

Anwendung: Die reifen Früchte. Fenchelsamen zerstoßen, Tee im Aufguss, zugedeckt 5 Minuten ziehen lassen. Die Inhaltsstoffe sind ätherische Öle mit Anethol und Fenchon, fettes Öl, Eiweiß, Zucker.

Wirkung: Das ätherische Öl hat eine krampfstillende und blähungswidrige Wirkung. Fenchel hat auch gegenüber Anis und Kümmel eine krampflösende Wirkung bei Husten.

Kardamon:

Anwendung: Die Samen. Tee im Aufguss, sofort abseihen. Als Tinktur mehrmals täglich 10 Tropfen 1 Tasse warmen Wasser trinken. Kardamon enthält bis zu 8 % ätherisches Öl, fettes Öl, Zucker, Stärke.

Wirkung: Kardamon ist generell verdauungsanregend, gallenflüssigkeitsbildend, gärungs- und fäulniswidrig. Kardamon hilft auch bei Verdauungsschwäche, Gärungszustände im Darm.

Haronga:

Anwendung: Früchte. Haronga D4 Globoli. Der Inhalt ist Rohpapain – ein Eiweißspaltendes Enzym.

Wirkung: Menschen die Probleme bei der Verdauung von eiweißhaltigen Speisen wie Fleisch und Milchprodukte haben, können diese Verdauungsschwäche durch die Einnahme von Enzympräparat ausgleichen und damit vermeiden, dass es zu Folgewirkung wie Völlegefühl, Blähungen, Verdauungsstörungen oder zu Bauchspeicheldrüsenschwäche kommen kann.

Achtung: Nicht bei Einnahme von gerinnungshemmenden Medikamenten und nicht bei der Schwangerschaft einnehmen.

Akute Mageninfektion:

Übelkeit, Brechreiz, Gärungssymptome im Magen, dazu eventuell Durchfall können Symptome einer Mageninfektion sein.

Pfefferminze:

Anwendung: Blätter. Tee im Aufguss, 5 bis 10 Minuten zugedeckt ziehen lassen. Tinktur – 3 mal täglich 1 Teelöffel verdünnt in Wasser, kein reines ätherisches Öl verwenden. Inhaltsstoffe sind ätherisches Öl, mindestens 50% Menthol, Flavonoide, Bitterstoffe und Gerbstoffe.

Wirkung: Die hauptsächlichen Wirkungen sind lokal betäubende Wirkung auf die Magenschleimhautnerven, bei Übelkeit und Erbrechen, eine gärungswidrige Wirkung bei Zersetzungsprozessen im Rahmen einer Infektion im Magen, eine Förderung der Gallenflüssigkeitsproduktion sowie eine Gallenentleerung. Dazu kommen noch krampflösende und blähungswidrige Wirkungen. Auch Schwangerschaftserbrechen, akuter Brechdurchfall, Gärungszustände im Darm, Magen- und Darmbeschwerden mit Blähungen, Krämpfen und übelriechenden Stühlen.

Achtung: Nicht für Säuglinge bis zum ersten Lebensjahr, den das Menthol führt zu Erstickungserscheinungen. Nicht bei Gastritis und Magengeschwür einnehmen. Hoher Blutdruck sollte man den Tee auch vermeiden.

Bei akuten Mageninfektionen hilft selbstverständlich auch der **Kamillentee**. Die bakterienwachstumshemmende und krampflösende Wirkung des ätherischen Öles leistet gier gute Dienste. Dazu kommt noch ein anderer Wirkungsmechanismus der Kamille zum Vorschein. Bakterien produzieren Gifte, die den menschlichen Organismus sehr belasten können. Das ätherische Öl der Kamille ist zusätzlich imstande, solche Giftstoffe zu binden, Es ist empfehlenswert, bei akuten Brechdurchfällen etliche Tassen Kamillentee pro Tag zu trinken.

Reiseübelkeit:

Schwindelzustände und Brechreiz sind üblicherweise Begleitzustände der Reisekrankheit oder auch bei Seekrankheit.

Ingwer:

<u>Verwendung:</u> Wurzel reiben. Fertigpräparate, vielleicht auch als Tee im Aufguss. Ingwer enthält ätherisches Öl, Scharfstoffe, Gingerol und Shogaol, Vitamin C und enthält darüber hinaus Magnesium, Eisen, Kalzium, Kalium, Natrium und Phosphor.

<u>Wirkung:</u> Ingwer reduziert signifikant den Kaltschweiß bei Seekrankheit. Die Anwendung von Ingwer Kapseln haben sich sehr bewährt. Das Rhizom wirkt antibakteriell und kann somit zu einer gesunden Darmflora beitragen. Ingwer hilft auch bei Schmerzen im Oberbauch, Völlegefühl, Blähungen, nach einer Chemotherapie oder Strahlentherapie die an Übelkeit leiden, Traditionell wird die Heilpflanze auch bei Appetitlosigkeit, zur Unterstützung der Verdauungsfunktion sowie zur Besserung von Unwohlsein angewendet. Darüber hinaus soll Ingwer bei Erkältungen heilsam sein.

Durchfall:

Durchfall ist keine eigentliche Krankheit, sondern ein Krankheitssymptom. Die Ursache von Durchfall ist üblicherweise eine Infektion mit Bakterien oder Salmonellen durch verdorbene Nahrungsmittel, verseuchtes Wasser oder als angewohnte Kost im Ausland. Bei Durchfällen könnten aber auch psychische Probleme – Schiss haben, chronische Dünndarmentzündungen, Divertikel Ausstülpungen des Darmes, Nahrungsunverträglichkeiten oder die Einnahme von Antibiotika die Ursache sein.

Eine akute Durchfallerkrankung ist immer mit einem Flüssigkeitsverlust verbunden, der sich in kürzester Zeit zu einem lebensgefährlichen Zustand entwickeln kann. Daher ist es sehr wichtig viel zu trinken Am besten Elektrolyte trinken, die man in Drogerien oder Apotheke bekommt. Man kann diese auch selber herstellen.

Modifizierte bilanzierte Trinklösung: Tee aus 4 Esslöffel Pfefferminze auf 1 Liter Wasser im Aufguss zubereiten. Zu diesem Kräutertee werden hinzugeführt:

- ½ Teelöffel Bergkristallsalz oder Meersalz
- ¼ Teelöffel Soda
- ¼ Teelöffel Kaliumchlorid, nicht verwechseln mit Kaliumchlorat
- 2 Esslöffel Traubenzucker

Von diesem Tee trinkt man so viel wie möglich. Zusätzlich sollte man Tees mit Gerbstoffdrogen anwenden.

Heidelbeere:

Anwendung: Getrocknete Früchte. Der Tee wird mit 3 Esslöffel Droge mit ½ Liter Wasser aufkochen lassen und ca. 10 Minuten kochen lassen, abseihen. Man sollte die Beeren bei Durchfall nicht kauen. Da die Schalen und die Kerne der Früchte in den Darm die empfindlichen Schleimhäute reizen. Der wichtigste Wirkstoff der Heidelbeere sind 10% Gerbstoffe, Anthocyan, Myrtillin, Flavonoide, Mineralstoffe, Fruchtsäuren, Vitamine und Zucker.

Wirkung: Die Gerbstoffe binden das Eiweiß in den Zellen der Schleimhäute und entziehen damit den krankheitsauslösenden Bakterien im Darm den Nährboden. Die zusammenziehende Wirkung der Gerbstoffe ergibt einen zusätzlichen Effekt. Eine Bakterienwachstumshemmende Wirkung kommt auch noch den Anthocyanen zu. Heidelbeeren wirken auch bei Durchfällen mit Gärungserscheinungen, Sommerdiarrhoen, Brechdurchfälle, sehr bewährt auch beim Durchfall von Säuglingen.

Achtung: Frische Heidelbeeren und auch Verarbeitungen von tiefgefrorenen Heidelbeeren haben einen umgekehrten Effekt. Aufgrund der Fruchtsäure und der Zellulose in den Hüllen wirken sie leicht abführend.

Blutwurz:

Anwendung: Der Wurzelstock. Tee als Abkochung, 10 Minuten kochen lassen, im Akutfall 2 bis 3 Tassen täglich. Gepulverte Droge 3 bis 4 mal täglich 1 Messerspitze in wenig Wasser. Blutwurz enthält 20% Gerbstoffe, magenverträgliche Catechingerbstoff, Anthocyan, Glykosid.

Wirkung: Die Gerbstoffe wirken zusammenziehend auf die Darmschleimhaut und bakterienwachstumshemmend durch die

Farbstoffe. Blutwurz hilft bei Durchfällen aller Art, Durchfälle mit Gärungserscheinungen, Sommerdurchfälle, Brechdurchfälle, Säuglingsdyspepsie.

Neben der Anwendung von Gerbstoffen sollte man beim Durchfall auch krampflösende Tees wie **Kamille** und **Pfefferminze** einsetzen. Der Pfefferminztee ist durch seine brechreizmildernde Wirkung ganz besonders bei der sogenannten Sommergrippe, einem Brechdurchfall gut geeignet.

Günstig ist bei Durchfällen auch der Einsatz von sogenannter **Medizinalkohle.** Sie wird aus pflanzlichem Material wie Holz, Torf oder Zellulose hergestellt. Z.B. Birkenkohle von der Firma Weleda. Solche Medizinalkohlen haben eine absorbierende Wirkung auf Grund dieser Bindungsvermögens sind sie imstande, Giftstoffe, Bakterientoxine und auch Gasblasen unschädlich zu machen. Entscheidend für ihre Wirkung ist die Summe der Oberflächen, pro Gramm etwa 1500 Quadratmeter. Daran lagern sich die Giftstoffe und Gase an. Medizinalkohle gibt es als Pulver, davon nimmt man täglich mehrere Messerspitzen bei Durchfall oder in Tablettenform 2 bis 5 Tabletten.

Darmpilze:

Müdigkeit, Kopfschmerzen, Stimmungstiefs, Heißhungerattacken und Übergewicht. Bei so unterschiedlichen Symptomen können Pilzinfektionen im Darm die Ursache sein. Eines der bekanntesten Anzeichen für eine Pilzinfektion ist der Blähbauch. Es ist daher sinnvoll, wenn man ständig unter solchen Symptomen leidet, den

Stuhl auf Pilzen hin untersuchen zu lassen. Zur Behandlung einer Pilzinfektion gehört ein strenger Diätplan und eventuell eine sogenannte Symbioselenkung mit Bakterienpräparaten.

Empfehlenswert als zusätzliche Therapie ist der Einsatz von **Knoblauch**, der eine recht verlässliche pilzwachstumshemmende Wirkung hat. In diesem Fall ist es sinnvoll, Knoblauch in Form von Kapseln zu schlucken, da dadurch die Wirkstoffe erst im Magen Darmtrakt frei werden. Die Einnahme sollte 3 mal täglich eingenommen werden.

Bei Darmpilzen ist eine Anwendung von **Teebaumöl** auch empfehlenswert. Das ätherische Öl des Teebaums, auch Ttea-Tree genannt, hat eine phantastische antibakteriell, antioxische Wirkung. Die pilzhemmende Wirkung lässt sich bei Pilzinfektionen im Mund, der Haut, der Scheide und eben auch im Darm nützen. In solchen Fällen ist es ratsam, das ätherische Öl innerlich einzunehmen, was sonst nicht empfehlenswert ist. 1 Tropfen mit etwas Joghurt in einem Glas warmen Wasser aufgelöst, reicht als tägliche Dosis. Diese innerliche Einnahme sollte nicht länger als 1 Woche dauern, anschließend kommt das Teebaumöl als Badewasser – 5 Tropfen pro Badewanne, mit ein bisschen Milch vermischen. Eine weitere Möglichkeit zur innerlichen Einnahme sind Teebaumölkapseln.

Grundsätzlich sollte man bei Candidapilzbefall im Darm auch eine Kur mit dem immunstärkenden und pilzhemmenden **Lapacho Tee** durchgeführt werden. Dazu trinkt man über 6 Wochen täglich einem Liter Lapacho Tee.

Verstopfung:

Es gibt Schätzungen, dass über 50 Prozent der Weltbevölkerung unter Verstopfung leiden. Falsche Ernährung, unregelmäßige Lebensweise, zu wenig Bewegung, Stress und innere Unausgeglichenheit sind Begleitumstände unseres Lebens. Das allein führt noch nicht zur chronischen Verstopfung. Schon Sigmund Freud deutet die Psychoanalyse den Stuhlgang als einen Akt des Gebens und Schenkens. Verstopfung ist also immer auch der Ausdruck des Nichthergeben- oder Festhalten Wollens. Über diesen Zusammenhang sollten vor allem Frauen nachdenken, die darunter leiden, denn wahrscheinlich ist es kein Zufall, dass Frauen viel häufiger als Männer unter Verstopfung leiden.

Nachdenken über diese Zusammenhänge, Veränderungen der Essgewohnheiten in Richtung ballaststoffreiche Vollwertkost und regelmäßige Bewegung sind daher die wichtigsten Ratschläge, wie man mit Verstopfung umgehen soll. Es gibt auch ein Buch über Vollwertkost und richtige Ernährung: Die besten Gesundheitstipps Buch. Sehr gut ist auch ein Bauchtanz.

Dramatische Abführmittel:

Kräuter die Anthrachinonglykoside enthalten, wird aus der Darmschleimhaut Wasser entzogen, dadurch wird der Verdauungsbrei voluminöser. Dieser erhöhte Füllungszustand des Darms leitet reflektorisch die Peristaltik ein. Dies ist aber sehr unphysiologisch, es kommt durch diesen Flüssigkeitsentzug zu

Mineralstoffverlusten, vor allem zu einem Kaliumverlust und damit möglicherweise bei Dauergebrauch zu Schwächezuständen der Muskulatur bis zu Lähmungen. Der Dauergebrauch von solchen Abführmitteln führen zu Darmträgheit. Damit kommt es zu einem unerwünschten Abhängigkeitsverhältnis von antbrachinonhaltigen Tees. Zusätzlich zu diesem Abhängigkeitsverhältnis kommt es zu einem permanenten Reizzustand des Dickdarms. Der Einsatz solcher Drogen ist bei chronischer Verstopfung daher besser zu vermeiden und höchstens im Falle einer Verstopfung durch Reisen, Ortswechsel oder Kostwechsel zu empfehlen.

Anthrachinondrogen sind folgende Pflanzen:

Aloe Vera: Verwendet wird der eingedickte Saft aus den Blättern.

Senna: Verwendet werden die Blätter.

Rhabarber: Verwendet wird die Wurzel (Rheum palmatum und Rheum officinale), nicht zu verwechseln mit unserem Gemüserhabarber, der als Kompott verwendet wird.

Faulbaum: Verwendet wird die Rinde.

Diese Pflanzen enthalten abführende Anthrachinonderivate in unterschiedlich starker Wirkung. Am dramatischsten ist die Wirkung der Aloe, am mioldesten die der Faulbaumrinde.

Aloe:

Wird selten einzeln verwendet, sondern meistens in Kombination mit anderen Laxantien. Da der Aloesaft auch Bitterstoffe enthält, die auf Magen und Galle anregend wirken, ist Aloe auch ein beliebter Bestandteil von Bittermischungen wie beispielsweise den Schwedenbitter.

Senesblätter:

Wirken sehr kräftig, schon geringe Dosen (1 bis 2 Gramm) führen innerhalb von 5 bis 7 Stunden zu einem breiigen Stuhl. Höhere Dosen können zu heftigen Leibschmerzen und Koliken führen. Mischen Sie die Senesblätter immer mit einer Kamille.

Rhabarberwurzel:

Sie hat neben Anthrachinonen auch Bitter- und Gerbstoffe als Wirkstoffe. In kleinen Dosen ist Rhabarber daher auch ein Aperitivum und Tonicum amarum. Erst bei höheren Dosen überwiegt die abführende Wirkung.

Faulbaumrinde:

Die enthält neben den Anthrachinonen Bitterstoffe. Der Faulbaum ist ein mildes Laxans mit geringer Reizwirkung auf dem Darm. Er ist daher vorzugsweise dort einzusetzen, wo es doch notwendig scheint, eine Zeitlang einen Abführtee zu trinken.

Sie können die Kräuter in Kombination mit krampflösenden Drogen anwenden.

Kümmelfrüchte, Fenchelfrüchte, Pfefferminzblätter und **Senesblätter** zu gleichen Teilen gemischt, von dieser Mischung einen Tee mit Aufguss zubereiten.

Eine stärkere Mischung sind:

Faulbaumrinde und **Senesblätter** zu gleichen Teilen gemischt und im Aufguss zubereitet.

Sanfte Abführmittel:

Die Wirkstoffe wie Fruchtsäuren, Apfelsäure, Weinsäure, Zitronensäure, die diese Wirkung auslösen, lassen im Unterschied zu den Anthrachinondrogen keine Nebenwirkungen befürchten. Dazu kommt noch eine Ballaststoffwirkung durch Zellulose und Fruktose. Die Pflanzen, die zu dieser Gruppe zählen, sind **Zwetschken** und **Feigen**. Die Anwendung ist einfach. Man weicht die kleinen Zwetschken (1 Handvoll) oder Feigen abends im Wasser ein und isst sie leicht angewärmt morgens auf nüchternen Magen. Den Saft bitte mittrinken.

Tamarindenmus:
Als Tamarindum pulpa in der Apotheke kaufen. Sie ist eine Sanft wirkendes Abführmittel durch Flüssigkeitsanreicherung des Verdauungsbreies und kann auch bei Kindern angewendet werden.

Hibiskusblüten:
Die Hibiskusblüten haben bis zu 13% Fruchtsäure und daher eine sehr sanfte stuhlfördernde Wirkung. Er kann daher als Frühstückstee mit leichter Darmträgheit empfohlen werden. Er wird als Aufguss zubereitet und schmeckt sehr gut. Auch für Kindern gut verträglich.

Schlehdorn:
Verwendet werden die Blüten. Sie enthalten Spüuren von Blausäure und Cumaringlykosiden und haben eine sehr mild darmanregende Wirkung. Der Tee wird im Aufguss zubereitet und ist ebenfalls ein vorzüglicher Frühstückstee bei leichten Darmproblemen.

Leinsamen:

Verwendet werden die Samen – Lini semen. Sie enthalten sehr viel Schleimstoffe, dazu fettes Öl und Spuren von Blausäureglykoside. Der Leinsamen wirkt durch das starke Quellvermögen der Schleimstoffe das Volumen des Darminhaltes wird so vergrößert, dass es zu einer Dehnung des Darms kommt, wodurch die Darmbewegung ausgelöst wird. Das fette Öl im Leinsamen hilft zusätzlich als Gleitmittel für die Entleerung. Der Leinsamen sollte aber geschrotet werden, da er dadurch besser aufquillt.

2 Esslöffel geschrotete Leinsamen morgens entweder im Müsli oder in Apfelmus oder einfach mit etwas Wasser einnehmen.

Achtung: Leinsamen bitte nicht auf Dauer nehmen, da es die Darmwand (Darmzotten) auf Dauer verkleben kann.

Kräuter für Leber-Galle und Bauchspeicheldrüse:

Leber, Galle und Bauchspeicheldrüse sind wichtige Organe, die die Verdauungssäfte liefern. Völlegefühl, Blähungen können auch durch diese Organe hervorgerufen werden.

Leberkräuter:

Die Leber hat vielfältige Funktionen. Sie ist an fast allen Stoffwechselvorgängen beteiligt und außerdem ein wichtiges Entgiftungsorgan und hat ein fantastisches Selbstheilungsvermögen. Die Leber leidet in erster Linie immer an einem Zuviel falsches Fett, zu viel Zucker, zu viel Essen und zu viel Alkohol. Eine vernünftige Lebensweise ist daher das Beste, was wir unserer Leber bieten können.

Die **Rote Rübe** enthält den Wirkstoff Betanin, ist antibakteriell und resistenzsteigend. Die Rote Rübe enthält auch Betain, es greift in den Methylstoffwechsel ein und sorgt dadurch für die Regeneration der Leberzellen und ermöglicht die Umwandlung der Triglyzeride in Transportfette, sie sorgt also für den Abtransport von störendem Fett aus der Leber. Um eine Kur für die Leber durchzuführen, sollte man über einen Zeitraum von 1 bis 2 Monaten täglich 1/8 Liter Roten Rüben Saft trinken.

Artischocke:
Anwendung: Blätter und Wurzel. Gebräuchlich ist die Anwendung fertiger Produkte, Säfte werden meist aus den wirkstoffreichen Blättern hergestellt. Die Dosierung richtet sich nach dem Produkt. Bei unverdünnten Artischockensäften sind als Dosis 4 Teelöffel oder 1 Esslöffel täglich angegeben. Als Blatttee gibt es in der Apotheke – Tee im Aufguss, 10 Minuten ziehen lassen, vor den Mahlzeiten 1 Tasse Tee trinken. Die Inhaltsstoffe sind Cynarin, Bitterstoff, Flavonoide, Gerbstoffe.

Wirkung: Durch den Bitterstoff wird die Magensaftsekretion angeregt, dadurch wird die Verdauung verbessert und der ganze Organismus wird tonisiert. Das Cynarin hat eine Leberschutzwirkung. Die Durchblutung der Leber wird gefördert und die Entgiftungsarbeit der Leber angeregt. Die Artischocke wirkt zu einem Absinken der Blutfettwerte und Cholesterin. Die Gallenflüssigkeit wird angeregt. Die Artischocke hilft bei Lebererkrankung, erhöhte Blutfettwerte, speziell erhöhter Cholesterinspiegel, Gallenprobleme und Gallensteinleiden.

Mariendistel:

Anwendung: Früchte. Tee im Aufguss, 2 Teelöffel der zerdrückten Früchte mit 1 Tasse heißem Wasser aufgießen, ca. 15 Minuten ziehen lassen. Eine Tinktur 3 mal täglich 20 Tropfen einnehmen. Kapseln oder Tabletten. Die Inhaltsstoffe sind Silybin, Silydiamin, Silychristin, Bitterstoffe, ätherisches Öl.

Wirkung: Das Silymarin wirkt auf die Membranen der Leberzellen ein. Es verhindert, dass giftige Substanzen in die Leberzellen eingeschleust werden. Daher hilft die Mariendistel, dass die Leberzellen durch Gifte zerstört werden. Mariendistel kann auch helfen bei Hepatitis, Virus-Hepatitis, Fettleber, Alkoholiker und Leberzirrhose.

Gallenkräuter:

Bei Gallenerkrankungen muss man unbedingt an den psychischen Hintergrund denken. Es ist sicher kein Zufall, dass Frauen in einem signifikant höheren Ausmaß Gallenprobleme und vor allem auch

Gallensteine haben. Wenn man noch immer von klein auf dazu erzogen wird, angepasst zu sein – Gift und Galle – immer hinunterschlucken, dann wird das irgendwann einmal eine versteinerte Aggression, also Gallensteine. Man sollte also nicht Gift und Galle schlucken, sondern richtig rauslassen. Gallenprobleme äußern sich oft in Symptomen wie Beschwerden im Oberbauch, die sich nach rechts und oft auch in den Rücken bis zur rechten Schulter ziehen. Fettunverträglichkeit ist auch ein Hinweis für gestörte Gallenfunktion.

Gallenprobleme beginnen meist mit nicht besonderen typischen Symptomen wie Völlegefühl, Blähungen, Druck im Oberbauch, die auch andere Ursachen haben können. Die genaue Diagnose kann dann nur der Arzt machen. Die Gallenwege können Fehlabläufe, also Betriebsstörungen der Gallenwege, zu Erschwerung des Gallenabflusses kommen. Auch hier können die Gallenkräuter helfen.

Wermut:
Anwendung: Das blühende Kraut. Tee im Aufguss, 5 Minuten zugedeckt ziehen lassen. Frischpflanzensaft, Tinktur – 3 mal täglich 3 Tropfen. Inhaltlich sind Bitterstoffe, ätherisches Öl. Ascorbinsäure und Gerbstoffe vorhanden.

Wirkung: Durch die Erregung der Bitterrezeptoren auf der Zunge kommt es zu einer vermehrten Magensaftsekretion mit erhöhter Säurekonzentration – **Vorsicht** bei Sodbrennen und Hyperazidität (Akute oder chronische Übersäuerung des Magensafts). Wermuttee hilft auch bei Völlegefühl und Blähungen. Die Bitterstoffe des Wermuts regen den schlaffen Magenmuskel an und auch bei atonischen Gallenwegen. Das heißt, der Wermut hat eine gallenflüssigkeitsfördernde Wirkung. Das ätherische Öl im Wermut hat eine krampflösende Wirkung im Gallenwegsbereich. Weiters hilft Wermut bei Magenbeschwerden durch mangelnde Magensaftbildung, Verdauungsschwäche mit Blähungen, mangelnde Gallenflüssigkeitsproduktion, krampfartige Störung im Gallenbereich, Beschwerden nach Gallenoperation.

Achtung: Bei der Anwendung von Wermutschnaps. Das ätherische Öl enthält Thujon und da ätherische Öle in Alkohol gut löslich sind, ist dann der Gehalt von Thujon relativ hoch. Das kann bei missbräuchlicher Anwendung zu Störungen des Zentralnervensystems führen.

Beifuß:
Botanisch nahe verwandt mit dem Wermut ist der Beifuß. Seine Blätter haben auch ähnliche Wirkstoffe. Bitterstoffe und ätherische Öle. Die Wirkung ist aber viel schwächer. Beifuß wird hauptsächlich als Gewürz verwendet und dafür nur die Blüten, die fast keine Bitterstoffe enthalten, aber eine schwache gallenanregende Wirkung haben.

Kurkuma:
Kurkuma, auch Gelbwurz hat keinen sehr ausgeprägten Eigengeschmack und eignet sich daher fantastisch zum Gelbfärben von Reis, Nudeln, Suppen. Hühnergerichten. Selbst durch die Anwendung als Gewürz kommt es zu einer gallenanregenden Wirkung. Therapeutisch nutzt man Kurkuma als Tee im Aufguss, 5 Minuten ziehen lassen, oder als Tinktur 3 mal täglich 10 Tropfen einnehmen. Kurkuma regt die Gallenblase zur Ausschüttung an und

hat auch eine krampflösende Wirkung bei Gallenbeschwerden und eine entzündungshemmende Wirkung. Weiters wirkt Kurkuma entzündungshemmend, antioxidativ, senkt das Risiko für Gehirnerkrankungen, verringert das Risiko für Herzerkrankungen, zum Schutz vor Krebserkrankungen und beruhigt den Magen. Kurkuma gibt es auch in Kapseln.

Rettich:

<u>Anwendung:</u> Die Wurzel. Frischpflanzensaft. Der schwarze Winterrettich ist wirkungsvoller. Der Saft lässt sich leicht selber herstellen. Ein Rettich wir geschält, gerieben und dann ausgepresst. Ein mittelgroßer Rettich liefert ca. 1/8 Liter Saft, der als Tagesmenge ausreichend ist. Rettichsaft sollte kur mäßig eingenommen werden. Man trinkt 3 bis 5 mal am Tag 1 bis 2 Esslöffel auf nüchternen Magen. Nach 5 Tagen wird eine Pause von 2 Tagen gemacht. Geamtdauer 6 bis 8 Wochen lang. Inhaltsstoffe sind schwefelhaltige ätherische Öle, Raphanol, Glucorapharin.

<u>Wirkung:</u> Der Rettichsaft wirkt nicht wie Artischockensaft direkt gallentreibend, sondern tonisierend auf dem Darm. Die Peristaltig wird angeregt, es kann sogar zu leichten Durchfall kommen. Die günstige Wirkung auf Galle und Leber kommt indirekt durch die anregende Wirkung auf die Dünndarmmuskulatur zustande. Dadurch entsteht so etwas wie eine Sogwirkung auf die Gallengänge, die somit positiv gereinigt werden. Rettichsaft wirkt zur Anregung der Gallenflüssigkeitsproduktion, bei Entzündungen der Gallenwege und zur Darmanregung.

Achtung: Frischer Rettichsaft kann bei empfindlichen Magen zu scharf wirken. Es hilft, wenn man den Saft einige Stunden in den

Kühlschrank stellt und eventuell etwas Zucker dazugibt, damit er den beißenden Geschmack verliert.

Löwenzahnwurzeltee:

Die Bitterstoffe der Wurzel und dazu enzymatisch wirkende Stoffe regen die Tätigkeit der großen Verdauungsdrüsen wie die Leber an, es kommt damit zu einer gallenflüssigkeitsanregenden Wirkung. Dr. R. F. Weiß der Phytotherapeut. Empfiehlt mit Gallensteinen und Gallenprobleme eine Frühjahrskur mit Löwenzahn. 4 bis 8 Wochen trinkt man morgens und abends 1 Tasse Tee – 1 Teelöffel auf 1 Liter Wasser, einmal aufkochen lassen und 15 Minuten ziehen lassen, oder man verwendet einen Frischsaft (Schöneberger) aus dem Handel – morgen und abends 1 Esslöffel mit Wasser trinken. Sehr gut für Gallensteine. Mehr über Löwenzahn sind im Stoffwechselkräuter beschrieben.

Achtung: Keinesfalls sollte der Stängel verwendet werden, da der Milchsaft zu Übelkeit und andere Vergiftungssymptome führen kann.

Odermennig:

Anwendung: Das ganze blühende Kraut. Tee im Aufguss, 10 Minuten ziehen lassen. Der Inhalt ist Gerbstoffe, ätherisches Öl, Flavonoide, Kieselsäure, Schleimstoffe.

Wirkung: Der hohe Gerbstoffgehalt kann man bei Durchfällen einsetzen, wo Durchfälle durch ungenügenden Gallenfluss oder mangelnde Gallentätigkeit und daraus resultierender gestörter Fettverdauung hervorgerufen sind.

Erdrauch:

Verwendung: Das Kraut. Tee im Aufguss, 10 Minuten ziehen lassen. Inhaltsstoffe sind Isochinolinalkaloide, Bitterstoffe, Cholin, Flavonoide.

Wirkung: Den Alkaloiden wirken einen krampflösenden Effekt, hilft Gallenabfluss zu regulieren und krampfartige Gallenbeschwerden reduzieren. Erdrauch hat auch eine gute Wirkung auf Fernsymptome von Gallenproblemen, wie rechtsseitigen Kopfschmerz oder Hauterkrankungen, wenn sie von der Galle herkommen. Erdrauch unterstützt bei Krampfartige Beschwerden im Bereich der Gallenwege und Gallensteine, unregelmäßige Gallenproduktion, auch bei krampfartigen Beschwerden des Magen-Darm-Traktes.

Achtung: Um Überdosierungen zu vermeiden, ist es notwendig, die Fertigpräparate in angegebener Dosierung einzusetzen.

Schöllkraut:

Verwendung: Das blühende Kraut. Tee im Aufguss, 5 Minuten ziehen lassen. Tinktur – 3 mal täglich 10 Tropfen. Inhaltsstoffe sind Gesamtalkaloide, Berberin, Flavonoide, ätherisches Öl, Carotinoide, proteolytische Enzyme.

Anwendung: Das Alkaloid Chelidonin besitzt eine leicht schmerzstillende sowie zentral beruhigende Wirkung. Es ist krampflösend mit direkter Wirkung auf die glatte Muskulatur, den Magen-Darm-Gallenblasenbereich. Der Berberin wirkt Gallentreibend. Schöllkrauttee wirkt krampflösend auf die Gallenwege und gleichzeitig gallenflüssigkeitsanregend.

Bauchspeicheldrüsenkräuter:

Störungen der Bauspeicheldrüse sind oft Begleiterscheinungen anderer Leiden wie, Gallensteine oder überzogener Alkoholmissbrauch können schubweise Bauchspeicheldrüsenentzündungen die Folge sein. Man sollte sofort zum Arzt gehen um es abzuklären. Pflanzen mit proteolytischen, eiweißaufspaltenden Enzyme wie das Papain aus dem Melonenbaum oder das Bromelin aus dem Saft der frischen Hawaii Ananas entlasten durch ihre Wirkung die Bauchspeicheldrüse.

Ananas:
Verwendung: Presssaft aus der Ananasfrucht. Nur in Form von Fertigpräparaten wie Bromelain Pos. Die Anwendung von Bromelainpröparate erscheint sinnvoll in Form von Enzym-Substitutionpräparaten im Rahmen von mangelnder Bauchspeicheldrüsensekretion.

Spinatsaft und in geringerem Ausmaß **Brennesselsaft** enthalten Sekretin, einen Stoff, der die Bauchspeicheldrüsen Sekretproduktion speziell aktivieren kann. Man kann diese Säfte dort zusätzlich zu einer Therapie einsetzen, wo die Bauchspeicheldrüse zu wenig ihre verdauungsanregenden Sekrete produzieren. Man nimmt 1 bis 2 Teelöffel des Saftes vor den Mahlzeiten.

Weitere Kräuter für die Bauchspeicheldrüse sind:

Grüntee zur Pflege der Bauchspeicheldrüse

Spitzwegerich und **Süßholz**

Rosmarin- und **Salbeitee** zur Pflege der Bauchspeicheldrüse

Mariendistel

Kräuter für den Stoffwechsel und gegen Stoffwechselerkrankungen

Die Pflanzen die in das gesamte Stoffwechselsystem eingreifen, können durch ihre harntreibenden und gleichzeitigen auch leber- und gallenanregenden Wirkungen, sollte man prophylaktisch einsetzen. Wenigstens einmal jährlich wäre es im Sinne echter Vorbeugung, eine dreiwöchige Kur zur Entschlackung und Stoffwechselaktivierung durchzuführen. Die Stoffwechselkräuter wirken dann gegen Erkrankungen wie Rheuma, Gicht usw. Chronische Erkrankung sollte man überlängere Zeit eingenommen werden. Alle 3 Wochen sollte man einen anderen Kräutertee trinken, so wirken sie am besten.

Löwenzahn:
Anwendung: Die Wurzel und die Pflanze. Tee aufkochen, 1 Teelöffel mit 1 Tasse kalten Wasser ansetzen, kurz aufkochen, 10 Minuten ziehen lassen. Pflanzensaft von Schöneberger – 1 bis 3 Teelöffel in Wasser geben. Eine Frühjahrskur und Herbstkur die ca. 6 Wochen – morgens und abends je 1 Tasse Tee, kombiniert mit 1 Esslöffel Wacholdersaft täglich getrunken werden.

Die Inhaltstoffe sind Bitterstoffe, Triterpenoide, Phytosterine, Flavonoide, Carotine, Mineralstoffe, viel Kalium und Spurenelemente. Schleimstoffe, Fructose und Inulin.

Wirkung: Löwenzahn hat eine stark harntreibende Wirkung. Die Bitterstoffe wirken anregend der Gallenproduktion. Der Löwenzahntee regt erhöhte Aktivität der Niere und Leber an. Diese Wirkung ist so stark, dass Löwenzahn gegen Steinleiden, wie Gallenstein- und Nierensteinbildung, empfohlen wird. Die anregende Wirkung auf den Stoffwechsel, die sich bis ins Zellstoffwechselgeschehen erstreckt, bewirkt eine günstige Beeinflussung des gesamten Gewebes und vor allem des Bindegewebes. Weiters hilft Löwenzahn bei Diabetes, Fettsucht, rheumatischen Formenkomplex, bei Gicht zur Unterstützung der Harnausscheidung, Zellstoffwechsel.

Brennessel:

Anwendung: Das blühende Kraut. Die kleinen Blätter werden zur Anwendung von Homöopathie verwendet. Tee im Aufguss, 10 Minuten ziehen lassen. Der Saft von Schöneberger 3 mal täglich 1 Teelöffel mit Wasser einnehmen. Die Inhalte sind, Flavonoide, Chlorophyl, viele Mineralsalze, Calcium, Kalium, Kieselsäure, Carotinoide, Vitamin B, C, K, Beta Sitosterol, organische Säuren, Essig und Zitronensäure, die Brennhaare enthalten biogene Amine wie Histamin, Cholin und Serotonin.

Wirkung: Die Brennessel bringt die Harnsäure in vermehrter Menge zur Ausscheidung über die Niere, teils auch eine Ausschwemmung aus dem Gewebe ins Blut. Der Brennesseltee kann prophylaktisch allen Fleischtigern empfohlen werden und als kurmäßiger Einsatz bei Erkrankungen wie Rheuma und Gicht. Weiters wirkt der Tee bei Leberbeschwerden, zur Durchspülung bei Harnwegserkrankungen und vorbeugend bei Nierengrieß.

Achtung: Die zarten jungen Blätter der Brennessel im Frühjahr werden nicht als Tee verwendet, sondern sinnvollerweise verkocht. In Form von Suppen oder Gemüsegerichten führt man auf diese Weise wertvolle Mineralstoffe wie Eisen und Magnesium zu und zwar in einer Form, die vom Körper sehr gut verwertet werden kann.

Birke:

Anwendung: Blätter. Tee im Aufguss, 10 Minuten ziehen lassen. Oder Blätter in Pulver – 1 Teelöffel in Wasser geben und trinken. Inhalte sind, ätherische Öle, Saponine, Bitterstoffe, Gerbstoffe, Vitamin C.

Wirkung: Der Birkenblättertee ist ein hervorragender harntreibender Tee. Dabei wirkt sich positiv aus, dass der Birkenblättertee die Nieren nicht reizt. Allerdings sollte man beachten, dass Wasseransammlungen infolge eingeschränkter Herz- und Nierentätigkeit als Gegenanzeige gelten. Als kurmäßige Anwendung des Tees kann den Harnsäurespiegel im Körper verringern. Weiters hilft Brennesseltee bei Gicht, Rheuma, zur Durchspülung der Harnwege und schont die Niere.

Klette:

Anwendung: Wurzel. 1 gehäufter Teelöffel mit 1 Tasse kaltem Wasser übergießen, ca. 5 Stunden ziehen lassen, aufkochen und abseihen. Der Inhaltsstoff sind bis zu 45% Inulin (kein Insulin) Schleimstoffe, ätherische Öle, Bitterstoffe, Sitosterin, antibiotisch und fungizid wirkende Stoffe.

Wirkung: Schon Hildegard von Bingen empfahl die Klettenwurzel gegen grindige und aussätzige Hauterkrankungen. Klettenwurzeltee ist ein stoffwechselaktivierender, leicht harntreibender Tee, der aufgrund der Sitosterine sowie der antibiotisch wirkende Stoff eine spezielle Wirkung bei schuppenden Hauterkrankungen hat. Weiters hat die Klette eine gallen- und leberstärkende Wirkung, bei Neurodermitis und Schuppenflechten.

Bohne:

Anwendung: Die Hülsen oder die Samen. 1 gehäufter Esslöffel Bohnenschalen mit 1 Tasse Wasser übergießen, zum Sieden bringen, 2 Minuten kochen, abseihen. Sie enthält Kieselsäure und Mineralstoffe, Chromsalze, Kohlehydrate und Aminosäuren, harntreibende Substanzen und Flavone.

Wirkung: Der Inhalt der Chromsalze sind für Diabetiker hervorragen, sie hat eine blutzuckersenkende Wirkung. Der Bohnenschalentee ist harntreibend und stoffwechselaktivierend.

Kräuter gegen Rheuma:

Rheuma ist eine Erkrankung, bei der Schmerzen fließen, wandern. Tatsächlich ziehen rheumatische Schmerzen in Muskeln, Gelenke, Nerven, Sehnen und Bindegewebe scheinbar ziellos umher. Immer ist Rheuma mit Entzündungen verbunden, diese können akut oder chronisch sein. Es kann zu Gewebs- und Muskelschwellungen kommen, sowie zu Gelenksveränderungen und Verhärtungen. Die Bewegungsfähigkeit kann durch die Schmerzen so stark eingeschränkt werden, dass es bis zur Invalidität führen kann. Das Immunsystem eines Menschen bekämpft sein eigenes Bindegewebe und das

Knorpelgewebe das Gelenk. Eine Erklärung dieses Geschehen liefert die Psychosomatik. Untersuchungen zeigen, dass Patienten einen Zug zu Übergewissenhaftigkeit und Perfektionismus zeigen, einen starken Drang zu Aufopferung und Unterdrückung aggressiver Reaktionen. Kein Wunder das Frauen viel häufiger betroffen werden als Männer. Aus psychosomatischer Sicht ist zu sagen, dass unterdrückte Aggressionen sich leicht gegen sich selber richten können. Die Autoaggression manifestiert sich dann in einer Autoimmunerkrankung.

Zur Therapie von Rheuma gehören auch Ratschläge zu Ernährung, vor allem der Rat basenüberschüssig zu essen. Alles, was das Gewebe entsäuert hilft, ist ein Beitrag zur Therapie. Empfehlenswert ist das Buch: Die besten Gesundheitstipps.

Die französische Phytotherapie setzt bei Rheuma **Zitronensaft** kur mäßig ein. Die Zitronensäure wird während der Verdauung mit Sauerstoff angereichert. Die freiwerdenden Salze wandeln sich in Kalzium- und Kaliumkarbonate sowie Kaliumbikarbonate, die das Blut und damit das Gewebe basisch halten.

Bei Rheuma sollte man zweimal jährlich eine sechswöchige Kur mit den Stoffwechselkräutern **Löwenzahnwurzel, Brennesselkraut** und **Birkenblätter** machen, also sechswochenlang täglich jeweils 1 Tasse einer diesen drei Tees trinken.

Einen sehr kräftigen harntreibenden und damit durchspülenden Effekt hat der **Wacholder**.

Zur Stärkung des Immunsystems empfiehlt sich immer wieder die kurmäßige Einnahme von **Holunderblütentee.**

Entzündungshemmende Tees bei Rheuma sind salicylsäurehaltige Pflanzen. Sie werden gerne bei rheumatischen Erkrankungen eingesetzt. Die Salicylsäure hemmt die Prostaglandinsynthese im Organismus. Prostaglandine werden infolge von Gewebsschädigung freigesetzt und verursachen eine Entzündung, damit reizen sie die Nervenendungen und melden durch Schmerzauslösung, dass ein Schaden vorliegt. Salicylsäure wirkt schmerzstillend und entzündungshemmend. Bitte keine syndetische Salicyhaltige Mitteln einnehmen, die wirken das Gegenteil.

Das **Mädesüß**, dass auch Kieselsäure enthält wird gerne bei Rheuma eingesetzt. Es hat eine entzündungshemmende und gewebsaufbauende Wirkung. Man sollte den Tee kur mäßig ca. 1 Monat lang 2 Tassen täglich anwenden. 1 Teelöffel auf 1 Tasse Wasser im Aufguss 10 Minuten ziehen lassen und tagsüber nur schluckweise trinken. Mädesüß wird im Kapitel Grippekräuter näher beschrieben.

Weide:

Verwendung: Rinde. Tee in Aufkochung, 1 Teelöffel mit 1 Tasse Wasser kalt ansetzen, zum Kochen bringen, vom Herd nehmen und 5 Minuten ziehen lassen. Der Inhalt der Weide sind Salicylsäurevorstufe Salicin, Glykoside, Flavonoide, Gerbstoffe.

Wirkung: Das Salicin wird im Darm gespalten und in der Leber zu Salicylsäure oxydiert. Diese hat eine entzündungshemmende und schmerstillende Wirkung. Hilft bei Rheumatische Erkrankungen und Schmerzen. Kur mäßig einsetzen – 3 Wochenlang 2 Tassen täglich, aber nicht Überdosieren und nicht während der Schwangerschaft.

Mais:

Anwendung: Die Griffel barthaarige Narben. Tee im Aufguss, 10 Minuten ziehen lassen. Inhaltsstoffe: Salicylsäure, ätherisches Öl, Bitterstoffe, Saponine, Gerbstoffe, Flavone, viel Kalium.

Wirkung: Nordamerikanische Indianer haben den Tee generell gegen Entzündungsprozesse eingesetzt. Der Ganzheitsmediziner Dr. Ulf Böhmig zählt den Mais zu den stärksten Mitteln gegen Rheuma und Gicht. Der Maistee hat eine regulierende Wirkung auf entgleisende Stoffwechselvorgänge. Senkung der erhöhten Harnsäure, Gesamtcholesterin. Sie sind die Salicylsäure zu bedanken. Die Saponine und das Kalium bewirken, dass der Maistee die Harnsäure gründlich durchspült, ohne die Nieren zu belasten.

Esche:

Anwendung: Blätter. Tee im Aufkochung, 2 Teelöffel mit 1 Tasse Wasser ansetzen, zum Kochen bringen, dann 3 Minuten ziehen lassen. Inhaltsstoffe, Flavonoide wie Rutin und Quercitin, Bitterstoffe, Harz, Gerbstoffe, ätherisches Öl.

Wirkung: Der Eschentee ist Harntreibend, ohne die Niere zu belasten, leicht abführend und darmmobilisierend. Zur Stoffwechselkur ist die Esche gut bei Rheuma und Gicht.

Teufelskralle:

Anwendung: Wurzel. 1 Esslöffel wird mit 2 Tassen kochendem Wasser übergossen, zugedeckt 8 Stunden stehen lassen (am besten über Nacht), ca. 10 Minuten vor jeder Mahlzeit je 1/3 der Teemenge leicht angewärmt trinken. In Pulverform – 1 Teelöffel auf ein Glas Wasser, 2 mal pro Tag trinken. Inhaltsstoffe: Bitterstoffe, Phytosteringemisch, Stigmasterin, ungesättigte Fettsäure, Zimtsäure, Chlorogensäure, Triterpene, Flavonoide.

Wirkung: Im Vordergrund steht eine entzündungshemmende, schmerzstillende Wirkung, die sich als antirheumatischer Effekt belegen lässt. Wenn man den Tee mehrere Wochen trinkt werden die schmerzhaften Gelenkserkrankung deutlich Schmerzlindernd. Bei der Kur können auch Nieren- oder Gallensteine abgehen.

Zum Einnehmen empfehle ich das **ABC-Mittel** (A=Arnika D6, B=Belladonna D6, C=Capsicum D6) Jeweils täglich ca. 3 Globoli einnehmen.

Äußerliche Anwendung bei Rheuma:

Kräuter zur äußerlichen Anwendung sollte eine Anregung der Durchblutung betroffener Körperteile, Abwehrreaktion immunstimulierend und dadurch entzündungshemmend Wirken. Es handelt sich Hauptsächlich um ätherische Ölkräuter oder solche mit Scharfstoffen.

Eine **Arnikatinktur** sollte am Beginn jeder Rheumatherapie stehen. Arnikatinktur hilft ein allgemeines Zerschlagenheitsgefühl, Verschlechterung durch Bewegung, sowie das Gefühl, dass alles zu hart ist. Die Anwendung erfolgt in Form von Umschlägen, 1:1 mit Wasser verdünnt auf die betroffenen Stellen geben.

Ein weiteres Mittel zur äußeren Anwendung ist das **Johanniskrautöl**. Es ist stark durchwärmend, durchblutungsfördernd, schmerzstillend und entzündungshemmend. Johanniskrautöl hat auch eine positive Wirkung auf die Nerven, vor allem dort wo Gelenks- und Muskelschmerzen mit Nervenschmerzen verbunden sind.

Ätherische Ölanwendungen können in unterschiedlicher Form stattfinden. Durch Umschläge mit heißem Pflanzentee, in Form von Ölauszügen, Tinkturen oder Salben. Auf 50 ml biologisches Öl, z.B. Distelöl oder Olivenöl, gibt man 20 Tropfen des ätherischen Öls dazu. Als Badezusatz sollte man höchsten 10 Tropfen ätherisches Öl dazugeben und ein bisschen Sahne oder Milch dazu.

Diese Ätherischen Öle sind hervorragend für Rheuma, Ischias und Muskelschmerzen. **Kampfer, Rosmarin, Wacholder, Eukalyptus** und **Latschenkiefer.**
Ein hervorragendes Mittel zum Einschmieren ist ein gutes biologisches Olivenöl mit Zitronensaft vermengt einschmieren.

Heublumen:
Anwendung: Grasblüten. Für das Heublumenbad übergießt man ca. 300 bis 500 Gramm Heublumen mit 5 Liter Wasser und lässt sie 15 Minuten lang aufkochen. Diesen Extrakt gibt man dann in das Badewasser. Badedauer 10 bis 15 Minuten. In Apotheken gibt es auch fertige Heublumensäckchen, oder man füllt es selber in einen Leinensack ein. Mit Wasser übergießen und 10 Minuten unter Bedeckung des Topfes ziehen lassen. Vorsichtig Ausdrücken und so heiß wie möglich auf die betroffene Stelle auflegen. Mit einem Wolltuch abdecken, damit es nicht so schnell auskühlt. Man kann den Heublumensack einige Male anwenden. Darin sind Flavonoide, ätherische Öle, Gerbstoffe und Cumarine vorhanden.

Wirkung: Die Heißanwendung ist Durchblutungsanregend. Bei einer lokalen Anwendung kommt es zu einem erhöhten Gewebsstoffwechsel, der Spannungszustand der Muskel wird herabgesetzt und wirkt auch schmerzstillend. Weiters hilft Heublumenbad bei Rheuma, Neuralgie, Ischias und Muskelschmerzen.

Kampfer:

Anwendung: Ätherisches Öl. In Form von Salben, Kampferspiritus.

Wirkung: Kampfer ist stark durchblutungsfördernd, durchwärmend, entspannend, schmerzstillend, Rheumatische Schmerzen, Neuralgien, Ischias, Muskelverspannung, Zerrungen.

Achtung: Nicht zu intensiv anwenden, kann hautreizend wirken. Vorsicht bei Augenkontakt.

Kräuter gegen Gicht:

Das betroffene Körperteil ist heiß, rot und geschwollen. Für die Entstehung von Gicht ist ein erhöhter Harnsäurespiegel im Blut, der entweder durch eine verminderte Harnsäureausscheidung oder eine vermehrte Harnsäurebildung aus den Vorstufen von Purin entsteht. Der akute Gichtanfall äußert sich mit einer äußerst schmerzhaften akuten Gelenksentzündung im Zeh. Es kann auch zu Gichtknoten als Folge von Harnsäurekristallen in Gelenken, aber auch an den Ohren, oder Achillessehne kommen.

Ein sehr wirkungsvolles Mittel gegen Gicht, vor allem den akuten Schüben ist die **Herbstzeitlose**. Bei einer tödlich giftigen Pflanze überlässt man die Behandlung und Dosierung den Arzt. Noch besser ist das Homöopathische Mittel Herbstzeitlose (**Colchicum D6** Globoli) täglich 2 mal 3 Globoli einzunehmen. Auch **Apis D6** Globoli sollte man regelmäßig einnehmen.

Basenreiche Nahrung und Kräuter ist ein Grundprinzip einer Gichtbehandlung, die die Harnsäure vermehrt zur Ausscheidung bringen können. An erster Stelle steht der **Brennesseltee,** kur mäßig 6 Wochen 2 bis 3 Tassen täglich getrunken werden. Man kann die Kur auch abwechseln mit folgenden Kräutern trinken. **Maisgriffeltee, Birkenblättertee, Bohnenschalentee, Eschenblättertee, Zinnkrauttee.**

Kräuter bei Diabetes:

Stoffe wie Glukokinine und Guanidine können den Blutzuckerspiegel senken. Die meisten Glukokininen haben die **Heidelbeerblätter.**

Achtung: Die Heidelbeerblätter enthalten auch ein freies Hydrochinon, das bei der Anwendung des Tees ins Blut kommt und damit zu Vergiftungen führt. **Heidelbeerblätter nicht anwenden.**

Bohnenschalentee enthalten auch Glukokine, aber dieser Tee kann man unbedenklich Trinken. Der Tee wirkt stoffwechselanregend.

Das Hauptproblem bei Diabetiker ist eine Stoffwechselstörung im Rahmen einer kohlehydratreduzierten Diät die zu einer Eiweißüberfütterung führt. Das Eiweiß von Tieren (Milch, Fleisch) kommt es zu einer viel zu hohen Fettzufuhr. Diabetikerdiätpläne

währen, vollwertigen Kohlenhydraten in richtiger Dosis. Vollwertige Kohlenhydrate sind im Buch: Die besten Gesundheitstipps genau beschrieben.

Da viele Diabetiker an erhöhter Blutfettwerten und Harnsäurespiegel im Blut leiden, kann man Diabetiker neben einer richtigen Umstellung auf Vollwertkost nur empfehlen. Die wichtigsten Kräuter währen: **Bohnenschalentee, Löwenzahnwurzeltee, Brennesselkrauttee** und **Birkenblättertee.**

Knoblauch oder Knoblauchpräparate senken den erhöhten Blutfettwerte. Die Gefäßerweiternde Wirkung des Knoblauchs vor allem auf die peripheren Gefäße hilft, der gefürchteten Magendurchblutung in den Beinen oder auch der Netzhaut vorzubeugen.

Der Stoff Inulin in den Kräutern kann den Blutzuckerspiegel regulieren. Nicht verwechseln mit Insulin. Inulin ist ein Polysaccharid, eine Zuckerart, die in vielen Pflanzen vorkommen. Inulin erhöht nicht den Blutzuckerspiegel. Am besten geeignet sind: **Alantwurzel, Schwarzwurzel** und die **Klette.** Besonders reich an Inulin ist die **Topinambur.**

Topinambur:
Topinambur wird auch Diabetiker Kartoffel genannt. Dies ist darauf zurückzuführen, dass der Inulingehalt bei rund 16 % liegt. Inulin ist Mehrfachzucker, der von uns Menschen nicht verwertet werden und somit auch keinen Einfluss auf den Blutzuckerspiegel hat. Das macht die Knolle für Diabetiker besonders als Beilage interessant.

Besonders interessant ist, dass Topinambur das Hungergefühl für längere Zeit reduziert. Das unterstützt bei Diäten. Dazu bekommt man Topinamburpulver zu kaufen. Dieses kann man sich in einen Saft oder Smoothie geben, umso länger satt zu sein.

Topinambur eignet sich auch als bewährtes Hausmittel bei zahlreichen Beschwerden. So hilft gegen Magen- Darmbeschwerden ein Tee aus Topinamburblüten. Auszüge der Topinambur in einer Creme wirken lindernd bei Hautreizungen und Irritationen.

Insgesamt fördert der Verzehr von Topinambur und Topinamburprodukten nachweislich die Darmgesundheit und kann einen positiv signifikanten Einfluss auf die Vermeidung von Dickdarmkrebs haben. Durch die Verbesserte Nahrungsverwertung und Verdauung steigert sich das allgemeine Wohlbefinden.

In der Volksmedizin wurde und wird Topinambur in verschiedenen Kulturen erfolgreich zur Behandlung verschiedenen Krankheitsbilder und zur Minderung verschiedener Leiden verwendet. Störungen des Verdauungsapparates, erhöhte Magensäureproduktion, Kraftslosigkeit, Schlaflosigkeit, Ekzeme, trockene Haut.

Kräuter gegen Fettsucht:

Wenn die Nahrungszufuhr größer ist als die Energieabgabe in Form von Wärme und Arbeit, kommt es zwangsläufig zu einer Vermehrung von Körperfett. Die einzige wirksame Therapie gegen Fettsucht ist, vernünftig essen zu lernen. In dem Buch: Die besten Gesundheitstipps wird dies genauestens beschrieben. Eine FDH ist nicht die Lösung, sondern eine bewusste Umstellung der Essgewohnheiten und Ernährung auf der Basis von Vollwertkost.

Ananaspräparate helfen bei Verdauungsstörungen, aufgrund mangelnder Eiweißverdauung, aber nicht beim Abnehmen.

Spargel hat leicht harntreibende, entwässernde Wirkung, aber kein richtiges Abnehmen.

Grüner Tee regt die Fettausscheidung an.
Mate Tee stillt das Hungergefühl.
Beide sind koffeinhaltig und haben eine zentral anregende Wirkung auf den Stoffwechsel.

Unterstützend zu den Umstellungen der Kost kann man auch **Löwenzahntee, Brennesseltee** und **Birkenblättertee** trinken.

Kräuter für den Urogenitalbereich:

Die Hauptaufgabe unserer Nieren liegt in der Entgiftung und Ausscheidung von Abfall und Schadstoffen aus dem Körper und der Aufrechterhaltung des Säure-Basen-Haushaltes.

Harntreibende Kräuter:

Sinnvoll ist der Einsatz einer Durchspülung bei entzündlichen Erkrankungen des Nierenbeckens, der Blase und Harnröhre. Harntreibende und gleichzeitig stoffwechselfördernde Kräuter sind:

Löwenzahnwurzel, Brennesselkraut, Birkenblätter, Klettenwurzel, Bohnenschalen, Maisgriffel und **Eschenblättertee.**

Wacholder:

<u>Anwendung:</u> Die Früchte. Zerdrücken, Tee im Aufguss, 5 Minuten zugedeckt ziehen lasse. Maximal 3 Wochen anwenden. Die Inhaltsstoffe sind ätherisches Öl, Sabinen, Thujen, Terpinen, Sesquiterpenen, Flavonglykoside, Gerbstoffe, harz und wachsartige Bestandteile.

<u>Wirkung:</u> Die wassertreibende Wirkung kommt durch eine Reizung auf das Gewebe der Nieren zustande. Daher sollte man Wacholderbeeren nur bei Verdauungsbeschwerden mit leichten Krämpfen im Magen- Darmbereich, bei Völlegefühl und Blähungen trinken. Damit soll einer übermäßigen Anwendung bei Nieren– Blasenerkrankungen und dadurch einer möglichen Reizung des Nierengewebes vorgebeugt werden. Weiters ist es eine gute Durchspülungstherapie bei Neigung zu Nierengrieß. Bei Stoffwechselstörungen und entzündlichen Erkrankungen der Harnwege.

Achtung: Nicht in der Schwangerschaft und bei akuten Nierenerkrankungen einnehmen. Bei Überdosierung können Nierenschäden entstehen. Nicht länger als 5 Wochen einnehmen.

Liebstöckel:

<u>Anwendung:</u> Wurzel. Tee im Aufguss, 5 bis 10 Minuten ziehen lassen. Die Inhalte sind ätherisches Öl, Beta Sitosterol, organische Säuren.

<u>Wirkung:</u> Die Wirkung des ätherischen Öls ist harntreibend und eine starke krampflösende Wirkung. In der Homöopathie werden sowohl die getrockneten unterirdischen Teile, die ganze Pflanze oder der frische Wurzelstock zur Herstellung herangezogen. Die Zubereitungen finden Verwendung bei Appetitlosigkeit, Magenbeschwerden und andere Verdauungsbeschwerden. Levisticum als ölige homöopathische Zubereitung wird auch mit gutem Erfolg bei Ohrenschmerzen bei Kindern verwendet.

Achtung: Nicht anwenden in der Schwangerschaft und bei akuten Nierenerkrankungen.

Petersilie:

<u>Anwendung:</u> Das Kraut. Tee im Aufguss, 5 bis 10 Minuten ziehen lassen. Sie enthält ätherisches Öl, Myristicin, Terpene, Flavonoide.

<u>Wirkung:</u> Die Petersilie wirkt harntreibend und ebenfalls zur Durchspülungstherapie Anwendung. Die Hauptanwendungen sind Verdauungsstörungen und Anregung der Harnorgane. Weitere Wirkungen der Petersilie sind: harntreibend, krampflösend, menstruationsfördernd, Nachgeburt austreibend, schleimlösend, tonisierend, Wehen fördernd, Appetitlosigkeit, Bluthochdruck, Blähungen, Depression, Frühjahrsmüdigkeit, Geschwüre, Gicht, Insektenstiche, Kater, Mundgeruch, Ohrenschmerzen, Rheuma, Schuppen.

Achtung: keine Petersiliensamen nehmen, sie sind Giftig

Hauhechel:

Anwendung: Wurzel. 1Teelöffel Hauhechel mit 1 Tasse kochendem Wasser übergießen, 30 Minuten ziehen lassen, abseihen. Inhaltlich sind Isoflavonoide, Flavonoide, ätherisches Öl, Sitosterin vorhanden.

Wirkung: Wirkt sehr gut bei Nierenbeschwerden, zur Erhöhung der Harnwege, Blasenkatarrhe und zu Vorbeugung von Harnsteinen. Bei Erkrankungen von Gicht. Die Homöopathie verwendet die Urtinktur aus den frischen oberirdischen Teilen der Pflanze oder der getrockneten Wurzel als Ausgangsmaterial und setzt sie bei Herzbeschwerden und Problemen mit den Nieren und den ableitenden Harnorganen ein.

Achtung: Bei Ödemen infolge eingeschränkten Herzes – und Nierentätigkeit sollte keine Durchspülungstherapie mit der Hauhechelwurzel gemacht werden.

Kräuter zur Förderung der Nierenfunktion:

Schachtelhalm hat als Inhaltsstoffe neben der Kieselsäure Flavonoide und harntreibende Saponine. Näheres über den Schachtelhalm unter Kräuter für die Atemwege. Die Kieselsäure dient zur gewebeaufbauend, Flavonoide – Immun und Gefäßstärkend, Saponine – harntreibend und ist daher ein guter Nierentee. Man setzt ihn überall dort ein, wo eine Anfälligkeit zu Erkrankung der ableitenden Harnwege eine Stärkung der Organe, eine immunanregende Wirkung und eine Durchspülung der Harnwege erfordert. Die Wirkung der Kieselsäure kann auch bei Nierenleiden, vor allem chronischen, positiv auswirken.

Quecke:

<u>Verwendung:</u> Wurzelstock. Tee im Aufguss, 2 Teelöffel 10 bis 15 Minuten ziehen lassen. Die Inhaltsstoffe sind Polysaccharide, Schleimstoffe, Saponine, Kieselsäure, Mineralstoffe vor allem Kalium und Eisen, organische Säuren.

<u>Wirkung:</u> Empfehlenswert ist der Queckenwurzeltee zur Abwechslung bei kurmäßigem Gebrauch mit Schachtelhalm da er besser schmeckt. Weiters hilft er bei entzündlichen Erkrankungen der ableitenden Harnwege, Nierengrieß, chronische Nierenerkrankungen.

Goldrute:

<u>Verwendung:</u> Das blühende Kraut. Tee im Aufguss, 10 Minuten ziehen lassen. Homöopathisches Mittel. Solidago D6 Globoli. Inhaltlich Flavonoide, Quercetin, Rutin, Quercitrin, Kampferöl, Anthoccyanidine, Saponine, ätherisches Öl, Gerbstoffe, Bitterstoffe.

<u>Anwendung:</u> Das Goldrutenkraut hat durch die Anteile von Saponinen und Flavonoide eine harntreibende Wirkung. Die Wirkstoffe führen zu einer leistungssteigenden Wirkung der Niere. Die Verwendung des Tees führt zu einer Abnahme von Eiweiß im Harn. Weiters wirkt die Goldrute bei Blasenentzündung, Nierenbeckenentzündung, krampf- und schmerzlindernd, Durchspülungstherapie bei Steinleiden. Äußerlich wird die Goldrute auf Grund des Gerbstoffgehaltes als Spülung bei Entzündungen der Mund- und Rachenschleimhaut verwendet; auch schlecht heilende Wunden werden in der Volksmedizin damit behandelt. In der Homöopathie werden die frischen Blütenstände der Goldrute Solidago virgaurea zur Herstellung der Urtinktur verarbeitet.

Zur Anwendung kommt Solidago in der Potenzierung D6 – Täglich 3 bis 4 Globuli. z.B. bei chronischen Nierenentzündungen, Gicht, Prostatahypertrophie, Blasenentzündungen und Hautproblemen.

Indischer Nierentee:

Anwendung: Blätter – Orthosiphonis folium. Tee im Aufguss, 10 bis 15 Minuten ziehen lassen. Inhalt sind Flavone, Sinensetin, Scutellarein, Eupatoretin, ätherisches Öl, Saponine, Kaliumsalze.

Wirkung: Er hat eine harntreibende Wirkung zum Durchspülen der Harnwege und krampflösend. Außerdem wurden antimikrobielle Eigenschaften beschrieben, eine Wirkung gegen Mikroorganismen wie Bakterien. Die Kombination mit anderen Heilpflanzen, die ebenfalls bei Harnwegsentzündungen und Nierengrieß empfohlen werden, ist sehr sinnvoll. Dazu gehören zum Beispiel **Hauhechel, Birkenblätter**, **Goldrute** und **Brennnessel.**

Bruchkraut:

Anwendung: Das blühende Kraut. Tee im Aufguss, 5 bis 10 Minuten ziehen lassen. Inhaltsstoffe: Flavonglykoside, Triterpensaponine, Cumarine.

Wirkung: Bruchkraut ist eine Pflanze mit leicht harntreibender, eine gut krampflösende Wirkung,

Weitere Anwendungsgebiete: Nierenfunktionsstörungen, Arthritis, Gelbsucht, schmerzhaftem Harndrang, Blasenkatarrhen, Tuberkulose, chronischer Cystitis.

Kräuter gegen Blasenleiden:

Entzündungen in der Harnblase werden durch Bakterien hervorgerufen. Ein typisches Symptom für akute Blasenentzündung ist steter Harndrang und Brennen beim Harndrang. Da die Entzündung auslösenden Bakterien zunehmend resistenter gegen Antibiotika werden, ist die Verwendung von antibakteriellen, entzündungshemmenden Blasentees auf jeden Fall anzuraten.

Bärentraube:

Anwendung: Blätter. Tee im Kaltwasseransatz, 2 Teelöffel mit 1 Tasse Wasser kalt ansetzen, einige Stunden ziehen lassen, kurz erwärmen und abseihen. Ca. 3 Tassen pro Tag trinken. Inhaltsstoffe: Hydrochinonglykosid Arbutin, Methylarbutin, Gerbstoffe, Flavonglykoside.

Wirkung: Sie hat antibakterielle Wirkung. Das Hydrochinon wird im Harn freigesetzt, es ist aber notwendig das der Harn alkalisch – basisch ist. Um das zu erreichen, sollte man primär für pflanzliche Nahrung sorgen und eventuell noch den Tee mit ¼ Teelöffel Natron zufügen. Das kann aber zu Blähungen führen. Das Hydrochinon wirkt gegen zahlreiche Bakterienstämme. Also eine Breitbandantibiotische Wirkung. Beerentraubentee hilft bei akuten Blasenentzündungen, chronischen Blasenentzündungen, durchspülungsanregender Tee.

Vorsicht: Nicht während der ersten Schwangerschaftsmonaten und bei Magenempfindlichkeit.

Als Ersatz könnten die **Preiselbeerblätter** verwendet werden.

Heidekraut:

Anwendung: Das blühende Kraut. Tee im Aufguss, 1 bis 2 Teelöffel Blüten oder Kraut 10 Minuten ziehen lassen. Inhaltsstoffe: Arbutin, Hydrochinon, Flavonglykoside, Saponine, Gerbstoffe, Kieselsäure.

Wirkung: Getrunken ist Heidekrauttee ein gutes Mittel bei Problemen des Harnapparates. Vor allem bei Infektionen der Harnwege, besonders der Blase, kann man Heidekraut versuchen. Auch gegen Nierensteine soll es helfen. Als Vollbad und zusätzlich innerlich eingenommen hilft Heidekraut gegen Rheuma. Auch bei anderen Stoffwechselproblemen kann man Heidekraut verwenden.

In der Volksheilkunde wird Heidekraut auch bei Ekzemen eingesetzt.

Sandelholz:

Anwendung: Das Kernholz des von Rinde und Splint befreiten Stammes und der Zweige. Oder das destillierte reine ätherische Öl. Inhaltsstoffe: ätherisches Öl, Alpha und Beta Sanalol.

Wirkung: In Ayurveda der traditionellen indischen Medizin nutzt man die antibakterielle Wirkung des Sandelholzes sogar gegen Gomorrhoe, den Tripper. Bei Blasenentzündungen kann das Sandelholz nicht nur antibakteriell wirken, sondern durchaus im Sinne einer Stärkung auf den gesamten Urogenitalbereich. Aus der Aromatherapie gibt es gute Erfahrungen, dass Sandelholz als Sitzbad bei chronischen Infektionen und eine resistenzsteigende Wirkung bringen.

Auch **Echinacea** kann man bei immer wiederkehrenden Infektionen der Harnwege einsetzen. Dazu hat es eine immunstärkende Wirkung. Man sollte Echinacea mindestens 1 bis 2 Monate einsetzen.

Kräuter für Beschwerden beim Wasserlassen:

Die Symptome können sehr unterschiedlich sein, die meisten gehen mit Schmerzen oder Brennen beim Wasserlassen einher. Die genaue Diagnose beim Wasserlassen stellt der Arzt:

Dysurie: Gehemmter Harnstrahl mit Schmerzen durch Blasenschwäche oder Prostatavergrößerung.

Stanurie: Schmerzender, zwanghafter Harndrang, oft nur Tröpfeln durch Entzündung der Harnröhre oder Harnblase.

Pollakisurie: Drang zu häufigem Wasserlassen ohne vermehrte Harnausscheidung aufgrund einer Reizblase oder Prostataerkrankung.

Nykturie: verstärkter nächtliche Harnproduktion mit vermehrtem Harndrang. Ursachen: Herzschwäche, Nierenerkrankung.

Paradoxe Harnsperre: Harnträufeln und unwillkürlicher Harnabgang bei extremer, bis an die Kapazitätsgrenze gefüllter Blase mit Harnverhalten. Ursache: Prostatavergrößerung, Harnröhrenverengung.

Harninkontinenz: Blasenschwäche mit unkontrolliertem Harnabgang.

Bei Männern ist die häufigste Ursache von Miktionsstörungen eine Prostatavergrößerung.

Kürbis:

Anwendung: Samen. Täglich 2 bis 3 mal 1 Esslöffel Kürbiskerne essen, als mittlere Tagesdosis werden 10g zerkleinert empfohlen. Auch als Kapseln oder Extrakt einnehmen. Inhaltsstoffe: 40% fettes Öl, Steroide, Glucoide, Phytosterine mit 30 – 50% Fettsäuren, Limolsäure, Tocopherol – Vitamin E, Spurenelemente – Selen, Mangan, Zink und Kupfer, Aminosäuren wie Cucurbitin, 30% Pektin.

Wirkung: Die Wirkung besteht in der Hauptsache auf einer Steigerung des Tonus der Blasenmuskulatur bei gleichzeitiger Entspannung des Schließmuskels. Weiters hilft Kürbiskerne bei Dysurie, Prostatavergrößerung, Reizblase, auch bei Bettnässen.

Sabal-Sägepalme:

Anwendung: Früchte. In Form von Tinkturen, 3 mal täglich 10 Tropfen. Inhaltsstoffe: Fettes Öl mit Phytosterinen, Polysaccharide, Gerbstoffe, Sitosterol in glykosidisch gebundener Form.

Wirkung: Aufgrund des Beta-Sitosterols kommt es zu einer günstigen Beeinflussung der Dysurie. Durch seine tonisierende Wirkung auf den Blasenhals werden die Sägepalmenfrüchte in der Phytotherapie auch als pflanzlicher Katheter bezeichnet. Günstig wirkt sich auf einen krampflösenden Effekt aus, der auf ätherische Öle zurückgeht. Sägepalme hat auch eine entzündungshemmende Wirkung.

Weidenröschen:

Anwendung: Das blühende Kraut. Tee im Aufguss, 10 Minuten ziehen lassen. Inhaltsstoffe: Flavonoide, Kampferöl, Quercetin, Myricetin, Beta-Sitosterol, Sitosterolgluccoside, Gerbstoffe.

Wirkung: Das Weidenröschen hat eine tonisierende Wirkung auf die Blasenmuskulatur und führt dazu, dass weniger Restharn in der Blase bleibt. Das ist positiv, da sich in diesem Restharn leicht Bakterien ansiedeln können und es so zu schmerzhaften Entzündungen kommt. Es hat eine positive Wirkung auf die Blasenmuskulatur und zusätzlich eine Hemmung der Prostaglandinbildung auch eine entzündungshemmende Wirkung bei Prostataentzündung.

Brennessel:

Anwendung: Wurzel. Tee in Abkochung, 1 Teelöffel -wurzel mit 1 Tasse kalten Wasser ansetzen, zum Kochen erhitzen, 1 Minuten kochen lassen, dann 10 Minuten ziehen, mehrmals täglich 1 Tasse trinken. Inhaltsstoffe: Beta-Sistosteron, glykosidischer Form, Scopoletin, Sterole, Sterylglucoside, Gerbstoffe, Phenylpropane, Lignana.

Wirkung: Die Phytosterole wirken sich positiv auf die Blasenmuskulatur und damit auf die Probleme beim Wasserlassen aus. Die Brennesselwurzel hat einen sehr starken Effekt, dass der erhöhte Stoffwechsel im vergrößerten Gewebe der Prostata gesenkt wird. Das bewirkt wieder eine Beseitigung der arteriellen Blutüberfüllung auf Entzündungsreize und das Nachlassen des Drucks der Prostata auf die Harnröhre.

Pappel:

Anwendung: Blätter. Tee im Aufguss, 10 Minuten ziehen lassen.
Inhaltsstoffe: Salicylkoside, Phenolkarbonsäuren, Flavonoide, Zink-Lignane.

Wirkung: Durch den Gehalt an Salicylsäurederivate und Flavonoiden sind die Pappelblätter oder die Rinde entzündungshemmend, krampflösend, antibakteriell. Für den positiven Effekt auf die Prostata und bei Miktionstörungen könnte der Gehalt an Zink-Lignane sein.

Eine Salbe aus ihren Knospen gehört zu den ältesten überlieferten Salbenrezepten. Sie wirf heute noch zubereitet und für Haut- und Gelenkprobleme hilfreich eingesetzt.

Auch als Tee kann man die Pappelknospen trinken und damit rheumatische Beschwerden und andere Entzündungen lindern. Weiter Wirkungen der Pappe4l sind: anregend, blutstillend, entzündungshemmend, harntreibend, schleimlösend, schmerzstillend, schweißtreibend, Kopfschmerzen, Abschürfungen, Blähungen, Fieber, Gelenkrheuma, Hämorrhoiden, Sodbrennen, Sonnenbrand, Übelkeit.

Reizblase:

Bei der Reizblase handelt es sich um einen Sammelbegriff für Funktionsstörungen der Blase, deren Symptome deren eine Blasenentzündung sehr ähnlich sind, aber keine Entzündung als Ursache haben. Vermehrter und quälender Harndrang, obwohl die Blase nicht voll ist, kennzeichnen die Reizblase. Betroffen sind in erster Linie die Frauen und die Ursache ist meistens auf seelische Belastungen, vegetative Störungen und hormonelles Ungleichgewicht zurückzuführen sind. Es helfen auch Kräuter die stimmungsaufhellend und psychisch entspannend wirken, wie **Johanniskraut** – Kur mäßig 3 Wochen täglich 2 Tassen. **Achtung** auf die Lichtempfindlichkeit. Oder **Kava-Kava** Fertigprodukt.

Behandlungsziel ist die Entspannung der Blasenmuskulatur, das Erlernen von Entspannungstechniken, wie autogenes Training, kann dabei sehr hilfreich sein. Phytotherapeutisch verwendet man Mittel, die krampflösend, entzündungshemmende, aber auch gleichzeitig blasenstärkende Wirkungen haben. Das währen **Kürbiskerne** – auf längeren Zeitraum 2 bis 3 Esslöffel pro Tag essen, oder **Sägepalmenfrüchten** als Tinktur – 3 mal 10 Tropfen täglich einnehmen.

Blasenschwäche

Unter Blasenschwäche versteht man unkontrollierbaren, unwillkürlichen Harndrang. Fast immer sind Frauen betroffen und die Ursache der Schwäche des Schließmuskels der Blase liegen oft im hormonellen Bereich. Meist ist auch eine Schwäche der Beckenbodenmuskulatur festzustellen. Zur Behandlung können pflanzliche Heilmittel sehr hilfreich sein. Um die Beckenmuskulatur zu stärken, kann man **Schachtelhalmtee** einsetzen. Kur mäßig 3 Wochen 3 Tassen täglich trinken und in Form von regelmä0igen Sitzbäder anwenden.

Die **Schafgarbe** enthält Bitterstoffe, die eine bewährte anregende Wirkung auf die Beckenbodenmuskulatur haben, dazu krampflösende ätherische Öle, die über ihren Duft auch eine hormonanregende Wirkung haben können. Kur mäßig 2 bis 3 Tassen pro Tag trinken.

Kürbiskerne 2 bis 3 Esslöffel täglich essen.
Weidenröschentee 1 bis 2 Tassen pro Tag trinken.

Die seelisch bedingten Hintergründe der Blasenschwäche bekämpft man mit **Johanniskrauttee**, der in gewisser Regelmäßigkeit einmal täglich getrunken werden soll.

Homöopathisch empfehle ich Causticum D6 Globoli täglich 3 bis 4 Globoli einnehmen.

Bettnässen:

In den meisten Fällen handelt es sich beim Bettnässen nicht um eine Erkrankung der Harnorgane, was durch den Arzt sehr leicht abgeklärt werden kann, sondern um Folgen seelischer Konfliktsituationen des Kindes. Bettnässen ist ein Problem des Loslassens. Steht das Kind tagsüber unter Druck, sei es durch die Eltern oder durch die Schule und auch schon vorher durch den Kindergarten, so dass es weder loslassen noch seine eigenen Ansprüche vertreten kann, löst das nächtliche Bettnässen dieses Problem. Dabei muss klargestellt werden, dass der Druck, der auf das Kind ausgeübt wird, immer gut gemeint ist – Tu das und das darfst du nicht tun – Beim Bettnässen ist immer zu überlegen, ob ein Kind nicht doch zu stark unter Druck gesetzt wird und neben eventueller psychischer Fachbetreuung auch an den Einsatz von Bachblütenmittel zu denken. Diese Blütenessenzen helfen seelische Disharmonie auszugleichen. **Cherry Plum** ist die Loslass

Blüte, die hilft, wenn man unter starker innerer Spannung steht. Auch **Zypressen Öl** hinten einschmieren hilft sehr gut.

Kürbiskerne zum Knabbern, 1 Esslöffel nicht gesalzen bewirken, dass der Schließmuskel aktiviert wird, **Gewürzsumach** hat ebenfalls eine entspannende Wirkung auf die Blasenmuskulatur. 2 mal täglich 10 Tropfen, oder ein kleiner Teelöffel Pulver in Wasser trinken. Eine gute Wirkung gegen Bettnässen, auch bei älteren Kindern und selbst bei Erwachsenen, ist die Einnahme von **Enziantinktur** hervorragend. Mittags und abends 20 Tropfen.

Über das Nervensystem wirkt das **Johanniskraut,** das durch seine stimmungsaufhellende Wirkung eine Hilfestellung beim Loslassen bewirken kann. 1 Tasse morgens trinken. Man kann auch **Hyperforat** 2 bis 3 mal täglich 20 Tropfen einnehmen.

Kräuter für Frauenprobleme:

Lust auf Süßen, Stimmungsschwankungen, Schlafstörungen, schmerzempfindliche Brüste, Blähbauch, Verstopfung, Gewichtszunahme, eventuell Ödemen verbunden, Übelkeit. Kopfschmerzen, Heiserkeit, Kreuzschmerzen können genauso die Symptome des PMS – Prämenstruelles Syndrom sein wie massive Träume oder plötzlicher Energieüberschwung, der sich bei manchen Frauen in Putz- und Arbeitswut äußern. Man beobachtet unkontrollierte Temperamentsausbrüche, aber auch Antriebslosigkeit, erhöhte Ermüdbarkeit. Aus schamanischer, indianischer Sicht heißt es. Der Körper der Frau baut im Laufe des Zyklus Energie auf, die, falls das Ei befruchtet wird, notwendig ist, um die Kraft zur Verfügung zu stellen, dass es sich einnisten und zu einem neuen Menschen heranwachsen kann. Wir dieses Ei nicht befruchtet, wir diese vorrätige Energie plötzlich vor oder während der Menstruation frei. Deshalb sollte jede Frau darauf bestehen, dass es völlig normal ist, wenn sie auf einmal sprunghaft und aggressiv werden und nicht mehr dem von Männern geprägten Klischee der geduldigen, nur für die anderen da seienden Frau entspricht.

Nur dort, wo diese Tage wirklich unerträglich werden, kann man den Einsatz von Kräutern empfehlen. Pflanzen, die ätherische Öle und Bitterstoffe enthalten, haben mit Sicherheit irgendeine anregende Wirkung.

Frauenmantel:
Anwendung: Das Kraut. Tee im Aufguss, 10 Minuten ziehen lassen. Inhaltsstoffe. Gerbstoffe, Bitterstoffe, ätherisches Öl, Salizylsäure, Lezithine, Linolsäure, fette Öle.

Wirkung: Der Frauenmantel kann Frauen, beginnend von der Pubertät über die Schwangerschaft, nach der Geburt der Kinder bis zum Wechsel empfohlen werden. In der Pubertät hilft er vor allem, wo schmerzhafte Krämpfe auftreten und wirkt auch zyklusstabilisierend. Trinken sollte man den Frauenmantel 3 Wochen vor der Entbindung. Es stärkt die Gebärmutter auch nach der Geburt, damit sich die Gebärmutter schneller zurückziehen kann. Das Hauptanwendungsgebiet ist die schmerzhafte Menstruation, auch wenn sie mit starken Blutungen verbinden ist. notwendig ist.

Taubnessel:

Anwendung: Blüten. Tee im Aufguss, 5 Minuten ziehen lassen.
Inhaltsstoffe: Saponine, Flavonoide, Phenolcarbonsäure, Schleimstoffe, Iridoidglykosid, Lamalbid, Gerbstoffe, Betain, ätherisches Öl.

Wirkung: Die Taubnessel ist ein Stärkungsmittel für die Gebärmutter. Die Saponine sind entzündungshemmend. Weiters sind diese wirksam bei schmerzhaften Menstruationen, Entzündungen der Schleimhäute im Magen- und Darmbereich oder im Mund und Rachen und bei Katarrhen der Atemwege.

In der Homöopathie sind Zubereitungen bei Erkrankungen der weiblichen Geschlechtsorgane oder bei Nieren- und Harnwegserkrankungen in Gebrauch.

Am besten wirkt Taubnessel, wenn man Blatt und Blüte gleichzeitig verwendet. Selber pflücken.

Weinraute:

Anwendung: Blätter. Tee im Aufguss, 5 Minuten ziehen lassen.
Inhaltsstoffe: Ätherisches Öl, Cumarinderivate, Flavonoidglykosid, Rutin, Gerbstoffe, Bitterstoffe, Alkaloide, organische Säuren.

Wirkung: In den Klöstern des Mittelalters durfte die Weinraute nicht fehlen, weil sie als unentbehrliche Heilpflanze galt. Sie ist eine wertvolle Heilpflanze vor allem gegen Verkrampfungen. Auch in den Wechseljahren kann sie wertvolle Dienste zur Linderung der typischen Beschwerden leisten. Weiters dient Weinraute, durchblutungsfördernd, krampflösend, menstruationsfördernd, Bluthochdruck, Blähungen, Gicht, Hitzewallungen, Kopfschmerzen, Kreislaufstörungen, Magenkrämpfe, Menstruationsbeschwerden,

Reizdarm, Reizmagen, Rheuma, Verdauungsschwäche,
Wechseljahrbeschwerden.

Schafgarbe:

Anwendung: Das Kraut. Tee im Aufguss, 5 Minuten ziehen lassen,
mehrmals täglich 1 Tasse trinken oder kur mäßig. Inhaltsstoffe:
ätherisches Öl, Proazulene, Sesquiterpenlacton Bitterstoffe,
Flavonoide, Gerbstoffe.

Wirkung: Das Schafgarbenöl enthält Azulogene und Chamazulene,
wodurch es eine krampflösende Wirkung hat. Dazu kommt es zu einer
tonisierenden Wirkung der Bitterstoffe. Die Kombination von
ätherischem Öl und Bitterstoffe hat sich die Schafgarbe auch bei
Magen- und Gallenproblemen sehr bewährt. Sie stärkt auch die
Muskulatur im Bereich des kleinen Beckens und das Bindegewebe. Die
Schafgarbe wirkt direkt krampflösend gegen die Schmerzen und
stärkend und anregend auf den gesamten Beckenboden, sodass die
Neigung zur Verkrampfung beseitigt wird.

Auch die **Engelwurz** ist eine aromatische Bitterstoffdroge. Genaueres
unter Verdauung zu finden. Engelwurz haben krampflösende,
ätherische Öle und dazu Bitterstoffe, die bei Schwächezuständen jeder
Art helfen. **Achtung:** Den Tee sollte man nicht bei starken Blutungen
während der Menstruation anwenden.

Ätherische Öle:

Majoran Öl wirkt bei Krampfzuständen, entspannend, beruhigend
und wärmend. Majoran ist besonders wirksam, wenn Beschwerden,

deren Kummer, Leid und Ärger zugrunde liegen. Diese Beschwerden können durchaus auch Ursache von Menstruationsbeschwerden sein.

Thymian Öl wirkt krampflösend im Atmungsbereich, auch bei Menstruationskrämpfen. Thymian Öl überforderten Frauen, wieder mit mehr zu vertrauen ihren Aufgaben nachzugehen. Thymian wirkt stärkend und mobilisiert Energien. Als Tee wird er im Aufguss zubereitet und darf nicht länger als 5 Minuten ziehen.

Zimt kann man auch als Tee zubereiten, 1 Teelöffel Zimtrinde mit 1 Tasse kochendem Wasser übergießen. Die wärmende, gefäßerweiternde sowie krampflösende Wirkung.

Rose:
Anwendung: Blüten. Tee im Aufguss, 5 Minuten ziehen lassen. Inhaltsstoffe: Ätherisches Öl, Gerbstoffe, Flavonglycoside, Anthocyane.

Wirkung: Wenn man müde ist, wirkt die Rose harmonisierend, anregend, wenn man aufgeregt ist, wirkt sie entspannend. Bei kurmäßiger Anwendung hat der Rosentee eine lösende Wirkung auf Blockaden und eine ausgleichende Wirkung auf das Hormonsystem.

Kräuter bei zu starker Menstruation:

Hirtentäschel:
Anwendung: Das Kraut. Tee im Aufguss, 10 Minuten ziehen lassen und täglich v1 bis 2 Tassen trinken. Inhaltsstoffe: Flavonoide, Gerbstoffe, eine Verbindung mit pfefferartigem Geschmack, Tadeonal, Bitterstoffe.

Wirkung: Hirtentäschel fördert die Gebärmutterkontraktion und hat eine blutstillende Wirkung. Daher wird nach Geburten auch gern Hirtentascheltee getrunken, um die Nachblutungen zu minimieren. Auch gegen zu starke Regelblutungen kann man Hirtentäschel erfolgreich einsetzen.

Außer diesen bekannten Wirkungen hilft das Hirtentäschel jedoch gegen ein breites Spektrum von gesundheitlichen Beschwerden. Beispielsweise reguliert es den Blutdruck, fördert die Verdauung und heilt Ekzeme. Weiters wirkt Hirtentäschel bei Ohrenschmerzen, Verstopfung, Wunden, Lungenschwäche, Kreislaufschwäche, Krampfadern.

Wasserpfeffer:

Anwendung: Das Kraut. Tee im Aufguss, 10 Minuten ziehen lassen, täglich 1 bis 2 Tassen trinken. Inhaltsstoffe: Flavonoide, Gerbstoffe, eine Verbindung mit pfefferartigem Geschmack, Tadeonal, Bitterstoffe.

Wirkung: Wasserpfeffer hat eine gute blutstillende Wirkung in der Zeit nach der Geburt. Man verwendet es auch gerne bei starken Menstruationsblutungen und Hämorrhoiden.

Gänsefingerkraut:

Anwendung: Das Kraut. Tee im Aufguss, 10 Minuten ziehen lassen, 2 bis 3 Tassen pro Tag. Inhaltsstoffe: Gerbstoffe, Phytosterole, Flavonoide, Anthocyane.

Wirkung: Gänsefingerkraut hat eine stark zusammenziehende Wirkung, weshalb es auch gegen Durchfall eingesetzt wird. Darüber hinaus hat Gänsefingerkraut eine Stärkung des Tonus und eine zusammenziehende Wirkung auf die Gebärmutter. Auch bei schmerzhafter Menstruation mit starker Blutung kann man es erfolgreich einsetzen. Außerdem wirkt es antibakteriell, beruhigend, entspannend, entzündungshemmend, harntreibend, krampflösend, Darmkrämpfe, Darmschleimhautentzündungen, Entzündete Wunden, Entzündungen der Mundhöhle, Epilepsie, Halsentzündung, Keuchhusten, Koliken bei Säuglingen, Krämpfe, Magenschleimhautentzündungen.

Kräuter für ausbleibende Periodenblutung:

Das Ausbleiben der Periodenblutung kann unter großem Stress stehen, zum Beispiel durch ihre Doppelbelastung mit Beruf und Familie, reagieren häufig mit Blutungsstörungen darauf und eine Form kann das komplette Ausbleiben der Blutung sein.

Beifuß und **Wermut** kann eine regelauslösende Wirkung haben. Außer man ist wirklich Schwanger. Beide Tees werden im Aufguss zubereitet und sollte 2 bis 3 Tassen am Tag trinken.

Dost - Oregano
Anwendung: Das Kraut. Tee im Aufguss, 5 bis 10 Minuten ziehen lassen. Inhaltsstoffe: Ätherisches Öl, Thymol, Carvacrol, Pulegon, Thujen, Bitterstoffe, Gerbstoffe.

Wirkung: Der Dost hat durch das ätherische Öl und Bitterstoffe eine anregende Wirkung, speziell auf den Sexualbereich. In der Homöopathie wird dem Dost eine Wirkung gegen übersteigerten Geschlechtstrieb, sogenannte Erotomanie, Nymphomanie, sogar gegen

Onanie zugesprochen. Der Dost hat unteranderem auch eine sehr starke durchblutungsfördernde Wirkung auf die Geschlechtsorgane. Weitere Wirkungen sind ausbleibende Monatsblutungen, antibakteriell, antimikrobiell, antiseptisch, antiviral, Appetitlosigkeit, Blähungen, Cellulitis, Ekzeme, Husten, Krampfhusten, Verdauungsstörungen.

Bohnenkraut und **Rosmarin** haben ebenfalls, eine sehr durchblutungsfördernde Wirkung auf den Bauchraum und damit auch auf den Genitalbereich. Beide könnten genauso als Tee im Aufguss bei Menstruationsbeschwerden eingesetzt werden.

Eisenkraut:

Anwendung: Das Kraut. Tee im Aufguss, 5 bis 10 Minuten ziehen lassen. Inhaltsstoffe: Ätherisches Öl, Iridoidglykonide, Glykoside, Verbenalin, Verbenin, ein Alkaloid, Aucubin, Bitterstoffe, Alpha-Sitosterol, Gerbstoff, Gerbsäure, Kieselsäure, Schleim.

Wirkung: Das Eisenkraut hat eine kontraktionsanregende Wirkung auf die Gebärmutter und damit eine blutungsauslösende Wirkung. Das Eisenkraut war früher eine der wichtigsten Heilpflanzen, es wurde sogar zur rituellen Reinigung der Tempel verwendet. Die Volksheilkunde verwendet das Eisenkraut jedoch gerne an. In erster Linie wird es als Wundkraut benutzt, aber auch für vielfältige innerliche Zwecke wird es angewendet. Weitere Wirkungen des Eisenkrauts sind: antibakteriell, blutreinigend, blutverdünnend, entzündungshemmend, harntreibend, krampflösend, menstruationsfördernd, milchbildend, schmerzstillend, schweißtreibend, tonisierend. Weitere Anwendungen für die

Atemwege, Verdauungssystem, Stoffwechsel, Harnorgane, Nervensystem und Haut.

Schwangerschaft:

Im normalen Verlauf einer Schwangerschaft kann es zu leichten Beschwerden wie Übelkeit und Sodbrennen kommen. Übelkeit und Erbrechen behandelt man am besten mit **Pfefferminze**, deren ätherisches Öl und vor allem das Menthol eine beruhigende Wirkung auf die Magenschleimhautnerven hat und damit den Brechreiz beseitigen hilft. Sehr gut hilft auch **Melisse**, sowohl als Tee als auch als Badezusatz, da das ätherische Öl durch den Duft nicht nur entspannend und daher auch gegen den Brechreiz wirkt, sondern auch hilft, mit der neuen Situation besser fertigzuwerden.

Schwangerschaftsstreifen bekämpft man aus der Aromatherapie. Ein Massageöl auf 50 ml **Mandelöl** gibt man 10 Tropfen **Orangenöl** und 10 Tropfen **Lavendelöl**, täglich leicht aufgetragen stärkt das Bindegewebe.

Bei einer Geburtsvorbereitung kann **Frauenmanteltee**, vor allem **Himbeerblättertee** 3 Wochen vor der Geburt positiv auswirken.

Himbeerblätter:
Anwendung: Blätter. Tee im Aufguss, 10 Minuten ziehen lassen, spätestens 3 Wochen vor der Geburt täglich 2 bis 3 Tassen trinken. Inhaltsstoffe: Gerbstoffe, Flavonoide, Vitamin C.

<u>Wirkung:</u> Himbeerblättertee hat eine stärkende Wirkung auf die Gebärmutter. Schon seit Jahrhunderten nehmen Frauen in der Schwangerschaft Himbeerblättertee zu sich. Er soll sich positiv auf Körper und Seele auswirken – bei richtiger Einnahme soll er außerdem die Geburt erleichtern und Schmerzen reduzieren. Zur Förderung der Wehen: Himbeerblätter sollen die Durchblutung fördern und den Muttermund und die Beckenbodenmuskulatur auflockern und entkrampfen. Gleichzeitig soll auch die Muskulatur des Darms und der Gebärmutter angeregt und die Wehen dadurch gefördert werden. Schmerzlindernd: Die entkrampfende Wirkung von Himbeerblättertee soll Schmerzen verringern.

Milchbildungsanregende Heilpflanzen sind in erster Linie **Fenchel,** aber auch **Anis, Kümmel** und **Dillsamen.** Man sollte die Samen zerstoßen, damit werden mehr ätherische Öle freigesetzt. Mit Tee im Aufguss, 1 Esslöffel auf 1 Tasse Wasser, 5 Minuten ziehen lassen.

Um eine Gebärmuttersenkung vorzubeugen sollte man gezielt Wochenbettgymnastik machen. **Zinnkrauttee** trinken. **Schafgarbentee** wirkt durch seine Bitterstoffe anregend auf den Beckenboden.

Eine Pflanze aus Nord Amerika – die **Aletris farinosa** Globoli D6 oder D2 flüssig hilft am besten. Sie haben einen tonisierenden Effekt aus die Unterleibsorgane und wird bei Gebärmuttersenkung und bei Kreuz- und Rückenschmerzen eingesetzt. 3 mal täglich 15 Tropfen über längere Zeit einnehmen, oder 3 mal 4 Globoli täglich.

Wechseljahre:

Um das fünfzigste Lebensjahr herum beenden die Eierstöcke ihre Funktion. Damit kommt es in der Folge zum Ende der Periodenblutung. Der Wechsel von der äußeren zur inneren Entfaltung ist das Mandala, das Muster unseres Lebens. Dies nicht zu akzeptieren, führt zu körperlichen Symptomen. Vor allem Angst, nach dem Wechsel keine Lust, keine Sexualität mehr erleben zu können, wirkt belastend auf Frauen, ist aber unbegründet. Viele Beschwerden der Wechseljahre können durchaus nur mit Heilkräutern gelindert werden. Bei stärkeren Blutungen können **Hirtentäschel** und **Zinnkraut** helfen. Blähbauch oder andere Verdauungsstörungen können mit **Fenchel** und **Kümmel** behandelt werden, besonders da der Fenchel über seinen Duft auch eine hormonbildungsanregende Wirkung hat. Gegen Kopfschmerzen hilft **Mädesüß,** bei Migräne das **Mutterkraut**. Kreislaufstörungen werden je nach der Problematik bei niederem Blutdruck mit **Rosamrin,** bei schwankendem Blutdruck in der ersten Phase mit **Misteltee** behandeln. Gegen Stimmungsschwankungen hilft der **Johanniskrauttee**.

Bei diesen Problemen gibt es auch ein Mittel das **Auromyoton** von Spagyra. Dieses flüssige Mittel ein paar Tropfen auf die Zunge geben. Wirkt bei Herz- und Gefäßneurosen, Myocarditis, Kreislaufbeschwerden, Beschwerden im Klimakterium, Altersherz, Herzrhythmusstörungen.

Der **Salbei** hat eine schweißhemmende Wirkung. Es hat sich erfahrungsgemäß als positiv bewährt, wenn Frauen mit Wallungen konfrontiert sind. 1 Tasse Salbeitee im Aufguss, 5 Minuten ziehen lassen und trinken. Nicht länger als 3 Wochen einnehmen, dann sollte man eine Pause von 1 bis 2 Wochen einplanen.

Körperlich, aber auch psychische Belastung, die die Wechseljahre bringen können mit **Melisse**, sowohl als Tee als auch als Badewasser sehr positiv beeinflussen. Noch intensiver in dieser Wirkung wirkt **Ginseng,** Er hilft gegen biologischen, körperlich bedingten, und psychischen Stress. Man kann ihn als Tee anwenden. 1 Teelöffel Pulver mit 1 Tasse kochendem Wasser übergießen, 5 bis 10 Minuten ziehen lassen.

Traubensilberkerze:

Anwendung: Wurzelstock. Tee im Aufguss, 10 Minuten ziehen lassen, 2 bis 3 mal täglich 1 Tasse trinken, Als Tinktur, 3 mal täglich 10 Tropfen. Inhaltsstoffe: Triterpenglykoside, Isoflavon Formononetin, amorphes Harz Cimifugin, Bitterstoffe,

Wirkung: Traubensilberkerze hat eine positive Wirkung bei Wechselbeschwerden. Cimicifugin hilft überall dort, wo eine Schwäche der Eierstockfunktionen festzustellen ist, auch bei Regelstörungen in der Pubertät oder beim prämenstruellen Syndrom. Schweißausbrüche, seelische Labilität, Blutdruckschwankungen, klimakterische Beschwerden und Herzklopfen hilft die Traubensilberkerze.

Kräuter für Herz und Kreislauf:

Das Herz schlägt rund 100.000 mal pro Tag, das sind 21 Milliarden mal in 70 Jahren. Allerdings sind wir fleißig am Werk, alles zu tun, um das Herz – das Leben schwer zu machen – Rauchen, Stress, falsche Ernährung, Bewegungsmangel sind nur einige Faktoren, die dazu geführt haben, dass an erster Stelle Herz-Kreislauf-Erkrankungen stehen.

Zur Stärkung des Altersherzens empfiehlt Pfarrer Kneipp den **Rosmarin.** Besonders den Rosmarin Wein. 1 Gläschen **Rosamrinwein** vor dem Frühstück und 1 nach dem Mittagessen. In Form von **Rosmarintee** im Aufguss, 5 Minuten ziehen lassen, oder der Tinktur morgens und mittags je 10 Tropfen.

Die Hildegard preist die Verwendung des Gewürzes **Galgant** als Wundermittel bei Herzerkrankungen. – Wer im Herzen Schmerzen empfindet, esse sogleich ein hinreichende Menge Galgant – und es wird besser, sagte Hildegard von Bingen. Empfohlen wird Hildegard von Bingen **Pilogal – Galgand-Fenchel-Tabs.** Tagesmenge bis zu 9 Tabletten.

Arnika:
Arnikatee innerlich einzunehmen wird von der BGA abgeraten. Es könnten negative Wirkungen auf Magen und Darm und bei Überdosierung auch auf das Herz auftreten.
Empfehlenswert ist **Arnica-Montana.**

Bei Akutfällen kann man eine Hochpotenz (C12 -C30) mit jeweils 3-5 Globuli beginnen. Im weiteren Verlauf sollte halbstündlich D12 3-5

Globuli verabreichen. **Achtung**: niedrige Potenzen sind blutungsfördernd!

Oder **DHU Arnica Urtinktur D1.** Die Arnika Urtinktur hilft nicht nur Das Herz zu stärken, sondern auch bei Entzündungen der Mund- und Rachenschleimhaut, Entzündung eines Haarbalgs (Furunkel), Windelausschlag (Windeldermatitis), Entzündungen als Folge von Insektenstichen, rheumatische Muskel- und Gelenkschmerzen, oberflächliche Venenentzündung, Prellungen, Verstauchungen und Quetschungen mit den Symptomen Schmerzen, Schwellung, Bluterguss, Bewegungseinschränkung, Taubheit der betroffenen Region, Verbrennungen (auch Sonnenbrand), Flüssigkeitsansammlung in Haut und Unterhaut durch eine Störung im Lymphgefäßsystem (Lymphödem).

Weißdorn:

Anwendung: Blüten. Am besten verwendet man Blüten und Blätter. Tee im Augfuss, 15 Minuten ziehen lassen, mehrmals täglich 1 Tasse trinken. Es gibt auch tropfen und Pflanzensaft. Inhaltsstoffe: Flavonol-O-Glykoside, Flavon-C-Glykoside, Procyanidine, biogene Amine, Catechine, Phenokarbonsäure, Xanthinderivate, Diterpensäure.

Wirkung: Die Wirkstoffe erweitern die Herzkranzgefäße und bringen damit eine bessere Durchblutung des Herzens. Die Sauerstoffversorgung der Herzmuskelzellen wird dadurch besser und es kommt zu einer Stärkung der Herzkontraktion und auch die Schlagfrequenz des Herzens wird verbessert. Weißdorn kann in sämtlichen Phasen des Lebens helfen, in denen Stress eine Belastung darstellt. Weißdorn hilft dort, wo berufsmäßiger Stress das Herz beeinträchtigen kann, und auch dort, wo körperliche Belastung, zum

Beispiel durch Sport, sich negativ auswirken könnte. Weißdorn sollte bei Herzmuskelschwächen nach schwerer Erkrankung wie Grippe, Scharlach, Lungenentzündung oder nach allen langwierigen Erkrankungen, die mit Schwächezuständen einher gehen, eingesetzt werden. Man kann es den Kindern ab 14 Jahren geben.

Achtung: Bei Bluthochdruck nicht empfehlenswert.

Herzgespann:

Anwendung: Blühendes Kraut. Tee im Aufguss, 5 Minuten ziehen lassen, 2 mal täglich 1 Tasse trinken. Inhaltsstoffe: Bitterstoff Leonurin, Alkaloide, Flavonoide, Glykosiden.

Wirkung: Herzgespann hat eine positive Wirkung bei Atemnot, Nervöse Unruhe, Angst und Schlaflosigkeit können oft auch im Zusammenhang mit schlechter Durchblutung des Herzens und nervöse Herzbeschwerden auftreten. Herzgespann senkt die Frequenz des Herzens und besitzt eine leicht blutdrucksenkende und beruhigende Wirkung.

Wolfstrapp:

Anwendung: Das blühende Kraut. Tee im Aufguss, 10 Minuten ziehen lassen, höchstens 2 Tassen täglich. Bessere Anwendung in Tropfen, Thyreogutt mono Tropfen Flüssigkeit. Inhaltsstoffe: Hydroxyzimt, Kaffeesäurederivate, Lithospermsäure, Flavonoide, Gerbstoffe, ätherisches Öl.

Wirkung: Die Säuren, wie Hydrozimt, Kaffee- und Lithopermsäure wirken hemmend auf den Jodumsatz und die Freisetzung bestimmter

Schilddrüsenhormone wird gebremst. Die Wirkung auf die Schildrüsenhormonproduktion geht über die Hypophyse. Wolfstrapp hilft dort, wo nervöse Herzbeschwerden wie Herzklopfen, aber generelle Nervosität durch eine Schilddrüsenüberfunktion bedingt sind.

Achtung: Nicht einnehmen bei Schilddrüsenunterfunktion.

Kräuter für Hypertonie – hoher Blutdruck:

Ein hoher Blutdruck sollte immer behandelt werden, da er zu Folgeerkrankungen wie Herzinfarkt, Schlaganfall, Nierenschädigung, Erkrankung der Netzhaut des Auges führen kann.
Ein leicht erhöhter Blutdruck liegt vor, wenn die Messwerte zwischen 140-159/90-99 mmHg betragen. Bei höheren Werten spricht man von mittelgradig erhöhtem (160-179/100-109 mmHg) bis schweren Bluthochdruck (mehr als 180/mehr als 110 mmHg).

Eine Folge von Nierenerkrankung, hormonelle Störungen – Schilddrüsenüberfunktion, Überproduktion von Nebennierenrindehormon -, aber auch Diabetes, Rauchen, Stress, Übergewicht und zu wenig Bewegung stellen persönliche Risikofaktoren dar.

Um den Blutdruck zu senken sollte man durch Einschränkung der Kochsalzverwendung erreicht werden. Auch Gewürzkräuter können sehr hilfreich sein. **Liebstöckel**, **Petersilienblätter** und **Sellerieblättern**. Der **Majoran** wirkt entspannend und auch blutdrucksenkend. Kur mäßig sollte man **Knoblauch** verwenden, der Stoff Adenosin im Knoblauch wirkt gefäßerweiternd auf die peripheren Gefäße und Herzgefäße. Auch **Bärlauch** erweitert die Gefäße

Empfehlenswert ist eine Kombination von **Knoblauch-Mistel-Weißdorn-Kapseln.**

Mistel:

<u>Anwendung</u>: Die beblätterten Zweige. Tee im Kaltwasseransatz, 1 Teelöffel mit 1 Tasse kaltem Wasser übergießen und bei Raumtemperatur 10 Stunden stehen lassen. Täglich 2 Tassen trinken. Inhaltsstoffe: Viscotoxine, Lectine, Kaffeesäurederivate, Flavonoide, biogene Amine, Pherylpropanderivate, Lignane.

<u>Wirkung</u>: In früheren Zeiten war die Mistel eine wichtige magische Pflanze, die von den Druiden mit goldenen Sicheln geerntet wurde und nicht zu Boden fallen durfte, denn sonst würde sie ihre besondere Wirkung einbüßen. In der modernen Pflanzenheilkunde wird die Mistel gegen Bluthochdruck und gegen Krebs eingesetzt. Doch sie kann noch viel mehr. Beruhigend, blutstillend, entzündungshemmend, harntreibend, krampflösend, tonisierend, Arteriosklerose, Bauchspeicheldrüsenschwäche, Bluthochdruck, Chronische Arthrosen, Chronisches Rheuma, Diabetes, Eitrige Wunden, Ekzeme, Epilepsie, Fieber, Gallenschwäche, Gebärmutterblutungen, Gelenkentzündung, Geschwüre, Herzschwäche.

Apfelmistel hilft gegen Brustkrebs.

Rauwolfia:

<u>Anwendung:</u> Rauwolfia serpentina, ethanol.Decoctum D1 3 bis 5 Tropfen täglich.

<u>Wirkung:</u> Die Wirkung der Schlangenwurzel ist bedingt durch eine Hemmung der Sympathikusfunktion eine Senkung der Herzfrequenzen, überhaupt eine krampflösende Wirkung auf die glatte Muskulatur und dazu eine sedative beruhigende Wirkung. Weiters kann Rauwolfia helfen: Abführend, beruhigend, blutdrucksenkend, gefäßerweiternd, krampflösend, pulssenkend, stimmungsaufhellend.

Achtung: Als Tee ist Rauwolfia leicht giftig. In der Früh wirkt der Tee anregend, am Abend beruhigend. Gibt es in Österreich nicht.

Kräuter für Hypotonie – niederer Blutdruck:

Ein niederer Blutdruck muss in den seltensten Fällen medikamentös behandelt werden. Üblicherweise haben große, schlanke Menschen eine Veranlagung zur Hypotonie. Die Gefahr einen Herzinfarkt zu erleiden ist niedriger als beim hohen Blutdruck, aber nicht ausgeschlossen. Schwindelgefühl, Schwarzwerden vor den Augen, speziell nach dem Aufstehen, Antriebsschwäche und Konzentrationsstörungen können von einem niederen Blutdruck ausgehen. Als Therapie ist Rosmarin sehr wirkungsvoll.

Rosmarin:

<u>Anwendung:</u> Blätter, Tinktur und das ätherische Öl, Tee im Aufguss, 5 Minuten ziehen lassen. Tinktur 3 mal täglich 5 Tropfen. Als Badezusatz auf 1 Badewanne höchstens 5 bis 8 Tropfen mit ein wenig Sahne als Emulgator. Inhaltsstoffe: ätherisches Öl, Cineol, Campher, Harze, Gerbstoffe, Bitterstoffe, Flavonoide.

<u>Wirkung:</u> Das ätherische Öl wirkt vor allem durch den Bestandteil Campher tonisierend auf Kreislauf und Nerven, vor allem auf das Gefäß-Nervensystem. Auch einer herzkranzgefäßdurchblutungssteigernden und herzkontraktionsfördernden Wirkung sind hervorragend. Bei äußerer Anwendung kommt es zu einer starken Förderung der Durchblutung insgesamt. Weiters hilft Rosmarin Tee bei niederem Blutdruck mit Schwindelgefühlen, Schwächezustände älterer Menschen, oder nach einer anstrengenden Krankheit wie Grippe.

Die Verwendung von anregenden Gewürzen bei Hypotonie kann man auch **Ingwer, Galgant, Pfeffer, Kreuzkümmel, Gewürznelken** und **Zimt** nehmen. Sowie **Bohnenkraut, Pfefferminze, Oregano** und **Thymian** kann eine kreislaufanregende Wirkung hervorrufen.

Arteriosklerose:

Arteriosklerose ist keine Verkalkung. Es handelt sich um eine Einlagerung von Blutfetten, zu denen eine kalkige Verhärtung dazukommen kann. Dadurch werden die Gefäße eingeengt und verlieren ihre Fähigkeit, sich bei Bedarf zu erweitern. Die Folge davon sin Durchblutungsstörungen im ganzen Körper, die sich in verschiedenen Stadien bemerkbar machen.

Stadium 1: Die Durchblutung ist herabgesetzt, was sich aber nur bei Belastungen bemerkbar macht. Die Beine werden bei einem längeren Spaziergang nicht mehr genügend durchblutet.

Stadium 2: Die Störungen machen sich auch bei Ruhe bemerkbar. Besonders gefährlich werden die Durchblutungsstörungen, wenn auch das Gehirn oder das Herz betroffen sind. Folgen können ein Schlaganfall oder Herzinfarkt sein.

Die Ursache der Arteriosklerose liegt meist in einer falschen Lebensweise. Wer sich über längere Zeit falsch ernährt, schädigt seinen Körper so, dass es zu Stoffwechselerkrankungen und auch zu Hyperlipidämi, also zu erhöhten Blutfettwerten kommt. Diese Blutfette lagern sich an den Gefäßen an.

Näheres über eine richtige Ernährung erfahren Sie in diesem Buch: Die besten Gesundheitstipps

Knoblauch:
Verwendung: Frische Knoblauchzwiebel. 4 g frische Knoblauchzwiebel als Tagesdosis.

Knoblauchöl: Wird durch Wasserdampfdestilation aus der frischen Knoblauchzehe gewonnen. Enthält kein Allicin

Ölmazerate: Die Knoblauchzehen werden mit fetten Ölen versetzt, dabei gehen die fettlöslichen Wirkstoffe in Lösung. Es fehlen die wasserlöslichen Verbindungen wie das Adenosin.

Knoblauchpulver: Durch Entwässerung und Trocknung hergestellt. Bei manchen wird vorher zur Stabilisierung eine Alkoholbehandlung durchgeführt, um das Alicin zu erhalten. Die zu Dragees verarbeiteten Trockenpulver enthalten fast sämtliche Knoblauchwirkstoffe.

Eine Möglichkeit zur Selbstherstellung ist die Knoblauchtinktur (50 g frische Knoblauchzehen mit 100 ml 40%igen Alkohol übergießen, 2 Wochen ziehen lassen, dann die Knoblauchzehen zerquetschen, den Brei in einen Filter geben, den Alkohol darüber seihen, 2 mal täglich 20 Tropfen) einnehmen.

Inhaltsstoffe: Alliin, ätherisches Öl, Vitamin A, B1 und C, Nikotinsäureamid, Fermente, Cholin, Rhodanwasserstoffsäure, Flavonoide, Adenosin, Jod, Saponine.

Wirkung: Der Knoblauch hat eine gefäßerweiternde Wirkung, die bis in die peripheren Gefäße hinein geht. Diese gefäßerweiternde Wirkung findet sich in den Armen und Beinen und zeigt sich auch bei den Herzkranzgefäßen und etwa weniger ausgeprägt bei den Gehirngefäßen. Dabei senkt die Anwendung von Knoblauch nicht nur den Gesamtcholesterinspiegel, sondern vor allem das LDL und hebt das HDL, das körpereigene Cholesterin, das verhindern lässt, dass das böse LDL sich an den Gefäßen anlagert. Auch der Triglyceridspiegel wird gesenkt. Knoblauch wirkt zwar primär vorbeugend gegen Arteriosklerose, kann aber auch bei schon bestehenden Gefäßveränderungen helfen. Knoblauch ist auch gerinnungshemmend die bei Gefahr der Bildung von Thrombosen reduziert.

Das Kauen von Petersilie verhindert die Geruchsbildung in der Mundhöhle.

Durchblutungsstörungen:

Durchblutungsstörungen können spontan durch nervös bedingte Muskelverspannungen auftreten, üblicherweise sin sie durch Gefäßablagerungen bedingt. **Knoblauch** sollte bei Durchblutungsstörungen immer als Therapie zum Einsatz kommen. Eine Unterstützung der Behandlung kommt auch dem **Weißdorn** zu, dessen Wirkung primär eine Gefäßerweiterung des Herzmuskels ist. Das führt durch die verbesserte Durchblutung in der Peripherie. Eine besondere durchblutungsfördernde Wirkung kommt den **Ginkgo** zu.

Ginkgo:

Anwendung: Blätter. Tee im Aufguss, 2 Teelöffel auf i Tasse, 10 Minuten ziehen lassen. Tinktur 1 bis 3 mal täglich 10-50 Tropfen ein. Inhaltsstoffe: Flavonoide, Procyanidine, Ginkgolid, Bilobalid.

Wirkung: Die Wirkung an den Gefäßen ist eine erweiternde und durchblutungssteigernde, besonders der tieferliegenden Arterien. Dabei stehen Durchblutungsstörungen mit krampfartigen Gefäßschmerzen im Vordergrund. Auch Gefäßschäden der Diabetiker lassen sich günstig beeinflussen. Bei älteren Menschen wird die Durchblutung im Hirnbereich gebessert. Daher wird Ginkgo gerne beim Nachlassen der Gedächtnisfähigkeiten verordnet, aber auch bei Ohrensausen, Ohrengeräusche und Schwindel. Außerdem wirkt Ginkgo gegen Thrombosen und bewirkt eine verbesserte Sauerstoffaufnahmen im Gewebe. Für die äußerliche Behandlung von schlecht heilenden Wunden und Geschwüren kann man einen Umschlag mit Ginkgo auflegen.
Weiters hilft Ginkgo bei Alzheimer, Asthma, Bronchitis, Demenz,

Gleichgewichtsstörungen, Hautgeschwüre aufgrund von mangelnder Durchblutung, Hörsturz, Kopfschmerzen, Magenprobleme, Schwerhörigkeit, Sehstörungen, Vergesslichkeit, Wurmerkrankungen.

Umschläge: Bei schlecht heilenden Wunden, Wundliegen, offenes Bein.
Dazu tränkt man ein sauberes Tuch entweder mit Ginkgo-Tee oder mit verdünnter Ginkgo-Tinktur. Das Tuch wird ausgewrungen, damit es nicht tropft. Dann legt man das feuchte Tuch auf die zu behandelnde Hautstelle. Mit einem Wolltuch oder einer Plastikfolie kann man das Tuch bedecken, damit die Feuchtigkeit nicht an die Kleider der Bettwäsche kommt. Mit einer Mullbinde kann man das Tuch fixieren. Der Umschlag sollte mindestens zwei Stunden, am besten über Nacht einwirken.

Migräne:

Migräne ist eine Störung der Blutzirkulation im Kopf. Nicht jeder Kopfschmerz ist eine Migräne. Bei einer Migräne kommt es zu zeitweiligen Durchblutungsstörungen im Gehirn, weil Gehirnarterien sich verkrampfen. Der dadurch bedingte Sauerstoffmangel führt zur Bildung eines Stoffes, den man -substanz P (P=Pain=Schmerz) nennt und dieser löst wieder eine Gefäßerweiterung der Seitenäste der Arterien aus. Dabei werden aber Schmerzrezeptoren gereizt, und das ergibt den dumpfen Schmerz, der noch andauert, wenn der pulsierende Schmerz aufhört.

Die Behandlung der Migräne ist äußerst schwierig und beschränkt sich oft nur auf eine reine Schmerzbekämpfung.

Mutterkraut:

<u>Anwendung:</u> Blätter. Blätter täglich auf ein Butterbrot geben. Frische Blätter können ein wenig im Mund brennen. Am besten sind die Kapseln, Tagesmenge zwischen 50 mg und 100 mg. Inhaltsstoffe: Sesquiterpenlacton, Parthenolid, Guajanolide.

<u>Wirkung:</u> Die Sesquiterpenlactone hemmen die Prostaglandin-Synthese und vermindern die Serotoninausscheidung. Das hat durch die Wirkung auf die Prostaglandine eine schmerzlindernde Folgewirkung. Bei einer 4monatige Behandlung kann die Intensität der Migräneanfälle und die damit verbundene Übelkeit und Erbrechen signifikant zurückgehen. Weiters hilft Mutterkraut anregend, beruhigend, entzündungshemmend, krampflösend, Durchblutungsfördernd, Gefäß erweiternd, Geburtsfördernd, menstruationsfördernd, menstruationsregulierend, Eisprung fördernd,

Achtung: Nicht während der Schwangerschaft einnehmen.

Krampfadern:

Sie sind die häufigsten Venenprobleme. Die Venenwände bestehen aus drei Schichten, von denen die mittlere Schicht aus Bindegewebe besteht und quasi das Baugerippe der Vene darstellt. Unbedingte Voraussetzung für die elastische Dehnungsfähigkeit der Venenwand ist das Vorhandensein genügend funktionstüchtiger, elastischer Bindegewebsfasern. Mangelt es in diesem Bereich, kann sich die Vene nicht mehr in genügender Weise zusammenziehen, sie reagiert wie ein ausgeleiertes Gummiband. In den ausgeweiteten Krampfadern stoßen die Klappen nicht mehr in der Mitte zusammen, ein Teil des Blutes strömt nach unten und staut sich in der Krampfader. Das heißt, alles, was das Bindegewebe stärkt, alles, was die Venenwände dicht machen kann, hilft, Krampfadern zu vermeiden. Bestehende Krampfader kann man damit nicht beseitigen, dafür bietet sich am ehesten die operative Entfernung mittels Strippings an.

Kieselsäure ist wichtig zum Aufbau des Bindegewebes. Üblicherweise sollte die ausreichende Kieselsäurezufuhr über die Nahrung stattfinden. Leider ist diese mangelhaft, in unserer denaturierten Zivilisationskost fehlt vieles und so auch die Kieselsäure. Umstellung auf Vollwertkost wäre vernünftig. Zufuhr von Kieselsäure sollte bei Krampfadern wenigstens durch Heilpflanzen stattfinden. Wie viel Kieselsäure und Vitaminen in Vollwertkost stecken, erfahren Sie in diesem Buch: Die besten Gesundheitstipps.

Schachtelhalm sollte daher Basistherapie sein. Immer wieder kur mäßig 3 Wochen lang 2 Tassen täglich trinken, es hilft die Kieselsäureversorgung zu verbessern. Schachtelhalm muss 15 Minuten gekocht werden. Empfehlenswert sind auch Schachtelhalm Wadenwickel. 10 Minuten einwirken lassen.

Unter den im Pflanzenreich weit verbreiteten Flavonoiden entfalten einige ausgesprochen venentonisierende und auch Ödem verhindernde Wirkungen ist die **Weinraute.** Sie steht bei Krampfadern in erster Linie zur Verwendung als Gewürz empfohlen werden. Sehr gut passt die Weinraute zu Getreidegerichten.

Buchweizen:

Anwendung: Das Kraut. 2 Teelöffel mit 1 Tasse kochendem Wasser übergießen, dann zugedeckt 10 Minuten ziehen lassen. 2 bis 3 Tassen täglich über einen Zeitraum von 4 bis 8 Wochen trinken. Es gibt auch Buchweizen im Ganzen, Kapseln, Keimlinge. Inhaltsstoffe: Rutin Flavonoide, Gerbstoffe, Fagopyrin.

Wirkung: Durch das Rutin ist Buchweizen Venentonisierend, Venenwände abdichtend und dadurch schützend vor Ödeme – Wasseransammlungen. Außerdem kann Buchweizen eine Hemmung der Thrombozyten-Verklumpung nachgewiesen werden. Buchweizen hilft auch bei Venenschwäche, Krampfadern, Erfrierungen, Schlafmittel, Stärkung, blutzuckersenkend, durchblutungsfördernd, entzündungshemmend, gefäßstärkend, gefäßverbessernd, schleimlösend.

Eine brauchbare Flavonoiddroge bei Venenerkrankung ist auch die **Goldrute.**

Rosskastanie:

Anwendung: Samen. Salben, Tropfen, Tabletten, Kapseln. Nicht empfehlenswert sind Kombinationspräparate die Monoextrakte enthalten wie Venostaxin, Venoplant. Inhaltsstoffe: Triterpensaponingemisch mit Aescin, Purinderivate, Flavonoide.

Wirkung: Das Aescin beeinflusst die Kapillarpereabilität, das heißt, die Durchlässigkeit der Kapillargefäße für Flüssigkeiten wird gebremst, dadurch die Bildung von Ödemen vermindert und eine Erhöhung des Spannungszustandes der Venenwand. Kastanienpräparate beeinflussen die Symptome wie Schmerzen und Schweregefühl der

Beine, Ödeme, Wadenkrämpfe, Juckreiz und Brennen. Rosskastanien-Tinktur und Tee helfen nicht nur gegen Venenschwäche, sondern können auch die Arterien stärken und von Ablagerungen befreien. Außerdem werden die feinen Kapillaren angeregt, mehr Gewebsflüssigkeit aus dem umliegenden Gewebe aufzunehmen und zum Herzen zu transportieren, was beispielsweise geschwollene Knöchel abschwellen lässt. Ein Tee der Blüten wirkt auch besonders gut gegen Husten.

Rosskastanien Tinktur selber machen:

Rosskastanien Samen und Korn. Zerkleinern Sie die Kastanien. Man kann die Kastanien sowohl geschält als auch ungeschält verwenden. Bei geschälten Kastanien wird die Tinktur gelb, bei ungeschälten wird sie dunkelbraun. Füllen Sie die Kräuter in ein Schraubdeckel-Glas. Lassen Sie noch etwa die Hälfte Platz im Glas. Gießen Sie Doppelkorn über die Kräuter, bis sie gut bedeckt sind. Verschließen Sie das Glas. Lassen Sie die Tinktur zwei bis sechs Wochen an einem warmen Ort ziehen. Nach und nach nimmt die Tinktur immer mehr Farbe an. Nach der Wartezeit wird die Tinktur abgefiltert. Dazu eignet sich ein Kaffeefilter. Stülpen Sie den Kaffeefilter über ein zweites Glas. Gießen Sie die Tinktur durch den Kaffeefilter. Die fertige Tinktur tropft in das zweite Glas. Anschließend wird die Tinktur in eine dunkle Flasche abgefüllt.
Anwendung: 2 bis 3 mal täglich 10 bis 50 Tropfen einnehmen.

Äußerlich: Als Kompresse, Verdünnt als Teilbad, Verdünnt zur Waschung, Pur auftupfen, In Cremes.

Rosskastanien Creme selber machen:

Zutaten: 30 ml Olivenöl

4 gr Bienenwachs

15 gr Lanolin

30 ml Rosskastanientinktur

20 Tr ätherisches Wacholderbeeren-Öl

Anleitung:

- Vermisch Öl, Wachs und Lanolin in einem Glas zur Fettphase.
- Gieße die Tinktur in ein anderes Glas als Wasserphase.
- Stell beide Gläser in ein heißes Wasserbad.
- Erhitze beide Gläser, bis die festen Bestandteile der Fettphase geschmolzen sind.
- Gieße dann die Wasserphase nach und nach unter ständigem Rühren in die Fettphase.
- Rühren, rühren, rühren, vor allem auch, wenn die Creme puddingartige Konsistenz annimmt.
- Rühr bis die Creme auf Handwärme abgekühlt ist.
- Dann wird es Zeit für das ätherische Öl und das eventuelle Konservierungsmittel.
- Tropf das ätherische Öl und das eventuelle Konservierungsmittel unter ständigem Rühren in die Creme.
- Füll die Creme in Salbentiegel.
- Verschließe die Salbentiegel und beschrifte sie mit Inhalt und Datum.
- Wenn du die Creme im Kühlschrank aufbewahrst, hält sie sich länger als ungekühlt.

Steinklee:

Anwendung: Das blühende Kraut. Tee im Aufguss, 10 Minuten ziehen lassen, täglich 2 Tassen trinken. Der Tee kann auch äußerlich in Form von Umschlägen verwendet werden. Inhaltsstoffe: Cumarinderivate, Cumarin, Glykonide, Melilotin, Melilotoxid, Flavonoide.

Wirkung: Steinklee hat eine abdichtende Wirkung auf die Kapillargefäße, eine abschwellende Wirkung bei Stauungsödeme durch Zunahme des venösen Rückflusses und eine lymphflusssteigende Wirkung. Weiters hilft Steinklee bei Blutergüssen, chronische Bronchitis, Drüsenschwellungen, Furunkel, Gallenbeschwerden, Gelenkschmerzen, Geschwüre, Kopfschmerzen, Krampfadern, Magenbeschwerden, Migräne, Milchknoten, Offene Beine, Quetschungen, Rheumatische Schmerzen, Venenentzündungen, Wundheilung, Ödeme.

Unterschenkelgeschwür:

Die Venen transportieren das verbrauchte Blut zurück zum Herzen. Wenn dieser Transport nun aufgrund zu schwacher Venen nicht funktionieren, gibt es nicht nur einen Rückstau von Blut, sondern es besteht die Gefahr der Versumpfung des Gewebes, da auch die Abfallstoffe, die eigentlich im Venenblut abtransportiert werden sollten, ins Gewebe versickern. Das Gewebe vergiftet sich langsam am eigenen Abfall. Dunkle Verfärbungen der Haut am Unterschenkel sind die ersten Anzeichen dieses Versumpfens. Ist der Rückstau des Venenblutes besonders ausgeprägt, kommt es auch zu einem Sauerstoffmangel im Gewebe und es stirbt ab. Die gefürchteten

Beingeschwüre – offene Beine – sind die Folge. Die beste Heilpflanze wäre der Beinwell.

Beinwell:

Eine reine Beinwellsalbe ist leider in Österreich verboten. Es werden aber Salben mit Allantoin angeboten, was aber nicht ganz optimal ist. Je mehr Beinwell in der Salbe ist desto besser wirktes. Beinwell gibt es auch Homöopathisch als **Symphytum D6 Globoli.** Beinwell fördert die Neubildung von Gewebe im Geschwür. Weiters hilft Beinwell beruhigend, blutbildend, blutreinigend, blutstillend, entzündungshemmend, erweichend, kühlend, lindernd, wundheilend, schmerzstillend, Abszesse, Arthritis, Arthrose, Asthma, Blaue Flecken, Blutarmut, Bluterguss, Brandwunde, Bronchitis, Diabetes mellitus, Durchfall, Eiternde Wunden, Ekzeme, Furunkel, Gastritis, Gelenkschmerzen.

Beinwellöl selber machen:

Zutaten: Geschnittene Beinwellwurzel, wahlweise getrocknet oder frisch, ca. 150 ml Pflanzenöl (z.B. Ölivenöl). Eine dunkle Flasche zum Abfüllen.

Zubereitung:

- Fülle ein Glas etwa zu einem Drittel mit geschnittener Beinwellwurzel.
- Die Beinwellwurzel kann sowohl getrocknet als auch frisch gesammelt sein.
- Gieß ein gutes Öl (z.B. Olivenöl) über die Wurzeln.
- Verschließ das Glas.
- Erhitze das Öl im Wasserbad.

- Etwa 15 Minuten köcheln lassen, dann abstellen und langsam abkühlen lassen.
- Stell es an einen warmen Platz.
- Im Sommer eignet sich ein Sonnenplatz, im Winter am besten ein Platz in der Nähe der Heizung.
- Schüttle das Öl ab und zu
- Warte mindestens einen Tag bis zu drei Tage
- Für das Abgießen brauchst du ein zweites Gefäß und einen Kaffeefilter.
- Stülpe den Kaffeefilter über das zweite Glas, sodass der Rand übersteht und den Kaffeefilter an Ort und Stelle hält.
- Gieße Öl und die Beinwellwurzeln in den Kaffeefilter.
- Das Öl beginnt, in das zweite Glas zu tropfen.
- Es dauert ein paar Stunden, bis das Öl komplett abgetropft ist.
- Gieße es in eine dunkle Flasche.
- Beschrifte die Flasche mit Inhalt und Datum

Beinwell Salbe selber machen:

Zutaten: 45 ml Beinwell-Öl, 3 gr Bienenwachs

Zubereitung:

- Messe die Ölmenge ab und wiege das Bienenwachs.
- Wenn du keine so feine Waage hast, kannst du auch einen kleinen Kaffeelöffel nehmen. Drei Gramm von dem perlenartigen Bienenwachs sind etwas eineinhalb Kaffeelöffel.
- Vermische Öl und Wachs in einem Glas und stelle es in ein Wasserbad (z.B. kochendes Wasser in einem kleinen Topf).
- Warte, bis sich das Bienenwachs aufgelöst hat.

- Rühre die Mischung um.
- Gebe ein paar Tropfen auf einen kalten Teller und lasse es erkalten.
- Prüfe, ob die Konsistenz ok ist. Achtung! auf dem Teller scheint es wegen der geringen Menge härter als die Gesamtsalbe.
- Ergänze Öl oder Wachs, je nach Testergebnis.
- Nehme die Mischung aus dem Wasserbad, sobald du mit der Konsistenz zufrieden bist.
- Fülle die noch flüssige Salbe in Tiegel.
- Innerhalb einiger Stunden kühlt die Salbe ab und wird fest.
- Verschließe die Salbe, sobald sie abgekühlt ist.

Es gibt verschiedene Möglichkeiten, Umschläge mit Beinwell anzuwenden. Mit Beinwelltinktur oder Beinwelltee getränkte Baumwolltücher kann man auf verletzte Körperteile auflegen. Man kann auch einen Salbenumschlag anwenden. Dazu trägt man die Beinwell-Salbe messerrückendick auf und bedeckt die Stelle mit einem Tuch. Für einen Breiumschlag zerkleinert man frische Wurzeln oder Blätter, bis ein Brei entsteht. Diesen Brei trägt man auf die betroffene Körperstelle auf und bedeckt es mit einem Tuch. Alle Umschläge kann man eine bis mehrere Stunden einwirken lassen. Volkstümliche Anwendungen auf Wunden aufgelegt, wirken die Blätter schmerzstillend.

Als Alternative zum Beinwell kann man **Ringelblumensalbe** verwenden. Die Ringelblume hat auch eine granulationsfördernde Wirkung und dazu noch eine entzündungshemmende und abschwellende Wirkung, wodurch der Einsatz von Ringelblumensalbe immer auch anzuraten ist.

Hamamelis:

Anwendung: Blätter. Tee im Aufguss, 20 Minuten ziehen lassen. Für äußerliche Anwendung Salbe. Inhaltsstoffe: Gerbstoffe, Gallotamine, Flavonoi9de, ätherisches Öl.

Wirkung: Gerbstoffe wirken zusammenziehend und entzündungshemmend. Man kann eine Kompresse in den Hamamelistee eintauchen und als Umschlag auf die betroffenen Hautbereiche legen. Verdünnten Hamamelistee kann man für Teilbäder verwenden. Die entzündeten Hautpartien werden für etwa 20 Minuten in das Bad getaucht. Zur Behandlung von Hämorrhoiden eignet sich beispielsweise ein Sitzbad. Für entzündete Füße bereitet man ein Hamamelis-Fußbad zu.

Selbstgemachte Tinktur: Um eine Hamamelis-Tinktur selbst herzustellen, übergießt man Hamamelisblätter oder Hamamelisringe in einem Schraubdeckel-Glas mit Doppelkorn oder Weingeist, bis alle Pflanzenteile bedeckt sind, und lässt die Mischung verschlossen für 2 bis 6 Wochen ziehen.

Weiters hilft Hamamelis bei Hämorrhoiden, Krampfadern, Afterjucken, Analekzem, Analfissuren, Blutungen, Dammriss, Diarrhoe, Durchfall, Ekzeme, Hautjucken, Kopfschuppen, Krampfadern, Mundschleimhautentzündung, Neurodermitis, Rachenentzündung, Trockene Haut, Unreine Haut, Venenentzündung, Verbrennungen, Verletzungen, Windeldermatitis, Wunde Babyhaut und Babypopo, Zahnfleischentzündung.

Hämorrhoiden:

Am Darmausgang befinden sich unter der äußeren Haut und der Darmschleimhaut Gefäßgeflechte. Wenn sich das Blut in diesen Geflechten staut, spricht man von Hämorrhoiden. Dieses Geflecht ist eine Art Schwellkörper aus Arterien und Venen, das verhindert, dass Flüssigkeit und Gase aus dem Enddarm austreten können. Bei Hämorrhoiden sackt der gesamte Schwellkörper, vor allem auch durch Bindegewebsschwäche aus. Man sollte Kieselsäure zur Stärkung des Bindegewebes immer wieder kur mäßig Anwenden, wie zum Beispiel **Schachtelhalmtee.** Dazu können zusammenziehende, blutstillende, granulationsfördernde und entzündungshemmende Pflanzen eingesetzt werden. Die **Virginische Zaubernuss** – Hamamelis als Salbe ist dafür geeignet. Die **Eichenrinde** wirkt sehr stark zusammenziehend. Die Anwendung erfolgt am besten als Sitzbad. Eine kleine Handvoll Eichenrinde auf 1 Liter Wasser, 15 Minuten kochen lassen, dann abkühlen und zu dem Sitz-Badewasser dazu schütten. Zur Anwendung von Umschlägen oder auch Sitzbad eignet sich auch **Blutwurz** und als Kieselsäureträger der **Schachtelhalm.**

Entzündungshemmen wirkt die **Pappelknospensalbe,** außerdem ist sie juckreizstillend und beruhigt. Nach jedem Stuhlgang den After und seine Umgebung mit Wasser, dem etwas **Arnikatinktur** zugesetzt, lauwarm abwaschen.

Es ist ein regelmäßiger und eher weicher Stuhlgang wichtig. Um dies zu erreichen sollte man Flohsamenschale einnehmen.

Mäusedorn:

Anwendung: Wurzelstock. 1 Teelöffel Wurzel in 250 ml kaltes Wasser geben. Aufkochen und 5-10 Minuten ziehen lassen. 2x täglich getrunken stärkt die Venen. Zäpfchen – Ruscorectal, im akuten Fall täglich 2 bis 3 mal, nach mehreren Tagen 1 bis 2 mal. Inhaltsstoffe: Steroid Saponine Ruscin, Ruscosid, Aglykone, Ruscogenin, Neo-Ruscogenin.

Wirkung: Ruscogenine wirken entzündungshemmend und gefäßzusammenziehend und blutstillend. Die entzündeten Hämorrhoidenknoten schwellen ab, die Venenwände werden tonisiert und das Befinden bessert sich.
Weiters hilft Mäusedorn bei Beinschmerzen, Beinschwere, Besenreiser, Couperose, Frostbeulen, Gallensteine, Gelbsucht, Harnröhrenentzündung, Juckreiz, Krampfadern, Nierenerkrankungen, Nierensteine, Sonnenbrand, venöse Insuffizienz, Wadenkrämpfe.

Kräuter für Schlaf und Nerven:

In der Kräuterheilkunde für man Erkenntnisse, dass Kräuter, deren Düfte auf die Gefühlsebene wirken, auch immunstärkend wirken. Es ist der Einsatz von Heilkräutern gerade bei Erkrankungen sinnvoll, deren Ursache im seelischen Bereich liegen. Sehr erfolgreich sind Heilmittel aus der Homöopathie oder der Bachblütentherapie, sowie die Entspannungstechniken, Yoga oder Qui Gong zum Einsatz kommen. Gerade Erkrankungen im seelischen Bereich erfordern einen Einsatz, der vom Patienten selber ausgeht und nicht fremdbestimmt ist, wie das Schlucken von Psychopharmaka.

Schlafstörungen:

Schlafstörungen können sich als Einschlaf- oder Durchschlafstörungen äußern. Einschlafstörungen sind fast immer eine Folge davon, dass wir nicht abschalten können und als Mitglieder eines Leistungssystems immer nachdenken, was wir alles zu tun hätten. Anstatt Schäfchenzählen kann man entspannende Kräutertees trinken. Das Lernen von Entspannungstechniken muss aber auf jeden Fall empfohlen werden,

Durchschlafstörungen können auch organische Ursachen haben. Die chinesische Organuhr lehrt uns, dass die Meridiane zu unterschiedlichen Zeiten ein Höchstmaß an Energie haben. Gallenprobleme äußern sich zwischen 23 und 1 Uhr, Leberprobleme zwischen 1 und 3 Uhr, zwischen 3 und 5 Uhr hat der Lungenmeridian seinen Höhepunkt an Energie. Zwischen 5 und 7 Uhr morgens ist der Dickdarmmeridian aktiv, diese Energie sollte man übrigens dann nutzen, wenn man Schlafprobleme hat.

Wenn man im Bett liegt und nicht einschlafen kann, weil man an morgen denkt was alles zu tun ist, dann hilft **Baldrian.** Kann man nicht einschlafen, weil man an gestern denkt – der vergangene Tag war zu aufregend, hätte man nicht in gewissen Situationen anders handeln sollen, das heißt, es belastet die Vergangenheit – dann hilft der **Hafer.**

Die **Melisse** geht hauptsächlich vom Duft aus. Das ätherische Öl hilft Stress besser zu ertragen. In der heutigen Zeit ist das Nicht-Abschalten-Können hauptsächliche Ursache des Nicht-Einschlafen-

Können. Hier hilft die Melisse. Man sollte sie aber nicht zu nieder dosieren, 2 bis 3 Esslöffel Droge im Aufguss zubereiten, höchstens 5 Minuten ziehen lassen und beim Teetrinken bewusst auch den Duft riechen. Eine andere entspannende Möglichkeit, die Melisse zu nützen, ist das Bad. Ein Stoffsäckchen mit Melissenkraut unter den Badewasserhahn hängen, das warme Wasser darüber rinnen lassen.

Baldrian:

Anwendung: Wurzel. Tee im Aufguss, 5 Minuten ziehen lassen. Tinktur – 20 bis 30 Tropfen (1 Esslöffel) am Abend einnehmen. Inhaltsstoffe: ätherisches Öl, Mono- und Sesquiterpenen, Valerensäure, Baldriansäure, Arnikaflavon, Hydrophile Lignane, Bitterstoffe, Gerbstoffe, Harz, Alkaloide.

Wirkung: Es gibt eine Bestätigung, dass die Gesamtheit der Wirkstoffe die Wirkung ausmacht und die ist Entspannend, jedoch gleichzeitig anregend, dass sie hilft, die Gedanken besser zu ordnen, leichter abschalten zu können. Baldrian hilft zu entspannen, wenn man im Bett liegt und nicht einschlafen kann, Bei allen Zuständen von Nervosität, Schlaflosigkeit und vielen psychosomatisch bedingten Krankheiten (z.B. Magengeschwür oder -krämpfe) kann Baldrian als Tee, Tinktur oder Pulver (z.B. Tabletten) eingesetzt werden. Baldrian ist auch konzentrationsfördernd, bei Bluthochdruck, Blähungen, Darmkrämpfe, Gallenbeschwerden, Gastritis, Kopfschmerzen, Krämpfe, Magenkrämpfe, Magenschleimhautentzündung, Migräne, Nervosität, Nervöse Herzbeschwerden, Neurodermitis, Prüfungsangst, Reizblase, Rückenschmerzen, Schilddrüsenüberfunktion

Hafer:

Anwendung: Die blühende Pflanze. Tee im Aufguss, 10 Minuten ziehen lassen. Tinktur (Früchte, Weingeist im Verhältnis 1:10, 3 mal 10 Tropfen. Homöopathische Urtinktur, täglich 10 Tropfen vor dem Schlafengehen. Inhaltsstoffe: Phenolglycosid, Vanillosid, Tryptaminderivat, Granin, Vitamin B-Gruppe, Vitamin K, Vitamin E, Provitamin A, Mineralstoffe, Phosphor, Eisen, Konalt, Mangan, Zink, Kalium, Spurenelemente Bor, Jod, Kieselsäure.

Wirkung: Der Hafer hat eine körperliche hinausgehende kräftigende Wirkung. Bei Verwendung von Hafergerichten hat es eine positive Wirkung bei Depressionen, stimmungsaufhellend, Ermüdung verbessert, leistungsstärkend. Haferprodukte kann auch empfohlen werden bei Schlafstörungen. Hafer wirkt auch bei Blasenschwäche, Durchfall, Ekzeme, Neuralgien, Nierenschwäche, Rheuma.

Hopfen:

Anwendung: Die getrockneten weiblichen Blütenstände, Hopfenzapfen. Tee im Aufguss, 10 Minuten ziehen lassen, abends eine Tasse trinken. Inhaltsstoffe: Bitterstoffe, Humulon, Lupulon, ätherisches Öl, Flavonoide, 2-Methyl-Butenol.

Wirkung: Der Hopfen ist ein mildes Sedativum, und ist besonders schlaffördernd. Laut BGA kann man ihn bei Eischlafstörungen und Angst- und Unruhezuständen einsetzen. Weiters ist Hopfen antibakteriell, beruhigend, blutreinigend, entzündungshemmend, Muttermilch fördernd, schmerzstillend, tonisierend. Hopfen unterstützt auch bei Angstzuständen, Blasenentzündung, Blasensteine, Darmkrämpfe, Fieber, Furunkel, Haarausfall, Herzklopfen, Magenkrämpfe, Menstruationsstörungen, Migräne, Nervöse

Herzbeschwerden, Nervöse Magenbeschwerden, Nervöse Unruhe, Verstopfung, Wechseljahrbeschwerden, Wunden.

Passionsblume:

Anwendung: Das Kraut. Tee im Aufguss, 5 Minuten ziehen lassen, 1 bis 2 Tassen vor dem Schlafengehen. Passiflora Tropfen oder Urtinktur, 3 mal 5 Tropfen täglich, oder 10 Tropfen abends. Inhaltsstoffe: Glykosol Flavonoide, Maltol, Cumarin-Derivate, ätherisches Öl, Harmala-Alkoloiden.

Wirkung: Die beruhigende Wirkung der Passionsblume war schon den amerikanischen Ureinwohnern bekannt, die sie gerne als Heilpflanze verwendeten. Bei leichten Einschlafstörungen und nervöse Unruhe. Nervöse Spannungen, Durchschlafstörungen. Weiters hilft die Passionsblume bei Augenringen, Bluthochdruck, Durchblutungsstörungen, Herzneurosen, Herzrasen, Herzrhythmusstörungen, Nervosität, Reizdarm, Reizmagen, Schlaflosigkeit, Wechseljahrbeschwerden, Ängste.

Lavendel:

Anwendung: Blüten. Tee im Aufguss, 5 Minuten ziehen lassen. Tee in größere Menge als Badezusatz, am besten ist die Verwendung des reinen ätherischen Öls. Maximal 10 Tropfen mit Sahne ins Badewasser geben. Inhaltsstoffe: ätherisches Öl, Labiatengerbstoff, Flavonoide, Phytosterole.

Wirkung: Lavendel wirkt ausgleichend. Er hilft einerseits das Nervensystem zu entspannen und beruhigen, andererseits auch anregend und regenerierend. Massagen mit Lavendelöl (50 ml

Mandelöl 20 Tropfen Lavendelöl) wirken so entspannend, dass nicht nur Muskelverspannungen gelöst werden, sondern auch sorgenvolle Gedanken. Lavendel hilft bei Einschlafstörungen, Unruhezustände, körperliche Verspannungen, Asthma, Augenringe, Bluthochdruck, Entzündete Wunden, Erschöpfungszustände, Gesichtsrose, Gürtelrose, Herzbeschwerden, Husten, Kopfschmerzen, Kreislaufschwäche, Magenkrämpfe, Migräne.

Pomeranze:

Anwendung: Blüten. Tee im Aufguss, 5 Minuten ziehen lassen. Reines ätherisches Öl. Inhaltsstoffe: ätherisches Öl, Bitterstoffe, Flavonoide.

Wirkung: Neroli wird in der Aromatherapie gegen Angst und Schockzustände eingesetzt. Der Tee hilft bei seelischer Erschöpfung, wenn man fest hineinriecht, aber auch bei Anspannung und Schlaflosigkeit. Bei den Anwendungen sind vor allem die Schale und die Blüten erwähnenswert. Die Schale steigert nicht nur die Magen-Darm- Bewegung, sondern sie aktiviert gleichermaßen die Bauchspeicheldrüse und die Galle. Zudem wirkt sie appetitanregend. Die Blüten sollen stimmungsaufhellend wirken und fördern das Einschlafen. Weitere Anwendungen sind appetitanregend, blutdrucksenkend, entzündungshemmend, fiebersenkend, krampflösend, schlaffördernd, schleimlösend, verdauungsfördernd, wurmtreibend.

Anis empfahl schon Plinius 100 n. Chistus, erleichtert schwere Träume und die Aromatherapie konnte dies bestätigen. Im Alptraum zeigt sich oft ein Übermaß an negative Energie, das durch Anis harmonisiert werden kann. 1 Tasse Anis Tee am Abend trinken. Anis zerstoßen und im Aufguss zubereiten und hilft schöner zu träumen.

Majoran hat einen entspannenden Duft.

Nervosität:

Mit dem Begriff Nervosität bezeichnet man einen Zustand reizbarer Überempfindlichkeit. Die Symptome, die dabei auftreten können, sind vielfältig. Kopf- oder Magenschmerzen, Herzklopfen, Schwindel oder Übelkeit. Man sollte bei Nervosität eine mögliche organische Ursache abgeklärt werden, nämlich eine Schilddrüsenüberfunktion.

Nervöse Störungen als Folge von chronischer Überbelastung muss man ursächlich behandeln. Entweder die Überbelastung reduzieren oder Techniken wie Yoga, Meditieren usw. lernen, mit denen man sie besser ertragen kann.

Besteht eine Schilddrüsenüberfunktion verwendet man **Wolfstrapp** oder **Herzgespann**. Beide sollten abwechselnd immer wieder kur mäßig als Tee verwendet werden, die Basistherapie der Schilddrüsenerkrankung überlässt man den Arzt.

Auch **Baldrian** kann bei Nervosität eingesetzt werden. Nervöse Unruhe- und Reizzustände, auch nervöses Herzklopfen und nervös bedingte, krampfartige Schmerzen im Magen-Darmbereich kann Baldrian eingesetzt werden. Am besten verwendet man Baldrian als Tinktur – mehrmals täglich 20 Tropfen.

Auch **Hopfen** wird gegen Unruhe und Angstzustände eingenommen. Die Einnahme erfolgt in Form von Tee im Aufguss. Das **Passionsblumenkraut** wird als Anwendungsgebiet nervöse Unruhezustände, auch hier am besten einen Tee im Aufguss.

Die drei Pflanzen kann man entspannende, beruhigende und auch schlaffördernde Wirkung zuordnen. Es ist anzuraten die drei Pflanzen kur mäßig zu kombinieren, aber nicht zusammengemischt verwenden. Baldriantropfen am Morgen, Passionsblumentee untertags, Hopfentee am Abend.

Eher anregende Wirkstoffe braucht man bei nervöser Erschöpfung. Das **Tausendguldenkraut** wirkt nicht nur auf den Magen anregend, es eignet sich auch bei nervöser Erschöpfung, die sich überlastet fühlen. Wie berufstätige Hausfrauen und Mütter.

Das Mittel in der Aromatherapie gegen Erschöpfung ist **Engelwurz**. Auch zur geistig-seelischen Stärkung kann man sie einsetzen. Tee im Aufguss. Auch in der Homöopathie kommt auch der Hafer zu Geltung. Nervöse Erschöpfung, allgemeine Schwäche, nervöses Herzklopfen, nervöser Zusammenbruch mit Schlaflosigkeit.

Nervenstärkend wirkt auch das **Johanniskraut**. Es hat eine stimmungsaufhellende Wirkung gegen Depressionen. Um eine Wirkung zu erzielen sollte man Johanniskraut kur mäßig anwenden. Mindestens 3 Wochen 2 Tassen Tee im Aufguss. Während der Kur Sonnenbäder meiden.

Ein besonderer Fall von Stress ist Wetterfühligkeit. Darunter versteht man eine besondere Empfindlichkeit gegenüber Veränderungen meteorologischer Einflüsse. In irgendeiner Form reagiert jeder zweite Erwachsene darauf, die Ursache ist eine herabgesetzte Schwelle des vegetativen Nervensystems gegenüber klimatischen Veränderungen, die dann als Stress empfunden werden. Die Symptome sind Kopfschmerzen, Schwindelanfälle, Übelkeit, Leistungsabfall und Depressionen. **Melisse** kann da sehr gut helfen den Stress besser auszuhalten. Die Anwendung kann als Tee oder als Bad genommen werden.

Eine Anti-Stress-Pflanze ist der **Ginseng.**

Ginseng:

<u>Anwendung:</u> Wurzel. Tee im Aufguss. 1 Teelöffel zerkleinerte Wurzel mit 1 Tasse kochendem Wasser übergießen, 10 Minuten ziehen lassen. Oder 100g Wurzelpulver mit 30g Honig zu einer Paste vermischen, davon 1 gehäuften Teelöffel mit 1 Tasse kochendem Wasser übergießen, 10 Minuten ziehen lassen, nicht abseihen. Es gibt auch Kapseln und Ginseng Tropfen. Inhaltsstoffe: Saponin Glykoside, ätherisches Öl, Acetylalkohole, Peptide, Proteine, Polysacharide.

<u>Wirkung:</u> Ginseng ist die meistverwendete Heilpflanze der chinesischen Medizin. „Er belebe die fünf Funktionskreise, beruhige die Nerven, behebe durch Furcht bedingtes Herzklopfen, verbessert die Sehkraft, stärke den Verstand und führe bei langfristiger Anwendung zur Verlängerung des Lebens und zur Verjüngung". Der Ginseng ist ein Adaptogen, das dem Körper bei der Anpassung an biologischen und psychischen Stress hilft. Als Adaptogen bezeichnet man Substanzen, die die Widerstandsfähigkeit des Körpers gegenüber von außen kommenden Belastungen verschiedenster Art erhöhen, ohne die normalen Körperfunktionen zu stark zu beeinträchtigen.

Ginseng hat sowohl eine anregende Wirkung auf das Zentralnervensystem als auch eine beruhigende, ein stimulierender Effekt auf die Nebennierenrinde, aus der das Adrenalin ausgeschüttet wird, das den Blutdruck, die Herzaktion, den Glykogenabbau in der Leber sowie den Grundumsatz mitsteuert. Während Stressanspannung wird in der Nebennierenrinde der Vitamin C Gehalt rasch abgebaut, gibt man Ginseng, wird die Herabsetzung vermindert und der normale Vitamin C Pegel erheblich schneller wiederhergestellt.

Ginseng hat eine Leberschutzwirkung und eine galleanregende Wirkung. Er wirkt immunstimulierend, antioxidativ, entzündungshemmend, beeinflusst den Prostaglandinstoffwechsel, wirkt schmerzlindernd.

Achtung: Bei Bluthochdruck sollten Ginsengpräparate nicht genommen werden.

Depressive Verstimmungen:

Im Leben gibt es immer wieder Situationen, in denen man glaubt, eine Belastung nicht mehr gewachsen zu sein. Man verliert den Mut, die Stimmung verdüstert sich und man sieht, alles durch eine schwarze Wolke. Alles erscheint hoffnungslos und man weiß nicht, wie es weitergehen soll. Wenn man beginnt, sich von seiner Umwelt abzukapseln, ein Gefühl von Leere und Sinnlosigkeit sowie Minderwertigkeit zu empfinden, dann sollte man unbedingt professionelle Hilfe suchen. Hilfe bei depressiven Verstimmungen können viele Naturheilmittel liefern, ganz besonders Bachblütenmittel und als Basistherapie wäre die Homöopathie unbedingt zu überlegen.

Bachblütenmittel:

Für die Behandlung von Depressionen können mehrere Bachblüten zum Einsatz kommen. Gute Erfolge wurden beispielsweise mit Nr. 2 (Aspen) erzielt. Diese Blüte sorgt dafür, dass die mit einer Depression einhergehenden unbestimmten Ängste gelindert werden. Da

Depressionen oftmals auch mit einem Gefühl der ständigen Überforderung verbunden sind, kann zusätzlich die Bachblüte Nr. 11 (Elm) zum Einsatz kommen. Sie stärkt den Betroffenen in seinem Gefühl, den Aufgaben des täglichen Lebens wieder vollständig gewachsen zu sein.

Weiterhin können bei Depressionen die Bachblüten Nr. 13 (Gorse), Nr. 23 (Olive) und Nr. 30 (Sweet Chestnut) zum Einsatz kommen. Diese drei Blüten sorgen vor allem dafür, das Gefühl der Verzweiflung sowie der Hoffnungs- und Ausweglosigkeit beim Patienten zu mildern.

Homöopathische Mittel:

Ignatia D3

(Liebes-)Kummer, Überlastung, Traurigkeit, Heimweh, nach Enttäuschung, Appetitstörungen

Causticum D3

melancholisch, alte Menschen, Kummer

Calcium carbonicum D3

Heimweh (Kinder), Niedergeschlagen, erschöpft

Pulsatilla D3

schwankende Stimmung, gereizt, eifersüchtig, Weinen

Sepia D3

traurig, gleichgültig, erschöpft (Frauen)

Johanniskraut:

Anwendung: Blühendes Kraut. Tee im Aufguss, 10 Minuten ziehen lassen, morgens und abends 1 Tasse trinken. Es gibt auch Tropfen und

Dragees Hyperforat. Inhaltsstoffe: Hypericine, ätherisches Öl, Flavonoide, Gerbstoffe.

Wirkung: Johanniskraut hat eine stimmungsaufhellende Wirkung. Johanniskraut regt die Bildung von Interleukin 6 an, das als Botenstoff zwischen Immunsystem und Nervensystem fungiert und dass daraus antidepressive Wirkung resultiert. Die sogenannten Neuro-Transmitter sind chemische Stoffe, die Nervenzellen im Gehirn miteinander verbinden, indem sie Informationen von einem Neuron zum andern übertragen. Depressive Menschen, dass bei ihnen ein Defizit an solchen Botenstoffen im Gehirn besteht. Dopaminmangel erzeugt Antriebsschwäche, Noradrenalinmangel führt zu Entschlusslosigkeit und Serotoninmangel bewirkt Schlafstörungen.

Kava Kava:
Anwendung: Wurzelstock. Fertigpräparate, Kava-Entspannungstropfen, Kapsel, Tabletten. Inhaltsstoffe: Kava Pyrone, Dihydro-Kavain, Yangonin, Desmethoxy-Yangonin, Methysticin und Dihydro-Methysticin.

Wirkung: Kava Kava wird auch Rauschpfeffer genannt und wurde in der Südsee als eine Art Rauschmittel bei besonderen rituellen Zusammenkünften verwendet. Nach dem Trunk fühlten sich die Eingeborenen entspannt und beruhigt, jedoch mit erhöhter geistiger Aktivität. Kava Kava wirkt krampflösend, zentral muskelentspannend, schlafverbessernd, aber auch gegen Angstzuständen. Die psychische und körperliche Belastungsfähigkeit wird gesteigert, Angstzustände und Depressionen treten seltener auf.

Nervenschmerzen:

Unter Nervenschmerzen (Neuralgien) versteht man Schmerzattacken im Ausbreitungsgebiet von bestimmten Nerven, die ohne nachweisbare Ursache vorkommen. Der Schmerz breitet sich streng innerhalb des betroffenen Nervs aus und hat anfallsartigen Charakter. Es gibt aber auch Nervenschmerzen, die im Anschluss an Virusinfektionen auftreten, zum Beispiel Gürtelrose durch Herpes Zoster. Eine weitere mögliche Ursache ist die Quetschung von Nerven durch Abnützungserscheinungen der Wirbelsäule.

Einige Kräuter mit ätherischen Ölen können zusätzlich zu einer Therapie hilfreich sein. Verwendet werden alkoholische Auszüge zur Einreibung. **Wacholder, Rosmarin-** und **Kampferspiritus** haben sehr starke durchblutungsfördernde Wirkungen, beim **Minzenspiritus** kommt noch eine schmerzstillende Wirkung dazu und sowohl der **Lavendel** als auch der **Melissenspiritus** wirken beruhigend und entspannend. Man kann diese Mittel in der Apotheke kaufen. Man kann die Tinkturen auch selber herstellen. 50 ml Trägeröl (oder Alkoholisch Vodka) 20 Tropfen ätherisches Öl. Ein bewährtes Rezept ist eine Mischung von **Rosmarin, Lavendel** und **Wacholder.** Auf 50 ml Trägeröl jeweils 7 Tropfen ätherisches Öl. Hilfreich bei Neuralgien kann man auch eine lokale Wärmeanwendung mit **Heublumen** sein.

Homöopathisache Mittel dazu sind: von Wala – Aconit Schmerzöl,

Ischias Hexenschuss

Bei beiden Erkrankungen handelt es sich um Kompressionserscheinungen durch degenerative Veränderungen der Wirbelsäule oder auch nur durch Fehlhaltung oder durch falsche Bewegungen bei Heben und Bücken bedingt. Die Nervenwenden an der Austrittstelle aus dem Rückenmark zusammengedrückt. Typische Symptome sind heftig einschießende Schmerzen, die beim Hexenschuss im Bereich der Lendenwirbelsäule sitzen, beim Ischias über die Mitte des Gesäßes bis in den Oberschenkel und in den Fuß ausstrahlen können. Sobald Empfindungsstörungen auftreten, ein pelziges Gefühl an der Haut, oder gar Lähmungserscheinungen, ist sofortige ärztliche Hilfe nötig.

Hexenschuss reagiert sehr gut auf Wärme, heiße **Heublumensäcke** auflegen oder ein **Heublumenbad** sind bewährte Hilfsmittel. Bei Ischias wird Wärme unterschiedlich empfunden, am besten werden eher milde **Heublumenpackungen** vertragen. Günstig wirkt bei Ischias das **ABC-Pflaster** und bei Hexenschuss Eireibungen mit **Johanniskrautöl**.

Kräuter für die Haut:

Mit nahezu zwei Quadratmeter Fläche ist die Haut neben dem Darm unser größtes Organ, Sie erfüllt vielfältige Funktionen. Abgrenzung und Schutz nach außen, Wärmeregulation, Ausscheidung-Schweiß,

Atmung und außerdem ist sie Berührungs-, Kontakt- und auch Sexualorgan.

Die Haut ist der Spiegel unserer Seele und dementsprechend häufig sind Hautkrankheiten. Der eine hat dünne Haut und der andere ein dickes Fell und manche ziehen sich überhaupt am liebsten in ihren Panzer zurück. Daher ist es nicht wunderlich, dass manche Hauterkrankungen wie Neurodermitis – dünne Haut oder Schuppenflechte – Panzer so häufig sind. Auch auf die Wirkung der Psyche wird hingewiesen, auch das Immunsystem kann bei der Entstehung von Hautkrankheiten, vor allem im Bereich der Allergie eine wichtige Rolle spielen. Einige Erkrankungen beruhen auf Stoffwechselstörungen.

Löwenzahnwurzel, **Brennesselblätter** und **Birkenblätter** abwechselnd in kurmäßiger Form als Tee anwenden. Eine besondere Bedeutung kommt dem Stoffwechselkraut **Klettenwurzel** zu, das als Basistherapie bei allen schuppigen Hauterkrankungen neben den oben erwähnten Kräutern eingesetzt werden sollen.

Ekzeme-entzündliche Hauterkrankung:

Unter einem Ekzem versteht man eine nicht ansteckende, entzündliche Hautveränderung, die durch Rötung, Knötchen oder Bläschenbildung, Nässen und meist auch Juckreiz gekennzeichnet ist. Die Ursache können vielfältig sein. Wichtig ist der Grundsatz bei der Behandlung eines akut nässenden Ekzems: feucht auf feucht! Es ist eher schlecht, in solchen Fällen Puder oder Salben zu verwenden. Die erste Maßnahme bei nässenden Ekzemen sollten daher feuchte Umschläge sein, erst nach dem Abklingen der akuten Entzündung kann man zu Salbe übergehen. Wichtig ist, dass die Umschläge nicht im Sinne von Kneippschen Umschlägen gemacht werden, die möglichst faltenlos hautnah angelegt werden. Sinnvoll sind lockere feuchte Umschläge. Man kann dazu Leinentücher verwenden, aber auch Mullkompressen. Die Umschläge müssen erneuert werden, sobald sie beginnen, trocken zu werden, also oftmals schon alle 15 bis 20 Minuten. Morgens und abends ist die beste Zeit, um die Umschläge zu machen, in der Zwischenzeit wird dann ein lockerer Verband angelegt.

Eiche:

Anwendung: Im Frühjahr gesammelte und getrocknete Rinde junger Zweige, die von Stockausschlägen stammen. Tee als Abkochung, 1 Teelöffel feingeschnittene oder grob gepulverte Droge mit 1 Tasse kalten Wasser ansetzen, ca. 3 bis 5 Minuten kochen lassen, abseihen und lauwarm verwenden. Für die äußere Anwendung als Umschlag nimmt man 2 Esslöffel Eiche auf 3 Tassen Wasser und als Badezusatz 5 g Eiche auf 1 Liter Wasser. Bitte nicht selber pflücken. Inhaltsstoffe: Gerbstoffe, Catechingerbstoffe, Flavonoide.

Wirkung: Aufgrund des Gerbstoffgehaltes ergeben sich zusammenziehende Wirkungen. Den Flavonoiden bewirken eine entzündungshemmende Wirkung. Die Gerbstoffe der Eiche wirken auch stopfend bei Durchfällen, stärkt die Schleimhäute im Mund- und Rachenraum bei Zahnfleischproblemen und bei Hautproblemen. Die Gerbstoffe gerben und härten die Haut, damit wird Bakterien der Nährboden entzogen. Später wird diese gegerbte Haut abgestoßen, um neuem Gewebe Platz zu machen. Eingesetzt wird Eichenrinde bei nässenden Ekzemen, bei Frostbeulen, bei Unterschenkelgeschwüren, genau dort, wo durch Krampfadern entstandene offene Beine sich entzünden.

Walnuss:

Anwendung: Blätter. Tee in Abkochung, 2 Teelöffel mit 1 Tasse Wasser kalt ansetzen, aufkochen lassen und abseihen. Diese Abkochung wird nur zur äußeren Anwendung für Umschläge oder als Zusatz zu Teilbäder genützt. Inhaltsstoffe: Gerbstoffe, ätherisches Öl, juglon, Flavonoide.

Wirkung: Die Walnussblätter wirken zusammenziehend. Der pilzhemmende Wirkstoff Juglon empfiehlt einen Einsatz wo Pilzinfektionen die Ursache von Hautproblemen sind. Wie bei Fußpilz in Form von Fußbädern. Nussblätter wirken färbend. Es kann sein das die Füße schwarz werden, ist aber kein Pilz.

Stiefmütterchen:

Anwendung: in wilder Form. Tee im Aufguss, 5 Minuten ziehen lassen, täglich 3 Tassen trinken. Äußere Anwendung, mehrmals täglich mit Teeaufguss getränkte Kompresse auf die erkrankte Stelle auflegen. Inhaltsstoffe: Flavonoide, Saponine, Methylsalicylglykosid, Schleimstoffe, Gerbstoffe, Carotinoide, Ascorbinsäure, Alpha-Tokopherol.

Wirkung: Stiefmütterchentee hilft bei Milchschorf und Ekzemen und Hauterkrankungen, auch bei Kleinkindern sehr hilfreich. Kinder und Jugendliche sollten bei Akne und Erwachsene den Tee kur mäßig 2 Tassen täglich über 8 Wochen anwenden. Zusätzlich sollten regelmäßig Umschläge gemacht werden.

Ehrenpreis:

Anwendung: Das ganze Kraut ohne Wurzel. Tee im Aufguss, 10 Minuten ziehen lassen, innerlich und äußerlich anwenden. Inhaltsstoffe: Iridoidglykoside, Flavonoide, Gerbstoffe, ätherische Öle, Beta-Stosterine.

Wirkung: Der Tee hilft bei Husten, Brust- und Lungenleiden, gegen Leber- und Nierenleiden, gegen Rheuma und Gicht. Üblich ist die Heilpflanze bei entzündlichen Hauterkrankungen, vor allem beim Hautjucken alter Menschen.

Ballonrebe:

Anwendung: Als Salbe DHU Halica-Salbe N. Inhaltsstoffe: Saponine, Flavonoide, Tannine, Alkaloiden, Quebrachitol, Triterpene, Phytosterole, 33% Olanteil mit langkettigen Fettsäuren, Arachidin, ungesättigte Fettsäuren.

Wirkung: Die Ballonrebe hat eine entzündungshemmende Wirkung, die der von Kortison ähnlich ist. Sie hat jedoch im Gegensatz zu Kortison keine Nebenwirkungen. Daher wird sie auch als das Kortison der Homöopathie bezeichnet. Diese Wirkstoffe machen die Pflanze zu einer ganz besonders wichtigen Heilpflanze für Allergiker. Die einzigartige Kombination von Wirkstoffen ist unverzichtbar bei der Behandlung von allergisch-entzündlichen Hauterkrankungen wie beispielsweise Neurodermitis, Schuppenflechte und Ekzemen.

Chronische Ekzeme-Hautgeschwüre:

Bei chronischen Hauterkrankungen, wie dem Unterschenkelgeschwür ist es notwendig, zusätzlich zu einer Therapie mit zusammenziehenden Gerbstoffkräuter, Kräuter mit ätherischen Ölen, die eine gewebsbildungsanregende Wirkung haben, einzusetzen. Die **Kamille** hat eine sehr verlässliche gewebsbildungsanregende Wirkung, die Anwendung erfolgt äußerlich in Form von Umschlägen. Eine ähnliche anregende Wirkung hat auch die **Ringelblume**. Bei schlecht heilenden Geschwüren sollte man Ringelblumen Umschlag, danach Salbe anwenden.

Bei besonders chronischen eiternden Ekzemen und Hautgeschwüren hilft **Beinwellsalbe**. Der Beinwell enthält einen Wirkstoff, Allantoin.

Ohne Probleme bekommt man in der Apotheke eine Salbe mit **Sonnenhut** Wirkstoffen Echinacea zu kaufen. Sie hilft vor allem bei schlecht heilenden älteren Geschwüren, die sich immer wieder entzünden.

Schuppenflechte – Psoriasis:

Die Schuppenflechte ist eine häufige, gutartige und nicht ansteckende Hautkrankheit. Die Anlage zu dieser Krankheit liegt in der Familie, ausgelöst wird sie sicher auch durch seelische Vorprägung. Bei der Schuppenflechte ist die natürliche Hornbildung der Haut maßlos überstiegen. Zur grundsätzlichen Behandlung der Schuppenflechte eignet sich das **Cisträschen**. Sie hilft der Haut einerseits aus seinem

Panzer rauszukommen und gleichzeitig auf der physiologischen Ebene das Hautbild zu verbessern.

Schuppenflechte sollte aber auch immer innerlich im Sinne einer Umstimmungstherapie mit den Kräutern **Löwenzahnwurzel**, **Brennesselblätter** und **Birkenblätter** immer wieder kurmäßiger Anwendungsform behandelt werden. Als innerlich, aber auch äußerlich anzuwendende Basistherapie mit Stoffwechselmitteln muss die **Klettenwurzel** empfohlen werden. Als Tee, 2 Teelöffel mit 1 Tasse kalten Wasser übergießen, 5 Stunden ziehen lassen, dann nur kurz aufkochen und abseihen, 3 Wochenkur anwenden, dann eine Woche Pause. Aus den Klettensamen kann man eine Tinktur zubereiten. Die Früchte und die Samen mit 40% Alkohol übergießen und 3 Wochen ziehen lassen. Mit dieser Tinktur werden die betroffenen Stellen bepinselt.

In der indianischen Medizin und in der Homöopathie wird aus dem Rindenextrakt der Mahonia aquifolia eine Salbe gemacht. **Mahonia Salbe – Rubisan Salbe.** Die Wirkung aus den Stoffen Alkaloide Berbamin, Berberin und Oxyacanthin haben eine entzündungshemmende Wirkung. Das Alkaloide kann die Erbsubstanz der Zelle eine Bindung eingehen, das dazu führt, dass es zu einer Regulation der Zellbildung und der entzündlichen Prozesse bei der Schuppenflechte lindert.

Die besten Hausmittel bei Schuppenflechten, die sich in jedem Fall zur Selbstanwendung eignen, sind Bäder mit Kräuterzusätzen. **Stiefmütterchenbad**, 60g Kräuter mit 1 Liter kochendem Wasser übergießen, 10 Minuten ziehen lassen, ins Badewasser geben und 2 mal wöchentlich anwenden, außerdem **Eichenrindenbad** und **Birkenblätterbad**, jeweils 2 Liter Tee auf ein Vollbad. Auch ein

Salzbad kann sehr Wirkungsvoll sein. Salz vom Totem Meer, Karpatensalz, Meersalz oder sehr Wirkungsvoll ist das **Kristallsoda** von Brüder Ploy (1/2 kg für ein Vollbad). 2 mal pro Woche ein Bad nehmen.

Seifenkraut:

Anwendung: Wurzelstöcke und Ausläufer. Tee in Aufkochung, ½ Teelöffel wird mit 1 Tasse kalten Wasser übergossen, 1 Stunde ausziehen lassen, dann einmal kurz aufkochen und abseihen. Inhaltsstoffe: Saponine, Flavonglykoside.

Wirkung: Die Seifenkrautwurzel kann man speziell zur äußerlichen Anwendung bei Schuppenflechte empfehlen. Die Saponine haben eine milde Reinigungswirkung. Schuppenflechte beginnt oft an der Stirn und auf der Kopfhaut. Speziell in solchen Fällen empfiehlt sich, Seifenkrautwurzeltee anstelle von Shampoos zur Haarreinigung zu verwenden. Wenn die Schuppenflechte an anderen Körperstellen auftritt, kann Seifenwurzeltee zur Reinigung und äußerlichen Behandlung auch dieser Stellen verwendet werden.

Kräuter für allergische Reaktionen der Haut und Neurodermitis:

Die Ursache der allergischen Reaktionen der Haut können vielseitig sein. Eine homöopathische Behandlung, beispielsweise durch Konstitutionsmittel die allergischen Reaktionen zu senken ist eine sehr wichtige Möglichkeit zur Behandlung von Allergien.

Sowohl bei Neurodermitis als auch bei allergischen Hauterkrankungen ist es sinnvoll, eine allgemeine Umstimmung der Stoffwechsellage durchzuführen. Die bewährten Tees sind **Löwenzahnwurzel** und **Brennesselblätter**, aber bei diesen Erkrankungen ganz speziell die **Klettenwurzel**, die schon Hildegard von Bingen als Mittel gegen schuppende, entzündliche Hautprozesse empfohlen hat. 2 Teelöffel Klettenwurzel mit 1 Tasse kalten Wasser übergießen, 5 Stunden ziehen lassen, dann kurz aufkochen und abseihen. Sollte bei Neurodermitis innerlich und äußerlich angewendet werden.

Aus der Aromatherapie ist die Verwendung von Lavendelöl oder Teebaumöl als reines ätherisches Öl sinnvoll. Ätherische Öle müssen immer mit fettem Öl vermischt werden. Zur Behandlung der Neurodermitis sollte Jojobalöl aufgetragen werden. Bei der Neurodermitis sollte speziell für die akuten Phasen zum Jojobaöl das ätherische Öl des Lavendels dazu gemischt werden. Auf 50ml Jojobaöl 20 Tropfen Lavendelöl und dies auf die juckenden, entzündeten Stellen aufgetragen werden. Lavendel wirkt dann auf der Haut besonders kühlend und damit juckreizstillend und insgesamt hautstärkend. Teebaumöl oder TeeTree Öl hat eine generelle Zellbildungsanregend, gegen Bakterien, Viren und Pilzinfektionen.

Die wichtigsten Mitteln gegen die Allergischen Reaktionen.
Alle Mitteln in der Potenz D6 Globoli.

Apis mellifica:

- Juckreiz im Zusammenhang mit Allergien und Insektenstichen
- manchmal mit Nesselsucht

- Schwellung der Augenlider und unter den Augen
- Insektenstiche sind stark gerötet und entzündet, mit brennenden, stechenden Schmerzen
- Haut ist geschwollen und gespannt
- andere Beschwerden: Bindehautentzündung, Halsschmerzen

Ledum:

- Juckreiz bei Hautausschlägen und Insektenstichen
- gebräuchlichstes Mittel für juckende Stiche von Mücken, Bienen, Wespen und Spinnen. Auch bei Rattenbissen
- Ausschläge jucken und brennen. Kratzen bringt keine Erleichterung, sondern verschlimmert. Auf der aufgekratzten Haut entstehen eitrige Pusteln
- andere Beschwerden: Augenverletzungen, Prellungen, Verstauchungen und Zerrungen

Nux vomica:

- Juckreiz und Nesselausschläge bei Allergien und Erkältungen
- mit Brennen und leichtem Taubheitsgefühl
- andere Beschwerden: Asthma durch Heuschnupfen ausgelöst, Verdauungsbeschwerden, Kopfschmerzen
- besser nach dem Schlafen, bei feuchtem Wetter und durch festen Druck
- schlechter frühmorgens, abends und wenn man sich aufdeckt

Urtica urens:

- Juckreiz bei Hautausschlägen
- Haut juckt, brennt und prickelt
- Verlangen, die betroffene Haut ständig zu berühren und zu reiben

Neurodermitis ist an sich keine Allergie. Sondern nur die Bereitschaft, jede Belastung, ob psychisch oder physisch, über die Haut abzureagieren mit Haurötungen, entzündete und stark juckende Haut. Hier hilft auch gut **Hanföl** auftragen.

Nachtkerze:

Anwendung: Öl aus den Samen. Kapseln und Öl. Inhaltsstoffe: 10 bis 25% Linolsäure, Gamma Linolsäure, mehrfach ungesättigten Omega-6-Fettsäuren Linolsäure 70 bis 80%, Vitamin E.

Wirkung: Durch direkte Zufuhr der Gamma-Linolsäure kann man den Defekt im Stoffwechsel der essentiellen Fettsäuren ausgleichen. Nachtkerzen Öl kann sich auch positiv auf die Haut auswirken. Das Öl soll das Muster der körpereigenen Botenstoffe so verändern, dass Entzündungen vorgebeugt und geheilt werden können. Nachtkerzen Öl soll die natürliche Barrierefunktion der Haut stärken und sie mit Feuchtigkeit versorgen. So soll es bei Juckreiz, Hauttrockenheit, Akne und Hautentzündungen wie Schuppenflechte und Neurodermitis sehr wirksam sein. Es soll außerdem bei der Linderung von Beschwerden durch diabetesbedingte Empfindungsstörungen, rheumatoide Arthritis, Kopfschmerzen, Pollenallergie, Gefäßkrämpfe, sowie beim prämenstruellen Syndrom und Wechseljahresbeschwerden helfen. Auch die Wundheilung soll es unterstützen. Bei der Einnahme von

Nachtkerzen Öl soll das Nachtkerzen Öl die Haut von innen stärken und gegen Haarausfall und brüchige Nägel helfen.

Kräuter für Akne-Unreine Haut

Akne beginnt üblicherweise in der Pubertät unter den Einfluss einer vermehrten Bildung männlicher Hormone. Diese führt durch vermehrte Talgbildung und Verhornung zu Mitessern, die sich durch bakterielle Besiedelung entzünden können. Bei vielen Frauen führt die vermehrte Bildung von Androgenen auch noch im Erwachsenenalter kurz vor der Menstruation zu Akne. Einerseits wäre es sinnvoll, über die Umstellung der Ernährung auf eine Kost mit Gemüse den Stoffwechsel positiv zu beeinflussen, was von Jugendlichen aber nicht immer akzeptiert wird. Konsequente Reinigung der Haut mittels Mandelkleie oder Weizenkleie hilft dabei. Die Kleie wird mit warmem Wasser angemacht und anschließend wäscht man das Gesicht mit der weichen Mischung mit leicht kreisenden Bewegungen ab. Anschließen wir mit klarem Wasser das Gesicht abgespült.

Zur Desinfektion der Haut können viele Heilkräuter mit ätherischen Ölen verwendet werden. Die Anwendung erfolgt entweder durch die Zubereitung eines Tees, der dann mittel Wattebausch zur Hautreinigung verwendet wird. Die andere Möglichkeit ist, auf der Basis eine alkoholische Tinktur ein Gesichtswasser herzustellen. Die Kräuter die sich besonders gut eignen, sind **Ringelblume** und die **Kamille** sowie **Thymian** und **Salbei**, die sowohl ätherisches Öl als auch Gerbstoffe enthalten. Die Zubereitung als Tee erfolgt im Aufguss, Tinkturen – ausreichende Menge Kräuter zerkleinern mit 40% Alkohol übergießen, ca. 3 bis 6 Wochen stehen lassen, dann abfüllen. Zur

Verwendung als Gesichtswasser sollte die Tinktur 1:1 mit destilliertem Wasser verdünnt werden. Auch **Petersilie** und **Kerbelblätter** können angewendet werden, sie bringen eine angenehm klärende Wirkung auf die Haut.

Stiefmütterchentee, der Salicylsäure enthält, sollte bei der Akne innerlich und äußerlich als Basistherapie eingesetzt werden. Salicylsäure äußerlich angewandt kann sich sehr positiv hornschichtlösend wirken. Die innerliche Anwendung ist entzündungshemmend.

Mahonie: In klinischen Tests mit Mahoniensalbe wurde auch eine zufriedenstellende entzündungshemmende bei Akne festgestellt.

Eine äußerst Wirkungsvolle Möglichkeit zur Behandlung der Akne bietet auch die **Propolissalbe**, wirkt nicht nur direkt entzündungshemmend, sondern hat aufgrund der Flavonoide auch eine stimulierende Wirkung auf die Regeneration des Gewebes, was hilft, zu verhindern, dass Akne zu Narben führt.

Furunkel:

Ein Furunkel ist eine tiefsitzende Entzündung des Haarbalgs, die durch Eitererreger hervorgerufen wird. Im Zentrum wird das Gewebe in Eiter umgewandelt und eingeschmolzen. Dieser Eiterpfropfen durchbricht die Haut, heilt dann zwar bald ab, kann aber zu Narbenbildung führen.

Achtung: Furunkel im Nasen- oder Lippenbereich dürfen niemals ausgedrückt werden. Es besteht die Gefahr, dass über die Blutbahn

Keime ins Gehirn verschleppt werden. Auch Furunkel im Genitalbereich und alle Furunkel, die größer sind als eine Haselnuss sollten nicht selbst behandelt werden.

Leinsamenpackungen: Die Leinsamen gibt man in einen kleinen Leinenbeutel und füllt nur zu einem Drittel. Man kocht den Beutel in nicht zu wenig Wasser kurze Zeit, dabei quillt der Leinsamen und füllt den Beutel. Er wird dann herausgenommen, vorsichtig ausgedrückt und relativ heiß auf die kranke Stelle gelegt. Leinsamenpackungen wirken durch ihren Schleim- und Ölgehalt hautschonender als normale Wärmeanwendungen.

Auch heiße **Heublumensäcke** auflegen kann die Furunkel zum Reifen bringen. Für erweichende Breiumschläge bei Furunkel werden manchmal auch die Samen des **Bockshornklees** gebraucht. Sie enthalten ebenfalls Schleim und fettes Öl wie die Leinsamen, dazu noch ein Alkaloid Trigonellin. Die Samen werden in Wasser zu Brei gekocht und dick salbenartig auf ein Stück Leinen aufgetragen und als Umschlag verwendet.

Frostbeulen:

Zur äußeren Behandlung von Frostbeulen kommen in erster Linie zusammenziehende Gerbstoffdrogen in Frage. Die **Eichenrinde** oder die **Blutwurz** sind dafür zwei vorzügliche Mittel, die allen Anforderungen entsprechen. Zu empfehlen sind Fuß- und Handbäder mit den Tees, die jeweils als Abkochung 10 Minuten kochen lassen, hergestellt werden. Ebenso gut geeignet sind Bäder mit **Zinnkraut**, die ebenfalls in Abkochung, 10 Minuten kochen lassen, hergestellt werden. Als Salbe zur Anwendung empfiehlt sich eine **Pappelknospensalbe**, die eine ausgezeichnete wundheilende Wirkung hat.

Fieberblasen:

Fieberblasen werden durch das Herpes simplex Virus ausgelöst, das fast jeder Mensch in sich trägt, ohne dass es unbedingt zu Krankheitserscheinungen kommen muss. Auslösende Faktoren können Stress, Fieber, starke Sonnenbestrahlung und auch die Menstruation sein. Die Fieberblasen kündigen sich zunächst durch ein Spannungsgefühl, Brennen und Jucken an. Sofortige Behandlungen, die zu diesem Zeitpunkt einsetzen, verhindern oft, dass die Fieberblasen überhaupt ausbrechen.

Sehr gut ist die virustatische Wirkung der **Melisse**. Die antivirale Wirkung ist auf die Phenocarbonsäurederivate vom Typ der Rosmariensäure zurückzuführen. Die Melissensalbe zeigt, dass bei Verwendung die Abheildauer kürzer wird und auch die wiederkehrenden Intervalle größer werden.

Der **Sonnenhut** – Echinacea – ist auch als Salbe in der Apotheke erhältlich und hilft ebenfalls gut zur raschen Abheilung.

Die **Propolissalbe** und das reine ätherische **Pfefferminzöl** hingegen, kann rechtzeitig aufgetragen, verhindern, dass es überhaupt zum Ausbruch der Fieberblasen kommt.

Das ätherische **Teebaumöl**, bei Fieberblasen pur auf die befallenen Stellen aufgetragen, kann rechtzeitig angewendet, sowohl den Ausbruch verhindert werden.

Warzen:

Warzen werden durch Viren verursacht, die in der Haut gutartige Hautveränderungen hervorrufen können. Warzen können sich in psychischen Stresssituationen richtig zu blühen beginnen. Aus diesem Grund gibt es viele Zauberformeln gegen Warzen. Eine Möglichkeit gibt es, mit **Teebaumöl** regelmäßig pur auf die Warzen auftragen, es ist virushemmend. Auch **Thymiantinktur** hilft bei Warzen. Probieren Sie auch das **Gurgelwasser** von Sonnenmoor, es enthält Blutwurz. Mehrmals täglich auf die Warze geben. Sie fällt von selber runter.

Fußpilz:

Fußpilz tritt vor allem zwischen den Zehen auf. Dort rötet sich die Haut, sie kann schuppen und aufgeweicht wirken. Der Pilz kann aber auch Fußsohlen und Handflächen befallen, dabei kommt es zu Hornhautverdickungen und tiefen Einrissen der Hornhaut. Bei Befall der Fuß- und Fingernägel verdicken sich die Nägel, verfärben sich gelb und können krümelig zerfallen. Die Erreger sind meist Faden- und Hefepilze. Pilze entwickeln sich am besten im Umfeld von Feuchtigkeitsstau durch synthetische Strümpfe und Schuhe, vor allem dann, wenn man zu Fußschweiß neigt. Die wichtigsten Maßnahmen gegen Fußpilz sind daher atmungsfähige Schuhe, Strümpfe aus Baumwolle und so oft wie möglich barfuß oder Sandalen laufen.

Eichenrindetee ist primär ein Mittel gegen Fußschweiß, hat aber durch seine adstringierenden, zusammenziehenden Gerbstoffe eine gute Wirkung gegen Pilzerkrankungen. Der -tee wird durch Abkochung hergestellt und täglich einmal lauwarm als Fußbad angewendet.

Walnussblätter sind ebenfalls eine starke Gerbstoffdroge, der man früher auch eine fungizide, pilzhemmende Wirkung aufgrund der Inhaltsstoffe feststellen kann. Die Anwendung erfolgt in Form von Fußbädern mit Nussblättertee, der durch Abkochung hergestellt wird.

Eine verlässliche wirksame pilzhemmende Wirkung hat das **Teebaumöl**. Die Anwendung kann als Zusatz zu Fußbädern, ca. 10 Tropfen in ganz wenig Sahne oder Milch ins warme Wasser zufügen. Zum Einschmieren, 50ml Mandelöl mit 20 Tropfen Teebaumöl, über Nacht oder bei Nagelpilzen pur auftragen. Auch **Kampfersalbe** von WALA hilft sehr gut.

Kräuter für die Augen:

Es gibt einige wenige Heilpflanzen deren -anwendung bei Augenerkrankung sinnvoll ist.

Homöopathisches Mittel

Euphrasia D3 Augentropfen von Weleda

Eine schnelle Wirkung bei entzündeten, geröteten und tränenden Augen.

Mucokehl D5 Augentropfen von Sanum

Kann man bei bei akuten und chronischen Krankheiten einsetzen. Unterstützend bei Katarakt (Linsentrübung) Unspezifische Bindehaut- und Augenreizung.

Augentrost:

Anwendung: Das ganze blühende Kraut. 1 bis 2 Teelöffel Augentrost mit ¼ Liter kalten Wasser übergießen, zum Kochen bringen, abseihen. Innerlich und äußerlich als Umschlag auf die Augen oder als Augenspülung verwenden. Inhaltsstoffe: Aucubin, Iridoidglykoside, Flavonoide, Gerbstoffe, Bitterstoffe, ätherisches Öl, Lignane.

Wirkung: Bei akuten und subakuten Bindehautentzündungen. Besonders gut bei Menschen, die Arbeiten verrichten, bei denen die Augen sehr belastet werden. Bei Bildschirmarbeiten, in Büro mit Klimaanlagen oder wo viel geraucht wird sollte man Augenumschläge vorbeugend eingesetzt werden. Weiteres bei Ermüdungserscheinungen der Augen und Lidrandentzündung.

Aus der Erfahrung bewährt, hat sich neben dem Augentrost für Augenbäder der **Fencheltee.** Die Volksmedizin sprach ihm immer eine kräftigende und klärende Wirkung auf das Auge zu.

Bei Lidrandentzündungen oder auch Gerstenkörner dagegen sollte **Kamillentee** als entzündungshemmendes Mittel in Form von Umschlägen auf das geschlossene Auge verwendet werden. Eine

Alternative dazu ist **Eichenrindentee**, dessen Gerbstoffe eine starke zusammenziehende Wirkung haben.

Auch die **Chrysantheme** Tee: dort auftragen wo das Auge erschöpft ist.
Die Chrysantheme weiße Blüten: Wenn das Auge trocken ist. Nass machen und auflegen.

Kräuter und die Kunst des Würzens

Gewürzpflanzen und dem energetischen Gesichtspunkt der chinesischen Medizin

In Pfahlbauten der späten Jungsteinzeit fand man bereits Gewürze wie Kümmel und Engelwurz. Älteste Aufzeichnungen über den Gebrauch von Gewürzen stammen aus Mesopotamien. Sumerer und Babylonier haben nicht nur Heil- und Gewürzpflanzen angebaut, sondern schon frühzeitig Handel damit getrieben. Auch aus Indien und China sind 2000 Jahre alte Texte über die Anwendung von Gewürzen überliefert. Arabische und Indische Seefahrer brachten Gewürze aus Indien und Indonesien in arabischen Häfen, von wo sie mit Karawanen weiter in die Mittelmeerhäfen transportiert wurden, die die Hauptzentren des lukrativen Gewürzhandels waren. Die Preise waren exorbitant hoch, und viele Gewürze hatten den Wert von Gold, Edelsteinen und Perlen. Da die Gewinne schwindelerregende Höhen erreichen konnten, waren Handelsstädte wie Venedig, später Lissabon oder Amsterdam mit allen erdenklichen Tricks und Intrigen bemüht, die Gewürzmonopole zu behalten und anzubauen. Für Gewürze wurden zahlreiche Kriege und Blutige Auseinandersetzungen geführt.

Gewürze wurden vielseitig verwendet. Die antibakteriellen Eigenschaften dienten wesentlich zur Haltbarmachung von Fleisch, das in warmen Klimaten ohne Kühlung schnell verdarb. Hier war neben der Konservierung das Überdecken des unangenehmen Geruchs wichtig. Aber auch die Aromatisierung der Speisen spielte eine wesentliche Rolle. Älteste Kochbücher stammen aus römischer Zeit. Aber bereits in der griechischen und römischen Antike wird der meiste Wert auf die medizinische Anwendung von Gewürzen gelegt, wie es die Texte von Hippokrates, Theophrast und Dioskurides oder Galenus belegen.

Die Ärzte der griechischen und römischen Antike haben Heil- und Gewürzpflanzen bereits detailliert in ihrer Energetik beschrieben, wie wir es aus den alten Texten der chinesischen Medizin kennen. Da ihr Medizingebäude auf der Lehre der Humoralpathologie gründete, war es ebenfalls von Wichtigkeit, den Trockenheits- oder Feuchtigkeitsgrad einer Pflanze zu nennen. Diese Tradition hat sich bis in die späte Renaissance fortgesetzt. Die berühmten Bücher der Arzt Botaniker des 15. Bis 17. Jahrhunderts arbeiten nach der antiken Vorlage, haben aber ihre Texte noch erweitert um zahlreiche, in unserem Klima, gebräuchliche Pflanzen. So verfügen Therapeuten, Ernährungsberater und Köche, die nach der Regel der traditionellen chinesischen Medizin arbeiten, über exakte energetische Beschreibung von sowohl tropischen und mediterranen, als auch heimischen Würzpflanzen. Dabei sind sowohl die Temperatur, auch die Trockenheits- bzw. Feuchtigkeitseigenschaften in vier Grade eingeteilt:

- Grad 1 = neutral bis leicht wärmend.
- Grad 2 = mäßig warm
- Grad 3 = stark erwärmend
- Grad 4 = Hitze und damit häufig toxisch, wird selten angewendet

Wer ein Gericht nach der 5 Elemente Lehre zubereiten will, hat dank der alten Quellen alle Möglichkeit, die zugefügten Gewürze energetisch genau zu bestimmen und sie harmonisch in das Gericht miteinzubeziehen. Das erhöht nicht nur den Genuss, sondern macht die Speisen leicht verdaulicher. Die meisten unserer Gewürze, seien sie tropisch, mediterran oder heimischer Herkunft, hat primär die Eigenschaft, die Yung Hitze Funktion der Milz zu stärken. Sie sind im Geschmack aromatisch oder schon leicht bitter und gelegentlich etwas sauer. Als Beispiel mag der Liebstöckel dienen. Daneben sind zahlreiche Würzpflanzen aber auch in der Lage, das Feuer im Herd am Brennen zu halten, das heißt, die Niere erwärmen. Milz Qi oder Magen Yang Leere gehen häufig mit einer Nieren Yang Leere einher. Hier können Wacholderbeeren die Eigenschaften vereinen.

Ein paar Wildpflanzen mit ihren energetischen Eigenschaften:

Liebstöckel (Wurzel) - Levistkum oft

Der Geschmack: ist süß, leicht scharf-würzig, etwas bitter. Die Temperatur: warm und trocken im 2.-3. Grad. Er Stimuliert das Magen-Qi, stärkt die Funktion der Milz, bewegt das Leber Qi, stärkt das Lungen Qi, bewegt stagniertes Qi im Blut, vor allem in der Gebärmutter, stärkt das Nieren Qi und tonisiert das Nieren Yang.

Majoran (Kraut) - Origanum majorana

Der Geschmack: ist aromatisch-scharf, etwas bitter, etwas adstringierend, die Temperatur: warm und trocken im 2. und-3. Grad, er leitet Feuchtigkeit und Schleim aus dem Kopf aus, leitet Schleim aus der Lunge aus, öffnet die Oberfläche, leitet Wind-Kälte aus, leitet Schleim vom Herzen ab, beruhigt den Shen, Erwärmt Milz und Magen, Erwärmt die Gebärmutter, bewegt stagniertes Qi und Blut, bewegt das Leber-Qi.

Origanum, Dost (Kraut) - Origanum vulgäre

Der Geschmack ist aromatisch-scharf, etwas bitter, etwas adstringierend, die Temperatur ist warm und trocken im 3. Grad.-Es stärkt die-Funktion der Milz, erwärmt die Mitte, bewegt das Leber-Qi, bewegt das Blut, leitet Feuchtigkeit aus der Lunge aus, öffnet die Oberfläche, leitet Wind-Kälte aus.

Kümmel (Früchte) - Carum carvi

Der Geschmack ist etwas aromatisch-scharf, etwas bitter, die Temperatur: warm und trocken im 3. Grad, tonisiert das Qi von Milz und Magen, erwärmt die Mitte, bewegt das Leber-Qi.

Anis (Früchte) - Pimpinella anisum

Der Geschmack ist süß, leicht scharf, die Temperatur warm und trocken im 2. und-3. Grad, es tonisiert das Qi von Milz und Magen, erwärmt die Mitte, öffnet die Oberfläche, leitet Wind-kälte aus, leitet Feuchtigkeit und Kälte-Schleim aus der Lunge aus, bewegt das Leber-Qi, und erwärmt die Niere.

Fenchel (Früchte) - Foeniculum viügare

Der Geschmack ist etwas scharf, süß, die Temperatur ist warm im 2. und 3. Grad, trocken im 1. und 2. Grad. Tonisiert das Milz-Qi und das Milz-Yang, bewegt das Leber-Qi, tonisiert das Lungen-Qi, tonisiert das Nieren-Qi und das Nieren-Yang.

Rosmarin (Blätter) - Rosmarinus off.

Der Geschmack ist aromatisch-scharf-harzig, bitter, etwas adstringierend, die Temperatur hitzig und trocken, erwärmt Milz und Magen, stärkt die Funktion der Milz, hebt das Qi, leitet Feuchtigkeit und Schleim aus, tonisiert das Herz-Qi und das Herz-Yang, öffnet die Oberfläche, leitet Wind-kälte aus, bewegt das Leber-Qi, bewegt das Blut, tonisiert das Nieren-Yang.

Thymian (Kraut) - Thymus vulg.

Der Geschmack ist aromatisch, scharf, bitter, adstringierend, die Temperatur: warm und trocken im 3. Grad, tonisiert das Lungen-Qi, entkrampft die Bronchien, öffnet die Oberfläche, leitet Wind-kälte aus, aktiviert das Qi, leitet Kälte, Schleim und Feuchtigkeit aus, stärkt das Herz-Qi, belebt den Shen, tonisiert das Milz- und Magen-Qi, erwärmt die Mitte, stärkt das Nieren-Qi, bewegt Qi und Blut.

Knoblauch (Knolle) - Allium sativum

Der Geschmack ist scharf, etwas süß, die Temperatur: warm und trocken im 4. Grad (I). Er tonisiert das Yang, erwärmt die Mitte, leitet

Feuchtigkeit und Kälte-Schleim aus, bewegt das Leber-Qi, stärkt das Lungen-Qi, öffnet die Oberfläche, leitet Wind-kälte aus, bewegt Qi und Blut.

Wacholder (Früchte) - Juniperus communis

Der Geschmack ist süß, aromatisch, scharf, bitter, die Temperatur: warm im 2. und 3. Grad, trocken im I. Grad, tonisiert das Nieren-Yang, tonisiert das Milz- und Magen-Qi, stärkt die-Funktion der Milz, erwärmt die Mitte, bewegt Nahrungsmittelstagnationen, tonisiert das Herz-Yang, bewegt das Leber-Qi, leitet Kälte-Schleim aus der Lunge aus, öffnet die Oberfläche, leitet Wind-Kälte aus, aktiviert das Qi.

Bohnenkraut (Kraut) - Satureja honensis

Der Geschmack ist scharf, etwas bitter, die Temperatur warm und trocken im 3. Grad, tonisiert das Nieren-Yang, tonisiert das Milz- und Magen-Qi, erwärmt die Mitte, bewegt das Leber-Qi, leitet Feuchtigkeit und Kälte-Schleim aus der Lunge aus, öffnet die Oberfläche, leitet Wind-kälte aus.

Basilikum (Kraut) - Ocimum basilicum

Der Geschmack ist aromatisch, leicht bitter, die Temperatur warm und trocken im 2. Grad, tonisiert das Nieren-Yang und das Ying, tonisiert das Herz-Yang, bewegt stagniertes Herz-Qi, tonisiert das Milz-Qi, erwärmt die Mitte, leitet Kälte-Schleim aus der Lunge und dem Kopf aus.

Sellerie (Wurzel) - Apium graveolens

Der Geschmack ist würzig, aromatisch, scharf, leicht bitter, leicht süß, die Temperatur ist warm und trocken im 3. Grad (gilt nicht für Staudensellerie), tonisiert das Nieren-Yang, tonisiert das Milz- und Magen-Qi, erwärmt die Mitte, bewegt das Leber-Qi, leitet Kälte-Schleim aus der Lunge aus.

Nelken (Blüten) - Eugenia caryophyllata, Szygium aromaticum

Der Geschmack ist aromatisch, scharf, die Temperatur warm und trocken im 3. Grad, tonisiert das Nieren-Yang, tonisiert das Milz-Yang, tonisiert das Lungen-Qi, aktiviert das Qi, erwärmt die Gebärmutter.

Senf (Samen) - Sinapis nigra, Brassica nigra

Der Geschmack ist scharf, bitter, die Temperatur warm und trocken im 4. Grad, erwärmt die Mitte, tonisiert das Herz-Yang, tonisiert das Nieren-Yang, erwärmt die Lunge, leitet Kälte, Schleim aus der Lunge aus, äußerlich erweichend, blutbewegend.

Lorbeer (Blätter) – Laurus nobilis

Der Geschmack ist leicht aromatisch, scharf, die Temperatur warm und trocken im 3. Grad, erwärmt die Mitte, leitet Feuchtigkeit aus, stärkt die Lunge, leitet Feuchtigkeit und Kälte Schleim aus, tonisiert das Nieren Yang, erwärmt die Gebärmutter, bewegt das Leber Qi, macht blutbewegend und die Leitbahnen durchlässig.

Muskat (Samen) – Myristica fragrans

Der Geschmack ist aromatisch, scharf, süßlich, leicht bitter, die Temperatur warm im 2. Grad, erwärmt die Mitte, tonisiert das Herz Yang, leitet Feuchtigkeit und kälte Schleim aus der Lunge aus, tonisiert das Nieren Yang.

Salbei (Blätter) – Salvia off

Der Geschmack ist bitter, adstringierend, leicht aromatisch, scharf, die Temperatur warm im 1. Grad und trocken im 2. Grad, stärkt das Qi der Lunge, leitet Feuchtigkeit und Schleim aus der Lunge aus, aktiviert das Qi, öffnet die Oberfläche, leitet Wind Hitze aus, stärkt das Herz Qi, stärkt das Qi von Milz und Magen, adstringiert das Qi und das Yin der Niere, blutstillend, antidiaphoretisch.

Petersilie (Kraut) – Petroselinum ceispum, P. sativum

Der Geschmack ist aromatisch, etwas bitter, die Temperatur warm und trocken im 1. und 2. Grad, erwärmt die Niere, löst Stagnationen, bewegt das Leber Qi, erwärmt die Mitte, leitet Feuchtigkeit und Schleim aus der Lunge aus.

Boretsch (Kraut) – Borago off

Der Geschmack ist leicht süß, leicht salzig, die Temperatur kühl, feucht, kühlt Nieren Feuer, leitet Hitze aus Niere und Blase aus, tonisiert das Herz Yin, tonisiert das Lungen Yin, kühlt und befeuchtet, kühlt toxische Hitze im Blut.

Fast allen genannten Kräutern ist, neben den speziellen Schwerpunkten, die tonisierende oder erwärmende Wirkung auf die Mitte gemeinsam. Einige haben daneben intensiv erwärmenden Einfluss auf die Niere. Es sind alles Gewürze, die einerseits für fette und schwer verdauliche Speisen geeignet sind. Nicht umsonst kann die mediterrane Küche mit viel Olivenöl, Käse- und Sahnesaucen kaum auf Rosmarin, Thymian, Basilikum, Oregano und Knoblauch verzichten. Aber auch Fleisch- und Fischspeisen brauchen eine gute Würzung, um leichter verdaulich zu werden. Vor allem Vegetarier sollten stets gut würzen, dass ihnen die Yang Energie von tierischen Produkten fehlt. Für sie ist es eminent wichtig, sowohl die Niere als auch die Mitte gut zu erwärmen. Auffallend ist auch, dass wir nur wenige Sommerkräuter haben, nämlich Petersilie und Boretsch, neben Kerbel und Korianderkraut, die beide ebenfalls kühlend oder mäßig erwärmend wirken und hauptsächlich in Salaten angewendet werden. Aber vergessen wir nicht, dass Rohkost nur Beigabe an heißen Tagen sein sollte. Bei kühlem Klima sollte Salat nur in Maßen genossen werden, denn der Verdauungstrakt von uns Warmblüter braucht eine hohe Anregungsenergie und Arbeitstemperatur.

Heilpflanzen einst und heute

Ein prähistorischer Mensch in Altägypten erwarb sich nach und nach primitives medizinisches Wissen, indem er das Verhalten kranker oder verwundeter Tiere beobachtete. Er sah, wie sie bestimmte Pflanzen fraßen, sich mit Blättern ihre Wunden bedecken oder Blätter fraßen und danach ihre Wunden leckten. Die Weiterentwicklung des Frühmenschen und die erstaunliche Erweiterung seiner zunächst rudimentären heilkundlichen Kenntnis bis hin zur Zeit der Hochkultur Altägyptens fand seinen Niederschlag in den Hieroglyphentexten, die noch heute als medizinisches Quellenmaterial dienen.

Altägypten war wegen seiner Heilkräuter und Gifte in der gesamten antiken Welt bekannt. Das Alte Testament erwähnt bereits Ägyptens Heilkräuter: „Gehe hinaus nach Gilead und hole Balsam, Jungfrau, Tochter Ägyptens! Aber es ist umsonst, dass Du viele Heilmittel brauchst". Auch Homer, um das 8. Jahrhundert vor Christus, rühmt die Kräuter Ägyptens in seiner Odyssee: „Dort in Ägypten bringt die fruchtbare Erde mancherlei Säfte hervor, zu guter und schädlicher Mischung". Von Herodot, dem griechischen Geschichtsschreiber, wissen wir, dass er Ägypten um das Jahr 450 vor Christus bereiste und Wichtiges, insbesondere über Technik der Einbalsamierung im Land der Pharaonen, notierte: „Nachdem die Ägypter die Bauchhöhle ausgenommen hatten, reinigten sie sie mit Palmwein und wohlriechenden Essenzen. Danach nähten sie ihn wieder zu". Auch der Geschichtsschreiber Diodor, der in Rom und Alexandria lebte, um 21. vor Christus verstarb, vermerkte zur Einbalsamierung: „Nach der Entnahme der inneren Organe aus der Bauchhöhle reinigten sie sie zuerst mit Zedernöl, dann mit Palmwein, wohlriechenden Kräutern sowie mit Myrrhe und Zimt. Forscher entdeckten außerdem, dass die Kopfhaare mancher Mumien mit Henna gefärbt waren, wie zum Beispiel bei der Königsmumie Ramses II.

Wir erkennen, dass die altägyptischen Heilkundigen über die Wirkung der Pflanzen und Mineralien sehr gut Bescheid wussten. Alle Erfahrungen und Kenntnisse stützten sich auf die Kultivierung der zahlreichen einheimischen oder eingeführten Heilkräuter und ihrer therapeutischen Anwendung, wie dies die altägyptischen medizinischen Papyri verzeichnen.

Die Papyri erwähnen etwa 700 Drogen und Pflanzen, deren Identifikation leider bis heute noch nicht gelöst ist. Eine Zuordnung konnte nur in wenigen Fällen vorgenommen werden.

Sellerie (Apium graveolens)

Verschiedene Grabfunde belegen, dass Sellerie bereits in Altägypten bekannt war und später kultiviert wurde. Viele Rezepte der medizinischen Papyri verweisen auf Sellerie für therapeutischen und innerlichen Anwendung. Die Früchte werden zerstampft und auf schmerzende Körperstellen aufgelegt, um die Steifheit der Glieder zu erweichen, oder die Gefäße zu behandeln. Sellerie sollte auch gegen eine bestimmte Hautkrankheit helfen, die heute unbekannt geworden ist. Innerlich wurde Sellerie in den Papyri Rezepten empfohlen, die bei Giftstoffen im Magen verordnet wurden, auch bei Asthma sollte Sellerie verzehrt werden. Man glaubte zudem, dass Sellerie als Kaumittel eingesetzt, gegen Zahngeschwüre helfen und Entzündungen der Zunge entgegenwirke. Weitere Anwendungsmöglichkeiten des Selleries werden als Heilmittel bei entzündeten Augen empfohlen, er sollte die Augen kühlen. Die Rolle als wertvolle Heilpflanze gewann Sellerie durch das ätherische Öl Apiol, das in allen Teilen der Pflanze enthalten ist. Sellerie wirkt auch gegen Blähungen und ist verdauungs- und menstruationsfördernd. Er unterstützt das Magen- und Darmsystem und wirkt in Verbindung mit Wacholderbeeren, anregend auf die Nierentätigkeit.

Äußerlich verabreicht, ist das ätherische Öl der Selleriefrucht hilfreich gegen Steifheit und desinfizierend bei Wunden oder Hauterkrankungen. Aus dieser Vielfalt der Anwendungsmöglichkeiten erkennen wir, dass Sellerie in der altägyptischen Medizin ein gern benutztes Heilmittel darstellt, das aber gleichzeitig auch als normale Gemüsepflanze diente. Heute heißt Sellerie in Ägypten auf Arabisch „karafs". Er ist ein beliebtes Gemüse und gutes Gewürz. in der heutigen Volksmedizin wird er innerlich als harntreibend geschätzt und bei Blähungen oder Leberbeschwerden verwendet. Wegen dieser genannten Beschwerden wird aus den Blättern des Selleries Tee gekocht und eine Tasse davon täglich vor den Mahlzeiten getrunken. Bei Gelenkentzündungen und Rheuma sollten die Samen in kochendem Wasser ziehen und von dem Absud täglich 2 Tassen getrunken werden.

Porree (Allium porrum)

In altägyptischen Gräbern finden wir oftmals Darstellungen von Bündeln von Zwiebeln, Porree und Knoblauch. Nach Meinung des Ägyptologen Wolfgang Helck wurden der Porree und auch die Zwiebel bereits in den Opferlisten zum Sokarfest im Totentempel von Ramses III in Medinet Habu erwähnt. Das Alte Testament verzeichnet bei der Auflistung der Nahrungsmittel, die die Israeliten in Ägypten verzehrten, Lauch, Zwiebel und Knoblauch. Porree wurde in Altägypten äußerlich gegen Brandwunden und Bissverletzungen verabreicht. Bemerkenswert ist, dass er bereits damals bei Wunden, die durch Verunreinigung zur Entzündung neigten, wegen seiner antibiotischen Eigenschaften benutzt wurde. Ebenso äußerlich wurden zerdrückte Früchte des Porrees oder seine Samenkörner benutzt, um die Gefäße zu kühlen. Der heutige arabische Name des Porrees ist „kurrat". Die Ägypter essen ihn entweder roh als Salat oder gekocht mit anderen Gemüsesorten.

Die heutige Volksmedizin verwendet seine Blätter innerlich gegen folgende Beschwerden: Husten und Bronchialkatarrh, Asthma,

Arterienverkalkung, aber auch zur Appetitanregung, Blutstillung und allgemeinen Kräftigung.

Zwiebel (Allium cepa)

Bereits Herodot erwähnte die Zwiebel in Altägypten im Zusammenhang mit einem Bericht über den Bau der Cheopspyramide. An der Außenwand sei eingeschrieben gewesen, dass die Bauarbeiter Rettich, Zwiebel und Knoblauch gegessen hätten. Zwar findet man heute keine Beschriftung an den Außenwänden der Pyramide, aber die Zwiebeln müssen doch eine besondere Rolle gespielt haben. Dafür sprechen auch die Mumienfunde, bei denen man eine oder die Zwiebelschalen, auf Augen und Ohren des Einbalsamierten gelegt, vorfand. Zwiebeln und Knoblauch galten im übrigens als billige Duftstoffe. Die weiter medizinische Verwendung der Zwiebel, als Sud (innerlich) eingenommen, wirkte, so glaubt man, gegen Asthma. Äußerlich wurde die Zwiebel gegen die Steifheit der Glieder verabreicht und zur Behandlung der Gefäße herangezogen. Auch zur therapeutischen Versorgung von Wunden oder Geschwüren gebrauchte man die Zwiebel als Heil- und Gegenmittel gegen Schlangenbisse. Der gynäkologische Pap. Kahun berichtet über eine Schwangerschaftsfeststellung: „Liegt eine Zwiebel in der Frau die ganze Nacht, und riecht die Frau am nächsten Tag aus dem Mund, so ist sie guter Hoffnung". Der berühmte griechische Arzt Hippokrates beschreibt eine ähnliche Prozedur, allerdings mit einer Knoblauchzehe. Im ägyptischen Rezept, erfahren wir von einem Genitaleinguss aus Zwiebelsaft mit Wein, der gegen Entzündung vorgenommen wurde.

Durch naturwissenschaftliche Untersuchungen von heute wissen wir, dass die Zwiebel antibiotisch wirksame Substanzen enthält. Es handelt sich dabei um die schwefel- und stickstoffhaltige Verbindung Alliin. Diese Verbindung wird durch ein Enzym aktiviert und erzeugt antibiotische Eigenschaften gegen eine Vielzahl von Mikroorganismen. Die Zwiebel war also zurecht als Arzneipflanze bekannt.

Im heutigen Ägypten heißt die Zwiebel auf Arabisch „basal". Sie ist sehr beliebt als gekochtes Gemüse als auch als Rohkost. Die Volksmedizin heute verwendet sie äußerlich gegen eitrige oder entzündete Ohren. Man träufelt zwei Tropfen Zwiebelsaft in den Gehörgang. Bei Nasenbluten soll man zwei Tropfen in die Nasen ziehen. Zwiebel im Rohzustand gegessen, wirkt sie Harntreibend, hilft bei Zuckerkrankheit, Arterienverkalkung, Keuchhusten und Erkältung.

Knoblauch (Allium sativum)

In dem altägyptischen medizinischen Texten wird er jedoch kaum erwähnt. Man nennt ihn auf Arabisch „tonum". Äußerlich wird er bei Bronchialkatarrh und Ohrenentzündung verabreicht. Innerlich verwendet, ist er als Gewürz mit heilenden Eigenschaften gegen Bluthochdruck und Diabetes bekannt. Er wirkt auch Fiebersenkend und darmreinigend. Bei Bronchialkatarrh könnten mehrmals täglich 1 bis 2 Knollen in 1 Liter Wasser gekocht und der entstehende Dampf inhaliert werden. Bei Ohrenentzündung empfiehlt man 2 Tropfen Knoblauchsaft in den Gehörgang zu träufeln. Im übrigens sollte Knoblauch stets roh gegessen werden, bei Diabetes täglich 1 bis 2 Zehen, am besten morgens nüchtern eingenommen. Es gibt aber auch reine Knoblauchkapseln.

Dill (Anethum graveolens)

Der Dill stammt aus dem südlichen Asien, Persien und Vorderindien. Forschen fanden Spuren von Dill im Grab des Königs Amenophis II. (1428-1397 v. Christus) aus der 18. Dynastie. In altägyptischen Rezepten wurden vor allem die Samen zur Therapie verordnet. Äußerlich als Füllung von Umschlägen bei Schulter- oder Oberschenkelschmerzen. Zur inneren Anwendung war er nützlich, um Schmerzlinderung in allen Körperteilen zu erreichen. Dillsamen enthalten die ätherischen Öle Carvon und Apiol. Sie wirken beruhigend, schmerzlindernd, schleimlösend und fördern die Heilung von Entzündungen, da durch die ätherischen Öle die Haut gereizt und eine bessere Durchblutung erzielt wird. Der arabische Name für Dill im heutigen Ägypten ist „schabat". Er wird in der Küche frisch als Gewürz verwendet oder mitgekocht. Die heutige Volksmedizin empfiehlt ihn zur äußerlichen Wundbehandlung. Dillsamen, zu Asche verbrannt, sollen auf offene Wunden gestreut werden. Innerlich wirkt er verdauungsfördernd, harntreibend, krampflösend und nervenberuhigend. Er bekämpft auch Blähungen und fördert die Milchbildung. Bei leichten Beschwerden gießt man aus den Samen Tee aus und trinkt 2 Tassen täglich.

Kreuzkümmel (Cumium cymium)

Der Kreuzkümmel ist seit dem Altertum im Mittelmeerraum heimisch. Spuren von Kreuzkümmel aus altägyptischer Zeit stammen aus der 18. Dynastie (1550-1291 v. Christus). Die Samen des Kreuzkümmels wurden äußerlich bei Hautausschlag, bei fauligen Verbrennungen, Eitergeschwüren verabreicht. Darüber hinaus wirkte Kreuzkümmel, so glauben die alten Ägypter gegen Schwellungen, Kopfschmerzen, Hitze im Unterleib, Bauchschmerzen, gegen Zahnfleischentzündung und gegen Hämorrhoiden. Zur innerlichen Anwendung hilft Kreuzkümmel bei Beschwerden in den Harnwegen, gegen Husten, gegen Schmerzen in den Armen und Beinen und als Abführmittel war es eine oft genutzte Heilpflanze. Sein wirksamster Bestandteil ist das ätherische Öl, das innerlich verabreicht krampflösend im Magen-Darm-Bereich und in den Gallenwegen wirkt. Kreuzkümmel ist außerdem beruhigend, harntreibend und allgemein verdauungsanregend. Äußerlich hilft er bei Hautreizungen, da sein ätherisches Öl desinfizierend wirkt.

Die heutigen Ägypter nennen Kreuzkümmel auf Arabisch „kamoun" und verwenden ihn in der Volksmedizin:

Äußerlich: in warmen Breiumschlägen bei Entzündungen, Brustdrüsen- und Hodenentzündungen, Mumpsschwellungen. Als Tee aufgekocht, träufelt man einige Tropfen des Absuds gegen Ohrenverstopfung in den Gehörgang.

Innerlich: als Gewürz, oder man kocht den Kreuzkümmel zu Tee und trinkt ihn nach Bedarf gegen Magen-Darm Störungen und Blähungen. Er wirkt potenzstärkend und verbessert das Gedächtnis.

Christdorn (Zizyphus spina Christi)

Christdorn war schon in früheren Zeiten in Ägypten heimisch (3000 v. Christus). Die medizinischen Papyri berichten, dass die zerdrückten Christdorn Früchte. Äußerlich aufgelegt, gegen Schwellungen halfen. Die Blätter der Pflanze wurde wegen ihrer Gerbstoffe auf entzündete Wunden, oder auf Knochenbruchstellen aufgelegt. Innerlich eingenommen wirkten die Früchte gegen Magen- und Lebererkrankungen und die Blätter gelten als Abführmittel. Das zerriebene Holz (Mehl) des Christdorns hilft den Harn zu regeln und die Gefäße zu behandeln. Auf Arabisch heißt Christdorn „nabaq". In der heutigen Volksmedizin nimmt man ihn äußerlich zur therapeutischen Versorgung von Wunden, Schlangenbissen und Gerstenkörner, indem man die Holzasche mit etwas Essig vermischt. Die so gewonnene Paste streicht man als entzündungshemmende Arznei auf die Wundstelle auf.

Innerlich gilt Christdorn als Heilmittel zur Fiebersenkung, gegen Husten, Virusinfektionen oder Durchfall. Man kocht die Blätter zu Tee und trinkt nach Bedarf täglich. Als Abführmittel müssen reife Früchte roh verzehrt werden.

Dattelpalme (Phoenix dactylifera)

Die Dattelpalme ist in Ägypten seit dem Alten Reich (2660-2155 v. Christus) bekannt. Einige Funde deuten darauf hin, dass sie dort schon in der Vordynastischen Zeit gedieh. Datteln liefern ein hochwertiges Nahrungsmittel. Die zerdrückten Früchte werden in einer Vielzahl von altägyptischen Rezepten erwähnt. Dies lehrt uns, wie sehr die Datteln bereits damals in der Medizin beliebt und geschätzt war. Innerlich verwendet man das Mus der unreifen Datteln gegen Giftstoffe im

Bauch, Würmer im Magen, Hämorrhoiden, denn es wirkte als Abführmittel. Außerdem sollte verdünntes Mus als Genitaleinguss gegen Geschwüre der Gebärmutter und Vagina verabreicht werden.

Zerstampfte reife Datteln verwendet man mit Milch als Heiltrank gegen Husten. Äußerlich aufgestrichen dient das Mus unreifer Datteln zur Behandlung von Steifheit und gegen Schwellungen. Datteln waren sowohl eine süße Grund- als auch Füllsubstanz für die therapeutischen Anwendungen als Dattelsaft eine -substanz für Einreibungen und Einläufe oder als kleingeschnittene Datteln eine Füllung für Umschläge. Aufgrund der reich vorhandenen Gerbstoffe in den Früchten, die adstringierend wirken, ist eine therapeutische Behandlung von Geschwüren sehr gut. Ebenso haben Datteln eine heilende Wirkung als Wurmmittel. Die Dattel heißt auf Arabisch „balah". Die Volksmedizin verwendet sie äußerlich bei Geschwüren im Genitalbereich, indem das Pulver aus zerstoßenen Dattelkernen aufgestreut wird. Als Augenheilmittel könnte Asche der Kerne auf entzündete Lidränder aufgestrichen werden.

Innerlich verabreicht gilt die Dattel als Abführmittel, aber auch als Arznei gegen Husten, als Heilmittel zur Stärkung der Sehkraft, zur Potenzföderung oder zur Erleichterung von Geburten. Frisch oder getrocknet gegessen ist sie stets ein gehaltvolles Nahrungsmittel. Die Inhaltsstoffe der Datteln sind enorm: Kalium, Kalzium, Magnesium, Phosphor und Eisen. Ausserdem stecken die Vitamine A, B1, B2, B6, Niacin, Folsäure und wenig Vitamin C.

Dum-Palme (Hyphaene thebaica)

Diese Palmenart wird in altägyptischen medizinischen Texten nicht erwähnt, aber Ägyptologen fanden im Tal der Könige im Grab von Tut-anch-Amun (1333-1323 v. Chistus). Dum Früchte in geflochtenen Körben. Die Früchte heißen auf Arabisch „doum". Man nützt sie vor allem als Nahrungsmittel, das Mehl der getrockneten Früchte wird zu

Brot verarbeitet. Weiterhin werden aus den Früchten wohlschmeckende Erfrischungsgetränke hergestellt, die gekühlt gegen Fieber und Bluthochdruck helfen. Bei Tropenerkrankungen oder zur Wurmbekämpfung kocht man am besten Tee aus den Wurzeln der Palme und trinkt täglich 3 Tassen.

Feigen (Ficus carica)

Die Feige war in Altägypten bereits in den Opferlisten des Alten Reiches (2670-2160 v. Christus) verzeichnet. Hier waren einige Rezepte zur inneren Anwendung als Abführmittel, Appetitanregend, zur Behandlung von Magenbeschwerden und bei Brustraumbeschwerden. Man benutzt die Feigen auch gegen Beschwerden in den Harnwegen. Zur äußerlichen Anwendung nahm man Feigen vor allem als Füllung für Umschläge bei Bauchschmerzen, oder gegen Hitze im Unterleib. Die Hauptfunktion der Früchte war aber ihre abführende Wirkung. Die Feige heißt auf Arabisch „tin" und wird in der heutigen Volksmedizin oft verwendet. Man kocht die Blätter zu Tee und benützt den Absud zum Gurgeln bei Hals- und Rachenentzündungen im Mundraum. Die Früchte, frisch verzehrt, unterstützen die Harnwegsreinigung und helfen gegen Verstopfung und Viruserkrankungen. Im übrigen ist sie ein gehaltvolles Nahrungsmittel. Frische Feigen enthalten viele wichtige B-Vitamine (B1, B2, B3, B5, B6, B9). Sie regulieren unter anderem den Stoffwechsel und hellen die Stimmung auf. Kalium senkt den Blutdruck und unterstützt die Herztätigkeit. Vitamin E stärkt deine Abwehrkräfte. Vitamin K und Kalzium sind gut für den Knochenbau. Wenn du auf Milchprodukte verzichtest, sind Feigen eine wertvolle pflanzliche Kalziumquelle. Eisen unterstützt deinen Körper dabei, Blut zu bilden.

Maulbeerfeige (Ficus sycomorus)

Die Maulbeerfeige, auch Sykomorenfeige genannt ist seit der Frühzeit (3000 v. Christus) in Ägypten als Heiliger Baum verehrt. Grabmalereien zeigen eine Frauengestalt im Stamm eines Sykorenbaumes, die als Baumgöttin gedeutet wird. Zur äußerlichen Anwendung tränkte man Umschläge mit dem milchigen Saft des Stammes bei der Wund- und Geschwürbehandlung. Ein anderes Rezept empfiehlt den milchigen Saft als Haarentfernungsmittel. Am häufigsten werden die angeritzten Früchte gegen Würmer im Magen verordnet. Im Arabischen heißt der Sykomorenbaum „schagaret el-gimeiz", seine Früchte heißen „gimeiz". Die heutige Naturmedizin verwendet den Saft der Äste gegen Ekzeme. Innerlich verabreicht soll man den Tee, aus den Blättern zubereiten, gegen Husten und Menstruationsbeschwerden trinken. Die angeritzten Früchte sind als energiesteigendes Nahrungsmittel bekannt.

Johannisbrotbaum (Ceratonia siliqua)

Der Johannisbrotbaum wurde schon früh in Altägypten kultiviert. Seine getrockneten Früchte riechen honigartig und schmecken süß. Vermischt man sie mit Bier, erhält man ein süßes, nahrhaftes Getränk. Die Schoten wurden in Altägypten sowohl gegen Verstopfung als auch als Mittel gegen Magenwürmer verabreicht. Im heutigen Ägypten heißt der Johannisbrotbaum auf Arabisch „charoub", die süßen Früchte werden heute noch gegessen. Man weicht die Schoten in Wasser ein und trinkt den Saft zur Verdauungsanregung. Er hilft auch bei Durchfall, Rheuma und zur Stärkung der Nierenfunktion. Man nennt es auch Bockshörndl. Es ist reich an Antioxidantien und Nährstoffen, schützt vor freien Radikalen und beugt bestimmte Arten von Krebs vor (speziell Gebärmutterhalskrebs) Das Superfood verhindert die Überproduktion des appetitanregende Hormons Ghrelin – das Risiko einer Überernährung kann somit verringert werden

Dornakazie (Acacia nilotica)

Die Dornakazie ist ein typischer Baum Altägyptens. Ihre zerkleinerten Blätter wurden im Altertum innerlich verabreicht gegen Magenbeschwerden, als Abführmittel, gegen Magenwürmer,

Schmerzen im Brustraum und Husten. Man benutzte die Blätter zur äußeren Behandlung bei Wunden, Brandwunden, bei Knochenbrüchen, oder Hautkrankheiten, außerdem bei Hämorrhoiden, Augenentzündung, Augentrübung und bei bakterieller Erkrankung der Binde- und Hornhaut. Teile der Rinde, die adstringierende Eigenschaften besitzt, waren für die Heilung der Brandwunden nützlich, oder der Wundstellen an den Zehen. Rinde wie Harz verfügen über eine interessante Wirkstoffkombination. Das Gummiharz besteht zum Teil aus Kalium, Magnesium und Kalziumsalzen der Arabinsäure. Es dient in der Pharmazie als reizminderndes und einhüllendes Mittel für Hustenarzneien. Die Früchte, Rinde und Blätter der Akazie enthalten außerdem wertvolle Gerbstoffe, weshalb der Baum bereits für den altägyptischen Arzt eine sehr brauchbare Heilpflanze verkörpert. Er verordnete und kombinierte Akazie in seinen Rezepten mit anderen Heilpflanzen, wie Teilen der ägyptischen Weide, oder mit antibiotisch wirkenden Zwiebeln und vermischte sie mit ätherischen Ölen des Kreuzkümmels oder des Wacholders, die eine gewisse desinfizierende Wirkung besitzen. Brandwunden behandelte er wegen des Gerbstoffs der Akazie mit den Blättern oder mit dem Harz als adstringierender Substanz. Dornakazie heißt auf Arabisch „schagaret elsant". In der heutigen Naturmedizin wird Dornakazie äußerlich als Hautpflegemittel benützt, man reibt sich mit dem aus ihrem Harz gewonnenen Öl ein. Weiterhin wirken die Blätter des Baumes gegen Zahnfleischentzündungen, wenn man sie 10 Minuten kocht und 20 Minuten ziehen lässt und den Absud zur Mundspülung benutzt. Nach schwierigen Geburten wird der Absud auch als Sitzbäder empfohlen. Pulverisiert man die Akazienschoten und vermischt sie mit Henna, wirken sie, auf blutende Wunden aufgestreut, als Blutstillendes Mittel.

Innerlich verabreicht sollte man Tee aus dem Harz, den Blättern oder den Schoten der Dornakazie trinken. Am besten täglich 3 Tassen davon bei Durchfall, Ruhr und Fieber. Vom Pulver der getrockneten, gemahlenen Schoten nehme man gegen Diabetes täglich 1 Teelöffel nüchtern ein.

Ägyptische Weide (Salix safsaf)

Die ägyptische Weide war bereits in Altägypten heimisch, und aus vielen Rezepturen ersehen wir, dass der Heilkundige ihr Holz, ihre Blätter, Früchte und Samen für therapeutische Maßnahmen gebrauchte. Der Pap. Ebers erwähnt, das Sägemehl des Weidenholzes, das man äußerlich anwendet, um steife Gefäße zu erweichen. Ebenso wurden Blätter der Weide bei Knochenbrüchen, zur Wundbehandlung und zum Kühlen der Gefäße aufgelegt. Außerdem halfen sie gegen Zahnschmerzen. Die Früchte oder Samen wurden äußerlich gegen Schwellungen oder nässende Ohren empfohlen. Zweige und Blätter benützte man gegen Entzündungen. Die Wirksubstanz der Weide ist Salicin, das Schmerzen lindert und entzündungshemmend, fiebersenkend wirkt. Der altägyptische Arzt verwandte bereits Weidenteile therapeutisch richtig gegen Entzündungen, Wunden, Knochenbrüche und Schwellungen, so dass man behaupten kann, dass er gute Kenntnisse in der Medizin besaß. In der arabischen Sprache heißt die ägyptische Weide „al-safsaf".

Die heutige Naturmedizin verwendet die Rinde oder Blätter als Tee bei Rheuma, Fieber und Krämpfen. Pro Tag werden 3 Tassen getrunken. Bei Zuckerkrankheit sollte man 1 Tasse nüchtern am Morgen trinken.

Myrrhe (Commifora spec)

Der Myrrhebaum, die das wertvolle Harz liefern, sind in Äthiopien, Somaliland und Südarabien heimisch. Auch die altägyptische Medizinrezepte erwähnen Myrrhe als innerliches Heilmittel gegen Verstopfung des Bauches. Äußerlich gebrauchten die alten Ägypter Myrrhe bei Wunden, Geschwüre und Hauterkrankungen. Auch die Blase und Gebärmutter oder der After wurden mit ihr behandelt. Bei Augenerkrankung konnte sie ebenfalls verabreicht werden, oder als

Räuchermittel eingesetzt werden, um einen guten Duft im Hause zu verbreiten. Bereits für den Arzt Altägyptens besaß die Myrrhe eine wichtige adstringierende und desinfizierende Wirkung, die beschleunigend auf den Wundverschluss wirkte. Eine Tinktur aus Myrrhe pinselte er auf Wunden und Entzündungen auf. Augenerkrankungen, die häufig durch Infektionen ausgelöst worden waren, wurden mit Myrrhe behandelt. Schließlich sollen noch die Einläufe mit Myrrhe erwähnt werden. Auf Arabisch heißt Myrrhe „mor-batarikh". In der Naturmedizin gilt sie als wichtiges Mittel gegen Zahnschmerzen, bei denen man Myrrhekügelchen auf die schmerzende Stelle auflegt. Auch bei Hämorrhoiden wird die Maßnahme empfohlen. Zu den medizinischen Hauptanwendungsgebieten einer Tinktur gehören: Entzündungen im Mund- und Rachenraum, Zahnfleischentzündung, Aphten, Druckstellen durch Prothesen, leichte Entzündungen der Haut, Darmentzündungen, Darmkrämpfe, Menstruationsbeschwerden.

Weihrauch (Boswellia spec.)

Die wertvollen, auch medizinisch verwendbaren Inhaltsstoffe enthält dieses Harz, das, aus der aufgeritzten Baumrinde ausgeflossen und getrocknet, vom Baumstamm abgekratzt werden muss. Weihrauch ist bereits seit der Pyramidenzeit als Räuchermittel bekannt. Er fand vor allem während kultischer Anlässe wie Begräbnisrituale und in der Medizin Verwendung. Seit der 18. Dynastie (1400 v. Christus) konnte Weihrauch aus Punt und Nubien bezogen werden. Unter Tutmosis III. (1479-1458 v. Christus) wurde er vor allem aus Syrien angeliefert. Andere Herkunftsländer waren Somaliland, Südarabien und die Küste des Roten Meeres.

Die innerliche Verwendung des Weihrauchs beschreiben medizinische Rezepte zur Behandlung von Baucherkrankungen, oder als Abführmittel. Bei Lebererkrankungen, bei der Behandlung der Blase und bei Husten wurde er ebenfalls verwendet. Bei Hautkrankheiten oder Entzündungen allgemein, sowie für die Behandlung des Afters bedeutete er für den altägyptischen Heilkundigen ein gutes Therapeutikum. Äußerlich konnte er bei versteiften Gelenken, bei Wunden, Bissen, Verbrennungen, eitrige Geschwüre verabreicht werden. Weihrauch erleichtert die Ausstoßung des Kindes bei der Geburt. Zur Behandlung verschiedener Augenerkrankungen wurde er empfohlen, und als Räuchermittel half er gegen Körpergeruch. Schließlich nahm man ihn als Kaumasse, um die Zähne zu kräftigen.

In der Arabischen Sprache heißt Weihrauch „liban dakar" und wird noch heute in der Naturmedizin verwendet. Äußerlich hilft er gegen Mundgeruch, wenn man ihn langsam kaut. Man kann ihn auch als Hautarznei bei Wunden und gegen Rheuma 12 Stunden in kaltem Essig einweichen und dann die Haut, Wunden oder rheumatische Stelle einreiben. Seine ätherischen Öle wirken adstringierend. Innerlich verabreicht ist er hilfreich gegen Darm- und Harnwegsinfektionen sowie gegen Erkrankungen der Luftwege. Bei Husten oder Asthma hilft ein Aufguss, von dem man täglich nüchtern 1 Tasse kalt trinkt. Gegen Hals- und Rachenbeschwerden könnte man mit dieser Tinktur 3 mal täglich gurgeln.

Rizinus (Ricinus communis)

Die Rizinuspflanze stammt aus Ostafrika oder Indien. In alten Büchern wurden die Kräfte des Rizinus gut beschrieben. „Wenn die Wurzeln in Wasser zerstoßen und auf den schmerzenden Kopf aufgelegt werden, wird er sofort geheilt." Wenn jemand an Verstopfung leidet, soll er ein paar Samen mit Bier kauen, dies beseitigt die Verstopfung. Der Haarwuchs der Frau wird mit Hilfe seiner Samen gefördert. Man soll die Samen zerstoßen und zu Masse formen. Lass die Frau ihren Kopf damit salben. Sein Öl wird aus den Samen bereitet zum Salben von Wunden, die dann heilen werden. Man soll die Wunden ganz früh am Morgen damit salben. Ein wirklich erprobtes Mittel.

Der arabische Name für Rizinus ist „kharwa". In der heutigen Naturmedizin verwendet man ihn äußerlich als entzündungshemmende Arznei, indem man die Blätter auflegt. Bei Geschwüren oder Mandelentzündung sollten Umschläge, gefüllt mit Blätterbrei helfen. Als Augenheilmittel muss man 2 bis 3 Tropfen Saft der zerstoßenen Blätter einträufeln. Rizinusöl gilt als gutes Haartonikum. Innerlich wirkt das Öl der Samen als gutes Abführmittel.

Melisse (Melissa cupro culta)

Im Mittelalter braute man Lebenselixiere, deren Rezepturen man in große Menge in den einschlägigen Werken jener Zeit finden kann. Eine große Beliebtheit ist der Melissengeist, eine komplexe Mischung aus Gewürz- und Heilpflanzen. Die unterschiedlichsten Präparate kann man bis heute in fast jedem Geschäft und in jeder Apotheke finden. Sogar in der Roten Liste ist der Geist der Melisse aufgeführt.

Die Melisse erneuert alle Kräfte des Körpers. Der Melissengeist ist aus einer Vielzahl von Substanzen zusammengesetzt, den Mittelpunkt macht jedoch immer die Melisse aus, die der Arznei ihren Namen gab. Die schlichte Schönheit dieser Pflanze und ihre gewaltige Heilkraft ist zu allen Zeiten hochgeschätzt worden. Man findet sie in nahezu allen alten Kräuterbüchern, mit einer geradezu unglaublichen Anzahl von Indikationen. Die zarte Gestalt, die Ästhetik ihres Aufbaus, der milde erfrischenden Geruch und die medizinische Wirksamkeit führen zu einem Vergleich mit dem Sinnbild der lieblichen Venuskraft.

Der feine Geruch der Melisse stammt nicht, wie bei so vielen Pflanzen, von den Blüten, sondern von den Blättern. Der Gehalt der ätherischen Öle, die für den zitrusartigen Duft verantwortlich sind, ist äußerst gering. So benötigt man bei einer nicht gezüchteten Form etwa 7000 kg. Blätter für nur einen Liter Öl. Selbst diese Ausbeute des Wirkstoffs lässt sich nur dann erreichen, wenn die Ernte nach mehreren trockenen, trüben Tagen erfolgt.

Die Freundlichkeit dieser Pflanze zeigt sich auch in ihrem einfachen Anbau. Obwohl sie ursprünglich aus Südeuropa stammt, lässt sie sich doch problemlos in unserem Klima einpflanzen und gedeiht so prächtig, dass es sogar Gartenbesitzer gibt, die sich darüber erfreuen. Der Volkstümliche Name wie Honigblum oder Immenblatt zeigen, wie befreundet sie mit der Kraft der Sonne ist. Bienen, lieben ihren Nektar sehr und genießen ihn reichlich. Damit die Bienen den Stock nicht verlassen und sich bester Gesundheit erfreuen, reiben Imker den Bienenstock gerne mit den Melissenblättern ab. Wenn man Melissenblätter in der Hand hält und verreibt, wird man von Bienenstichen verschont.

Melisse ist von allen Dingen, die die Erde hervorbringt, die beste Pflanze für das Herz. Die feine Zeichnung der Blätter und die zarten weißen Blüten zeigen deutlich die Nervensignatur an. So wirkt die Melisse nervenstärkend in jedem Sinne, krampfwidrig und belebend, insbesondere auf Herz, Gebärmutter und Magen- Darm – Trakt. Sie harmonisiert das Rhythmische im Menschen, gleich ob die Störung aus dem Magen, dem Atmungsorgan, dem Herz, dem Gehirn oder dem Unterleib entstammt. Sie lässt sich einsetzen bei Verdauungsstörungen wie, Blähungen, bei Menstruationsbeschwerden, Herz-Rhythmusstörungen, Herzrasen oder Angina pectoris. Die Bezeichnung Mutterkraut weist auf Frauenkrankheiten wie Regelblutungen, unregelmäßige Blutungen oder Unfruchtbarkeit. Sie lindert die Schlafstörungen und Alpträume, Insektenstiche, rheumatische Zustände oder Atembeschwerden. Sie dient zur Steigerung der körperlichen und geistigen Leistungsfähigkeit des alten Menschen, tonisiert Leib und Seele, hellt die Stimmung auf, bessert das Gedächtnis und wirkt allgemein lebensverlängernd.

Die Melisse war eines der Lieblingsmittel des Paracelsus. Er setzte sie beispielsweise als Nervinum und Psychotherapeutikum, vor allem in Verbindung mit dem Stein Antimon, gegen den Wahnsinn ein und verwendete sie als Bestandteil des Lebenselixiers, Perlmutt oder mischte sie in seine verschiedenen Pestmittel. Als Wein zubereitet verwendet er sie als ein Sekretum bei Asthma. In den alten Kräuterbüchern findet man weitere Indikationen wie Epilepsie, bisse von Hunden, Skorpion- oder Spinnenstiche, Lähmungserscheinungen, Zittern, Traurigkeit, Mundgeruch, Unsinnigkeit und Daubheit, Geschwüre, Mundgeruch, Lepra.

Ein paar Heilpflanzen der Doldenblütler

Die Doldenblüte erinnert an einen geöffneten Regenschirm. Die Blütenfarbe ist überwiegend weiß. Die familiäre Verwandtschaft ist gut zu erkennen. Für viele Insekten bilden die Blüte eine willkommene Nektarwiese. Es ist ein schönes Schauspiel an einem warmen Sommertag diesem regen Treiben auf einer Engelwurz- oder Bärenklaublüte zuzuschauen. Sehr groß sind die Blütenschirme des Riesen Bärenklau. Weil das Gesamtbild dieser Pflanzen so prägnant ist, bleiben die oft winzigen Einzelblüten unbeachtet. Sie bestehen aus fünf Blütenblättern, wobei die Blütenblätter am Doldenrand vergrößert sein können. Aus der Einzelblüte entwickelt sich eine Spaltfrucht mit zwei aneinander liegenden Samen. Die Blätter sind meistens einfach oder mehrfach gefiedert und nicht selten mittels einer Verdickung mit dem Hauptstängel verbunden. Die Wurzel ist kräftig in dem Erdreich verankert.

Aus sicht der Botaniker mag Sellerie der typische Vertreter dieser Pflanzenfamilie sein. Daher der neue Familienname „Apiaceae". Für einen Naturheilkundigen ist eine Pflanze wie die Engelwurz typisch. Bei ihr fällt das nach oben Strebende, aber zugleich das in der Erde Verwurzelte auf. Eine solche Pflanze ist in besonderer Weise eingespannt zwischen Himmel und Erde, sie verbindet zwei Pole. Das empfanden auch die früheren Astro Botaniker. Sie ordneten diese Pflanzen dem Planeten Merkur zu. Merkur ist der Bote zwischen

Himmel und Erde. Im Körper ist die Merkurwirkung vertreten durch das Nervensystem, sowie durch das Lungensystem und den Darm. Es sind die wichtigsten Heilpflanzen bei Blähungen und für den Darm. (Kümmel, Fenchel, Anis, Koriander. Sie haben auch oft eine Wirkung auf die Lunge. Auch die Wasserausscheidung über die Nieren kann angeregt werden, wie Sellerie, Petersilie, Liebstöckel.

Die ätherischen Öle zählen zu den Hauptwirkstoffen dieser Pflanzenfamilie. Sie befinden sich vor allem in den Samen, aber auch in Sekretgängen der Wurzeln, Blätter und Stängel. Zum Teil gehören die Wirkstoffe zu den Terpenen, wie das Carvon des Kümmels. Zum Teil sind es potentiell giftige Phenylpropane, wie das Anethol aus Anis, Fenchel oder Dill. Giftig ist auch das Apiol aus Sellerie und Petersilie. Einige südländische Pflanzen dieser Doldenfamilie bilden überwiegend Harze und Gummen, die zum Teil übel riechen. Dazu gehört der Stinkasant und die Ammoniapflanze. Eine zweite wichtige Wirkstoffgruppe sind die Furanocumarine. Viele Pflanzen enthalten einfache Cumarine wie das Umbelliferon. Bei den Furanocumarinen kommt ein Furankörper hinzu. Sie sind giftiger als einfache Cumarine. Unter Lichteinfluss gehen sie Verbindungen ein mit den - eiweißbausteinen des Zellkernes und blockieren so wichtige Vorgänge in der Zelle wie Wachstum und Vermehrung. Bei einer Schuppenflechtenbehandlung wird diese Wirkung genützt in der **Psoralen plus UV-A Therapie** (P-UVA-Therapie). Das P steht für Psoralen, ein Furanocumarin aus den Samen der großen Knorpelmöhre. Auch andere Doldenblütler wie Bärenklau besitzen die phototoxischen Stoffe. Wer im Sommer Barfuß durch eine frisch gemähte Bärenklauwiese läuft, oder die Blüten des Riesenbärenklaues pflückt, kann Hautrötungen und schmerzhafte Brandblasen bekommen.

Die meisten Pflanzen dieser Familie zählen zu den Heilpflanzen. Aber einige sind starke Giftpflanzen. Sie enthalten Polyacetylene wie das Cicutoxin des Wasserschierlings und der Safran Rebendolde. Oder sehr giftige Alkaloide wie das Coniin des gefleckten Schierlings. Entsprechend verdünnt sind diese Pflanzen in der Homöopathie jedoch wichtige Heilmittel. Conium maculatum

Conium maculatum D12 – gefleckter Schierling:

Bei schwäche von Körper und Geist, Zittern und Erschöpfung, schwere, müde, gelähmte Beine, zitternde Finger, Schwindel nach Anstrengung oder beim hinlegen oder umdrehen, ständiger trockener Husten, Atemnot bei leichter Belastung, verhärtende geschwollene Drüsen und Lymphknoten, gutartige Hauttumore.

Oenanthe crocata D12 - Safran Rebendolde

Gegen hartnäckige Hautausschläge oder bei beginnender Epilepsie, besonders mit Sprachlähmung und anschließender Somnolenz.

Zur Erklärung der Doldenblütler, welche trockene und sonnige Standorte bevorzugen, wie der Fenchel, enthalten reife Säfte. Andere die lieber an schattigen und feuchten Stellen gedeihen, wie der Wasserfenchel, haben eher unreife, also giftige Säfte.

Gemüse Doldenblütler

Die Karotte

Die Karotte ist die Königin der Gemüse. Sie enthält sehr viel Provitamin A =Carotin (12mg/100g). Eine mittelgroße feingeriebene Karotte reicht aus, um den Tagesbedarf an Vitamin A zu decken. Nachtblindheit, Austrocknung der Augenbindehaut, chronische Schleimhautdefekte, trockene und schuppige Haut können durch einen Vitamin A Mangel verursacht werden. Carotin ist zudem ein wirksamer Radikalfänger. Eine mögliche Überdosierung wie beim reinen Vitamin A gibt es bei Carotin nicht. Überschüssiges Carotin wird in der Haut eingelagert. Dort fördert es die Hautbräunung und schützt gegen einen

Sonnenbrand. In Italien ist Karottenbrei ein Hausmittel gegen Halsschmerzen. Reichlich geriebene Karotten können bei Kindern helfen Würmer im Stuhl und Darm zu vertreiben. Ein Karottenpulver oder Karottenmus wird bei Reizerscheinungen der Darmschleimhaut schon bei Kleinkindern eingesetzt. Hier wirkt sich auch der hohe Pektingehalt der Karotte günstig aus. Dazu ist die Karotte noch reich an Selen, Kalium, Kalzium Magnesium und Eisen.

Petersilienwurzel

Sie wird meist in Suppen verwendet oder als Bestandteil der Gemüsebrühe. Petersilie fördert die Nierenleistung und gilt als leichtes Aphrodisiakum. Im Herbst und Winter kann man diese Wurzeln kaufen. Getrocknete Wurzelstücke kann man in der Apotheke kaufen, der Gehalt an ätherischen Ölen mit Monoterpenen ist aber in der getrockneten Ware eher bescheiden und die Wirkung daher sehr gering. In Petersilienwurzeln steckt unter anderem Apiol, auch Petersilienkampfer genannt, welches harntreibend, entwässernd und blutreinigend wirkt. In höherer Dosierung wirkt Apiol auch auf die selbständig kontrahierenden Muskeln des Unterleibs und der Verdauungsorgane. Bei Magenbeschwerden ist der Verzehr in besonders leicht verdaulicher Form zu empfehlen. Die Wurzel hat einen sehr hohen Gehalt an Vitamin C. Auch Vitamin E, Vitamin B, Kalzium, Kalium und Eisen sind vorhanden.

Knollensellerie

Die Knollensellerie wirkt leicht entwässernd durch ihren Gehalt an ätherischem Öl mit Terpenen. Sie kann in vielfältigerweise zubereitet werden. Die jungen Blätter können wie Schnittsellerie genutzt werden. Auch Selleriesaft von Schöneberger oder Biotta wird als Entwässerungsmittel und zur Gewichtsreduktion eingenommen. Sellerie entwickelt sich ursprünglich auf Schlickfeldern im Bereich der Mittelmeerküste. Sie gehört auch zu den Pflanzen, die Salz vertragen.

Die Knollensellerie beruhigt einen gereizten Magen und Darm, wirkt antibakteriell, regt die Verdauung an und hat noch weitere positive Wirkungen. Die Heilwirkungen sind: blutreinigend, harntreibend, kreislaufstärkend, menstruationsfördernd, nervenstärkend. Angewendet wird der Knollensellerie bei: Appetitlosigkeit, Bluthochdruck, Blähungen, Bronchitis, Brustentzündung, Brustkrämpfe, Diabetes, Fettsucht, Frühjahrsmüdigkeit, Gicht, Hauterkrankungen, Husten, Lungenkatarrh, Magenschwäche, Milchstau, Rheuma, Wassersucht, Ödeme. Der Gehalt der Sellerie ist enorm: Kalium, Eisen und Kalzium macht ihn zu einem wertvollen Gemüse. Sellerie enthält zudem Carotinoide pflanzliche Farbstoffe, Vitamin C, Vitamin K, Vitamine der B-Gruppe, Folsäure und Ballaststoffe.

Knollenfenchel

Ein edles und sehr bekömmliches Gemüse von zartem Fenchelgeschmack. Die Zubereitung sollte mit einem Gemüsedämpfer gemacht werden um die Aromastoffe zu erhalten. Botanisch handelt es sich um eine verdickte Blattscheide. Der Knollenfenchel hat eine positive Wirkung bei bestimmten Magen-Darm-Beschwerden wie Blähungen. Fenchel gilt daher auch als Heilpflanze. Auch Vitamin C und Eisen enthält der Fenchel. Letzteres wird unter anderem zur Blutbildung benötigt. Daneben kommen zum Beispiel auch Provitamin A und Kalium im Fenchel vor. Weitere Anwendungsbereiche sind: Bindehautentzündungen, Erkrankungen der Atemwege, Bronchitis, Husten, Asthma, Keuchhusten, Diabetes mellitus, Magen- und Bauchschmerzen, Muskel- und Rheumaschmerzen, Kopfschmerzen, Epilepsie, Schlaflosigkeit, Menstruationsbeschwerden. Der Fenchel bietet eine gute Erkältungsprophylaxe, da er einen sehr hohen Vitamin-C-Gehalt aufweist. Zudem ist er aufgrund seines Aromas sehr beliebt und kann auf verschiedenste Weisen zubereitet werden. Gestresste Personen profitieren vom hohen Gehalt an Vitamin B1 dem

Nervenvitamin und am Mineralstoff Magnesium, der ebenfalls in der Knolle enthalten ist. Personen, die Milchprodukte nicht vertragen, können ihren Kalziumbedarf auch alternativ teilweise mit der Knolle ausgleichen. Eine Portion des Fenchels (200 Gramm) hat so viel Kalzium wie ein Glas Milch und ist dabei leichter verdaulich.

Pastinaken

Die Pastinake ist eine weiße Verwandte der Karotte. Im Geschmack würziger, aber nicht so leicht bekömmlich. In einer kalorienreduzierten Diät kann die Pastinake als Magenfüller genutzt werden. Im Sommer sieht man am Wegrand häufig gelbe Blütenschirme der wilden Pastinake. Er hat kleinere Wurzeln, die in Notzeiten als Gemüse gesammelt werden kann. Früher wurde ein Tee der Samen, der getrockneten Wurzel als Heilmittel bei Magenbeschwerden und Wassersucht angewendet. Pastinake Rübe. Am einfachsten und auch am schmackhaftesten ist die Zubereitung der Wurzel in der Küche, z.B. lässt sich die Rübe als cremige Suppe oder als Püree zubereiten. Der Pastinaken Geschmack ähnelt dem Geschmack einer Petersilienwurzel, also einer Mischung von Karotten und Sellerie. Die Anwendungsbereiche sind: Blähungen, Fieber, Lungenleiden, Magenschmerzen, Nierensteine, Ödeme, Rheuma, Schlaflosigkeit. Die Inhaltsstoffe sind ätherische Öle, Ballaststoffe, Kalium, Kalzium, Magnesium, Eisen, Proteine, Vitamin C.

Petersilie

Als Küchengewürz wird gerne die Krausepetersilie verwendet. Die einfache Blattpetersilie kann leicht mit der giftigen Hundspetersilie verwechselt werden. Petersilie ist ein wertvoller Vitamin- und Vitalstoffträger. Ätherische Öle, Vitamin C, Carotin, Kalium, Flavonoide und Spurenelemente. Die Verwendung von Petersilie ist seit der Jungsteinzeit nachweisbar und ist nicht nur ein harmloses Küchenkraut. Die Samen enthalten 3 bis 5% ätherische Öle mit als

Hauptbestandteil dem giftigen Apiol. Diese wirken reizend auf das Nierenparenchym und kontraktionsfördernd auf die Blasen- und Gebärmuttermuskulatur. Das reine ätherische Öl hat durch das Myristicin sogar eine berauschende Wirkung, führt aber rasch zu einer Leberverfettung. Es wurde auch als Ausgangsstoff zur illegalen Herstellung des Amphetamins „herbal Ecstasy" missbraucht. Petersilie, Sellerie und Liebstöckel stellen seit alters her milde Aphrodisierende Wirkung dar. Sie fördert die Durchblutung der Unterleibsorgane und wird auch eingesetzt, um eine zu schwache Periodenblutung zu fördern. Für den Mann stellten Petersiliensamen im Mittelalter ein pflanzliches Viagra dar, für eine bessere Durchblutung der Schwellkörper. Für die schwangere Frau ein gefährliches Schwangerschaftsabbruch Pflanze. Es heißt auch. „Petersilie hilft dem Manne aufs Pferd, die Frau unter die Erd". In der Homöopathie wird **Petroselinum D2** oder D3 gegen Harndrang und Reizblase eingesetzt. Für die Urtinktur wird die ganze blühende Pflanze verwendet. Das französische Wort für Petersilie ist „Persil"! Sie galt im Mittelalter als ein Symbol der Reinheit. Aus Petersilie geflochtene Kränze wurden Kindern auf den Kopf gelegt, um sie zu schützen. So war und ist Petersilie mehr als ein einfaches Küchenkraut.

Die Heilwirkungen sind: harntreibend, krampflösend, menstruationsfördernd, Nachgeburt austreibend, schleimlösend, tonisierend, Wehen fördernd. Petersilie kann man anwenden bei: Appetitlosigkeit, Blasen-Entzündungen, Blasensteine, Bluthochdruck, Blähungen, Depression, Frühjahrsmüdigkeit, Geschwüre, Gicht, Insektenstiche, Kater, Menstruationsbeschwerden, Mundgeruch, Mückenstiche, Müdigkeit, Nierensteine, Ohrenschmerzen, Rheuma, Schuppen, Verdauungsstörungen, Verstopfung, Wechseljahrbeschwerden.

Sellerieblätter

Die Blätter sind besonders als Gewürz beliebt. Petersilie und Sellerie sind sich in der Wirkung sehr ähnlich. Auch Sellerieblätter enthalten ätherische Öle mit geringem Mengen an Apiol und haben nierenanregende Wirkung. Schwangere sollten nicht zu große Mengen von diesem Kraut essen. Die Samen enthalten wesentlich mehr ätherische Öle mit Apiol. Obwohl Apiol und Myristicin als Reinsubstanz nicht wasserlöslich sind, gelten wassertreibende Tees mit Petersilie oder Selleriesamen nicht mehr empfehlenswert. Die Heilwirkungen der Sellerieblätter sind: blutreinigend, harntreibend, kreislaufstärkend, menstruationsfördernd, nervenstärkend. Die Anwendungsbereiche sind: Appetitlosigkeit, Bluthochdruck, Blähungen, Bronchitis, Brustentzündung, Brustkrämpfe, Diabetes, Fettsucht, Frühjahrsmüdigkeit, Gicht, Hauterkrankungen, Husten, Lungenkatarrh, Magenschwäche, Milchstau, Rheuma, Wassersucht, Ödeme.

In der Traditionellen Chinesischen Medizin gilt der Selleriesaft als Mittel gegen zu hohen Blutdruck. Und im Ayurveda wird der Sellerie seit langer Zeit bei Verdauungsstörungen und neurologischen Altersbeschwerden eingesetzt. Die Inhaltsstoffe sind Ballaststoffe, Vitamin K, Folsäure, Kalzium, Kalium, Vitamin B1, B2, B6, E und Vitamin C. Nach Dr. Mayer kann Selleriesaft Brustkrebs womöglich nicht nur verlangsamen, sondern bösartige Tumoren verkleinern. Der Farbstoff Luteolin in Sellerie unterstützt die Behandlung.

Liebstöckel

Der Liebstöckel wird auch Maggikraut genannt. Die frischen Blätter sind in der Küche ein beliebtes Suppen-, Saucen- und Fleischgewürz. Die Sekretion der Verdauungssäfte wird gefördert. In der ganzen Pflanze befindet sich das ätherische Öl mit Butylphthalid. Er ist für das typische Aroma verantwortlich. In der Naturmedizin werden Wurzel und Samen des Liebstöckels für den Harnapparat, Verdauung und weibliche Fortpflanzungsorgane eingesetzt.

Die Heilwirkungen sind: anregend, blutstillend, harntreibend, krampflösend, schleimlösend, schweißtreibend, Stoffwechsel anregend, menstruationsfördernd. Er stärkt den Appetit, wirkt Abmagerung entgegen und stärkt die Verdauungsorgane so, dass sie die gegessene Nahrung auch gut verdauen können. Man kann Liebstöckelsamen, die Wurzel oder die Blätter als Tee oder Tinktur einnehmen oder man würzt die Speisen mit Samen oder Blättern. Im Tee schmeckt der Liebstöckel sehr würzig, was für Tees eher ungewohnt ist. Äußerlich kann man Abkochungen der Wurzel als Waschung, Bad oder Umschlag gegen Ekzeme, eitrige Wunden und Furunkel verwenden.

Weitere Anwendungsbereiche sind: Abmagerung, Appetitlosigkeit, Blasenentzündung, Blasensteine, Blähungen, Bronchitis, Ekzeme, Furunkel, Gicht, Halsentzündung, Herzschwäche, Husten, Kehlkopfentzündung, Magenbeschwerden, Mangel an Magensäure, Menstruationskrämpfe, Mittelohrentzündung, Mundschleimhautentzündung, Nervenschwäche, Nervosität, Nierenleiden, Nierensteine, Ödeme, Rheuma, Verdauungsschwäche, Verstopfung, Wassersucht, eitrige Wunden.

Die Liebstöckelwurzel hat eine positive Monographie und wird in Teemischungen zur Förderung der Wasserausscheidung verordnet. Es wird auch der Restharnstoff ausgeschieden.

Die Inhaltsstoffe von Liebstöckel sind: Ätherisches Öl, Angelikasäure, Apiol, Apfelsäure, Bitterstoffe, Gerbstoffe, Fette, Gummi, Harze, Invertzucker, Kampfer, Carvon, Isovalerinsäure, Cumarine, Myristicin, Umbelliferon

Dill

Der Dill hat feine, strahlenförmige Blätter und gelbliche Blüten wie Fenchel. Die Dillsamen werden in der Naturheilkunde als blähungswidriger und krampflösender Tee verwendet. Ein Teelöffel Samen pro Tasse, oft in Kombination mit Kamille, gegen Periodenschmerzen, oder Blähungen. Der Tee soll auch die Milchproduktion der Stillenden anregen. Der Dill ist eine alte Heilpflanze, bereits im Papyrus Ebers wird Dill unter anderem gegen Kopfschmerzen empfohlen. Dillsamen kann man als Tee oder in Wein gekocht gegen Blähungen, Magenkrämpfe und zur Milchförderung einsetzen. Der milde Tee hilft auch gegen Blähungen bei Babys, ähnlich wie der Fenchel. Wenn man das Kraut als Sitzbad benutzt, hilft es gegen Krämpfe der Gebärmutter, beispielsweise bei schmerzhafter Menstruation. Äußerlich als warme Kompresse in Olivenöl hilft Dill gegen Geschwüre. Weitere Anwendungsbereiche sind: Appetitlosigkeit, Blähungen, Gebärmutterkrämpfe, Geschwüre, Hämorrhoiden, Magenbeschwerden, Menstruationsbeschwerden, Schlaflosigkeit.

Die Inhaltsstoffe sind: Vitamin C, Vitamin A, Vitamin E, Kalium, Kalzium. In der Naturmedizin wird Dill bei psychischen Beschwerden wie Schlaflosigkeit und innere Unruhe eingesetzt. Auch bei Magenbeschwerden lassen sich am besten mit einem Dilltee lindern

Gartenkerbel

Der Gartenkerbel hat ein zart anisartiges Aroma. Die Blätter werden am besten im eigenen Garten im Halbschatten gezogen. Der Kerbel kann Erkältungen lindern und man kann ihn gegen Kopfschmerzen und Gedächtnisstörungen verwenden. Die Heilwirkungen sind: blutreinigend, harntreibend, schleimlösend, schweißtreibend, tonisierend. Der Kerbel hilft bei Kopfschmerzen, Sehschwäche, Verbrennungen, Infektionen und Entzündungen, sowie bei Blähungen,

Durchfall und Verstopfungen. Die Inhaltsstoffe Isoanethol und Chavibetol wirken schleimlösend und antiseptisch. Vor allem die Petroselinsäure wirkt positiv auf das Gehirn, beruhigt die Nerven und kann bei Schlafstörungen helfen.

Weitere Inhaltsstoffe sind: ungesättigte Fettsäuren, Gerbstoffe, Glykosiden, Flavonoiden, Eisen, Magnesium, Kalium und Zink.

Kümmel

Der Kümmel ist das wertvollste Karminativum der Phytotherapie. Er enthält mindestens 4% ätherisches Öl mit der Hauptkompenent Carvon, ein Terpen. Eine gute blähungswidrige Wirkung wird erreicht, wenn die Samen mit einer Mühle frisch gemahlen werden und über die Speisen gestreut wird. Als Tee kann er bei Übelkeit, Erbrechen, Völlegefühl, Aufstoßen, Sodbrennen, retrosternalen Schmerz, Meteorismus und vorzeitiges Sättigungsgefühl helfen. Kümmel gibt es in Dragees, Tropfen und Tabletten.

Die Wirkung von Kümmel: Die ätherischen Öle verstärken die Durchblutung den Magen- und Dünndarmschleimhaut. Dadurch werden mehr Verdauungssäfte produziert und die Gallensekretion wird leicht angeregt. Eine Überdosierung kann zu Schleimhautreizungen führen. Durch die verstärkte Darmschleimhautdurchblutung werden mehr Gase resorbiert, die dann in der Leber umgewandelt und über die Lunge abgeatmet wird. Die Öle hemmen eine übermäßige Entwicklung der Darmbakterien und verringern so die Gasproduktion der Gärungs- und Fäulnisbakterien. Die immer wieder betonte entkrampfende Wirkung ist auf den verminderten Gasdruck im Magen und Darm zurückzuführen. Der Tonus der Magenmuskulatur nimmt in Wirklichkeit zu, und die Magen Darm Peristaltik wird angeregt.

Die Inhaltsstoffe des Kümmels sind: Ballaststoffe, Proteine, essentielle Fettsäuren, Omega3, Omega 6, Carotin, Lutein, Limonen, Carvon, Carveol, Furfurol.

Fenchel

Die Pflanze wird im Mittelmeergebiet bis zu 2 Meter hoch. Die blaugrünen Stiele tragen feinstrahlige, lichtdurchflutete Blätter und gelbe Blütenschirme. Es ist eine Pflanze des Lichtes. Der Fenchel wurde früher in der Augenheilkunde gerne eingesetzt. Bei entzündlichem Lidrand kann ein abgekühlter Fencheltee, in getränkte Kompressen aufgelegt, helfen. Auch Hildegard von Bingen sagte: Fenchel mache den Menschen fröhlich und empfahl die Anwendung gegen Melancholie. Für die Teeanwendung von Samen bestehen zwei Indikationsgebiete. Die oberen Atemwege und der Magen-Darm-Trakt. In den oberen Atemwegen bewirken die ätherischen Öle eine beschleunigte Tätigkeit des Flimmerhärchens. Daher wirkt Fenchel mild auswurffördernd und schleimlösend und wird gerne in Hustenteemischungen gegeben. Für einen Tee nimmt man einen Teelöffel Samen, leicht zerstoßen, mit kochendem Wasser übergossen und 10 Minuten ziehen lassen.

Auf dem Magen-Darm-Trakt wirkt Fenchel, blähungswidrig und entkrampfend. Die Wirkungsweise ist seit altersher bekannt. Bereit bei Säuglingen und Kleinkindern bei Bauchschmerzen und Blähungen wurde Fencheltee eingesetzt. Er fördert eine normale Magen Darm Peristaltik. Bei _Bauchschmerzen empfiehlt sich 3 bis 5 Tropfen Fenchelöl auf einen Zuckerwürfel einnehmen. Im englischen Sprachraum wird Fenchel eingesetzt bei Zellschädigung und karzinogene Potenz. Der Inhaltsstoff Anethol (80 bis 90% Inhalt) ist dafür verantwortlich.

Inhaltsstoffe des Fenchels sind: ätherisches Öl mit Anethol und Fenchon, Bergapten, Bor, Kampfer, Carvon, Chamazulen, Citral, Citronella, Cumarine, Eugenol, Flavonoide, Fumarsäure, Kaffeesäure,

Limonen, Linalool, Linolsäure, Myristicin, Psoralen, Salicylate, Thymol, Tocopherol, Trigonellin, Umbelliferon, Xanthotoxin, Vitamin C.

Anis

Bereits Pedanios Dioskurides lobt die wärmenden Eigenschaften bei Magenbeschwerden, Völlegefühl und bei Bronchialkatarrh. Hustende Kinder gibt man in der Naturmedizin Anismilch mit Honig. In der Pflanzenheilkunde ist der Vier Winde Tee mit den Samen Ani, Fenchel und Kümmel. Der Vierte ist die Pfefferminze. Der Tee wirkt blähungswidrig und entkrampfend auf den Darm. Anissamen sind auch ein gutes Geschmackskorrigens. Anisöl besteht zu 90% aus Anethol. Die Heilwirkungen sind: antibakteriell, entspannend, harntreibend, krampflösend, schleimlösend, tonisierend.

Stillenden Mütter helfen auch reiner Anistee bei der Milchbildung, hier nimmt der Säugling ebenfalls die Inhaltsstoffe gegen Blähungen über die Muttermilch auf. Die milchbildende Wirkung beruht auf der östrogenen Wirkung des Anisöls. Das ätherische Öl des Anises wird nach der Einnahme über die Lunge ausgeschieden und wirkt lösend durch die Lungenbläschen und Bronchien von innen. Für Inhalation mit Anisöl nimmt man heißes Wasser und etwa 5 Tropfen Anisöl, die Dämpfe atmet man etwa 10 Minuten ein. Lindert die Beschwerden bei Erkältungen.

Die Inhaltsstoffe sind: ätherisches Öl, Anethol, Isoanethol, Ansiketon, Anissäure, Acetaldehyd, Acetylcholin, Azulen, Bergapten, Bor, Kampfer, Carvon, Chamazulen, Eugenol, Kaffeesäure, Cumarine, Myristicin, Salicylate, Thymol, Umbelliferon, Xanthotoxin, Vitamin C.

Die Anwendungsbereiche sind: Abgeschlagenheit, Aphrodisiakum, Appetitlosigkeit, Asthma, Blähungen, Bronchitis, Epilepsie, Erbrechen, Halsinfektionen, Insektenstiche, Kopfschmerzen, Magenkrämpfe, Milchbildung, Pfeifffersches Drüsenfieber, Reizhusten, Schlaflosigkeit, Schluckbeschwerden, trockener Husten, Verdauungsschwäche.

Koriander

Die Samen haben eine runde Form, weil jeweils zwei Samen von einer zusätzlichen Hülle zusammengehalten werden. Die Hauptwirkstoffe sind Carvon ähnliche Monoterpene. Sie verleihen den meist als Gewürz verwendeten Koriander einen aromatisch scharfen Geschmack. Bei schwer verdaulichen Speisen sollte man Koriander in einer Mühle mahlen. Es hat ein eigenständiges Aroma. In der asiatischen und arabischen Küche wird Koriander von altersher sehr geschätzt und ist außerdem mengenmäßig auch der Hauptbestandteil von dem bekannten Currypulver. Der Koriander zählt zu den ältesten Küchenkräutern der Welt. Schon in den Sanskrit Schriften und im alten Testament wurde von der positiven Wirkung berichtet. Der Antike Mediziner Hippokrates von Kos ernannte das würzige Kraut samt Samen zum Medikament.

Im Ayurveda und in der Traditionellen Chinesischen Medizin setzt man die Heilkraft bei Verdauungsbeschwerden ein. In der Naturwissenschaft ist es der lindernde Effekt bei Magen Darm Probleme, bei Durchfall, Blähungen und Völlegefühl. Der Koriander gilt als natürliches keimtötendes Mittel. Das Korianderöl gilt als starker Keimbekämpfer, der sogar Krankenhauskeime bekämpfen kann.

Für einen Koriander-Tee kann man wahlweise getrocknete Blätter oder zerstoßende Samen verwenden. Für einen Korianderblättertee nimmt man 1 bis 2 Teelöffel mit 250 ml kochendem Wasser und lässt es 10 Minuten ziehen. Die Anwendungsbereiche sind: Appetitlosigkeit, Blähungen, Durchfall, Husten, Magen-Darm-Entzündung, Magenkrämpfe, Magenschwäche, Menstruationskrämpfe, Mundgeruch, Reizdarm, Reizmagen, Verstopfung, Völlegefühl. Die Inhaltsstoffe sind: Ätherisches Öl: Linalool, Geraniol, Pinen, Limonen, Terpinen, Borneol; Petroselinsäure, Palmitinsäure, Ölsäure, Gerbstoff, Flavonoide, Cumarine, Sitosterin, Kaffeesäurederivate.

Der Koriander hat eine Antioxidative Wirkung und ist besonders effektiv bei chronischen Krankheiten, Rheuma, Stress, Immunstärkend. Er fördert auch den Stoffwechsel, stimuliert die Verdauung und bringt Leber und Darm in Schwung. Koriander hilft gegen Infektionen. Speziell das Korianderöl wirkt keimtötend, bekämpft Lebensmittelvergiftung, gegen Salmonellen. Ölbäder, Einreibungen und Massagen mit dem Öl kann wohltuend sein und wirkt schmerzstillend bei Arteriosklerose, wirkt innerlich wärmend auch an kalten Wintertagen. Koriander reinigt den Organismus bei einer Entgiftung. Er bindet Moleküle von Giften, Schwermetalle und Quecksilber und leitet sie aus dem Körper aus. Er senkt auch den Blutzuckerspiegel und ist ein gutes natürliches Antibiotikum.

- Essen sie regelmäßig Korianderblätter oder Samen so oft es geht und bringen Sie ihr natürliches Gleichgewicht wieder in Schwung.

Engelwurz

Engelwurz kommt meistens in Flusstälern vor. Die mehr kugeligen Blütendolden haben ein puderiges Aussehen und eine grün weiße Farbe. Vor allem vor der Blüte riecht die Pflanze stark würzig. Früher wurde sie auch Heiligenwurzel oder Brustwurz genannt. Man trug die Wurzel als Schutz gegen Krankheit vor der Brust. Bereits der Leibarzt von Nero machte die Engelwurz zum Hauptbestandteil seiner berühmten Mixtur, eine Kräutermischung gegen Qualen und Giften. Heute hat die Engelwurz eine positive Wirkung bei Appetitlosigkeit und bei leichten Magenkrämpfen. Die Wurzel mit Monoterpenen und Furocumarienen als Wirkstoff schmeckt etwas bitter aromatisch. Die Säfteproduktion im Verdauungstrakt wird angeregt, auch der Gallenfluss. Die Engelwurz kann die Lichtempfindlichkeit der Haut erhöhen. Es besteht eine erhöhte Tendenz zu einem Sonnenbrand oder einem Sonnenekzem. In Russland wird Engelwurz gerne bei Nierenschmerzen eingesetzt. In China wird es als Tonikum bei allgemeiner Schwäche und Anämie verabreicht.

Die häufigsten Anwendungsbereiche bei uns sind: Appetitlosigkeit, Appetitmangel, Blähungen, Erkältungskrankheiten, Erschöpfungszustände, Gicht, Leberschwäche, Magen-Darm-Krämpfe, Magenschwäche, Magersucht, Menstruationsbeschwerden, Migräne, Rheuma, Verdauungsprobleme, Verstopfung, Wechseljahrbeschwerden.

Die Inhaltsstoffe sind: ätherische Öle, Angelicin, Bergapten, Bitterstoffe, Furanocumarine, Imperatorin, Pentadecanolid, Umbelliferon, Xanthotoxin. Diese entfalten schon im Mund ihre Wirkung, im Mund beginnt Speichel zu fließen. Im Magen werden Verdauungssäfte freigesetzt und die Gallenblase gibt ihre Gallenflüssigkeit frei. Auf dem Weg durch die Verdauungsorgane wirken die verschiedenen Wirkstoffe direkt am Ort der Probleme. Für einen Tee nimmt man einen halben TL trockene Wurzel auf eine Tasse Wasser. Der Tee wird kalt angesetzt, dann kurz aufgekocht und fünf Minuten ziehen gelassen. Davon trinkt man täglich bis zu zwei Tassen.

Bischofskraut

Das Bischofskraut, auch Ammi Visnaga oder Zahnstocher genannt ist botanisch nahe verwandt mit der wilden Möhre. In ihrem Ursprungsland Ägypten wird sie Khella genannt. Dort wird der Tee der Samen getrunken, um kleine Nierensteine auszuschwemmen. In den Samen befinden sich der Hauptwirkstoff Khellin. Die Begleitstoffe des Gesamtextraktes und die Anwesenheit von Gallensäure sind wichtig für die Resorption. Khellin ist in seiner Struktur dem Bärenklau sehr ähnlich! Bischofskraut hemmt die Aktivität glatter Muskelzellen. Deshalb werden Bronchialmuskelzellen bei Asthma wie Herzkranzgefäße positiv beeinflusst. Ein Meisterstück, das mit Betablockern nicht gelingt. Das Kraut hat eine gute Beeinflussung der DANN und greift tief in das Zellgeschehen ein. Für ein tiefes Eingreifen im Biosystem ist auch eine Teezubereitung in Nord Afrika, die als Pille danach genommen wird. Sie sollen das Einnisten der befruchteten

Eizelle in der Gebärmutterschleimhaut behindern. Eine zu hoher Dosierung kann das Kraut Übelkeit, Schwindel und Kopfschmerzen hervorrufen.

Bischofskraut stabilisiert die Membran der Mastzellen und verhindert so eine vorschnelle Ausschüttung von Histamin. In der Homöopathie findet Ammi visnaga D6 Anwendung zur Behandlung von Krämpfen der glatten Muskulatur und Koliken, Durchblutungsstörungen des Herzmuskels sowie Netzhautreizung bei grünem Star. Bischofskraut enthält vor allem fettes Öl und Proteine, die Hauptwirkstoffe sind jedoch Furanochromone (γ-Pyrone) wie Khellin, Visnagin und Khellol sowie Pyranocumarine wie zum Beispiel Visnadin und Samidin. Außerdem sind Flavonoide, Kämpferol und ätherisches Öl enthalten.

Die Anwendungsbereiche sind: Asthma, Bronchitis, Angina pectoris, Koronarinsuffizienz, Durchblutungsstörung am Herz, Brustschmerzen, Nierenkolik, Darmkolik, Gallenkolik.

Bibernelle

Die große und kleine Bibernelle wird als Hustentee verordnet. Die Wurzel der Bibernelle wird als Tinktur gegen Husten und Asthma eingesetzt, sogar heutzutage von der Schulmedizin. In der Naturheilkunde benutzt Bibernelle-Tee auch gegen Halsentzündungen, Grippe, Kinderkrankheiten. Auch zur Stärkung der Verdauung und der Harnorgane kann man Bibernelle versuchen. Die Bibernelle ist in Europa, Asien und im Kaukasus heimisch. Sie wächst auf Wiesen, an Ufern und sonnigen Hängen aber auch auf kargen Flächen oder Schutthalden.

Die Heilwirkungen sind: adstringierend, blutreinigend, blutstillend, entzündungshemmend, harntreibend, menstruationsfördernd, schleimlösend, schweißtreibend. Inhaltsstoffe sind: Ätherisches Öl, Gerbstoffe, Saponine, Polyacetylene und Cumarine. Diese Inhaltsstoffe wirken unter anderem entzündungshemmend, verdauungsfördernd und schleimlösend. Deshalb kannst du die Bibernelle als Hausmittel gegen Bronchitis, Asthma oder Halsentzündungen verwenden. Sebastian Kneipp soll die Bibernelle bei Rheuma und Nierenentzündungen eingesetzt haben. Man nimmt 1 Teelöffel der Bibernellwurzel wird mit 150 ml kochendem Wasser übergossen; man lässt 10-15 min ziehen

Weiters wird Bibernelle angewendet bei: Appetitlosigkeit, Asthma, Blähungen, Bronchitis, Darmentzündung, Durchfall, Ekzeme, Erkältung, Fieber, Gicht, Grippe, Halsschmerzen, Hautausschläge, Heiserkeit, Herzbeschwerden, Husten, Hämorrhoiden, Kehlkopfentzündungen, Müdigkeit, Nierensteine, Rachenentzündung, Rheuma, Sodbrennen, Verdauungsschwäche.

Sanikel

Diese Pflanze enthält als Wirkstoff Triterpensaponine, wie der Efeu. Das Kraut und die Wurzel wird in der Naturmedizin als auswurfförderndes Mittel bei Rachen- und Bronchialkatarrh benutzt. Auch schätzte man die Wirkungen dieser Heilpflanze bei Blutungen im Magen- und Darmtrakt, bei der Behandlung von Wunden, bei Quetschungen und Zerrungen, bei Entzündungen des Rachens oder des Zahnfleisches. Der Name des Wald-Sanikels wurde von dem lateinischen Wort „sanare" („heilen") abgeleitet und zeigt die hohe Wertschätzung, die das Heilkraut im Mittelalter hatte. Es wurde früher sogar als Allheilmittel verwendet. Auch Hildegard von Bingen setzte es häufig zur Behandlung ein.

Die Anwendungsbereiche sind: Blähungen, Durchfall, Geschwüre, Hautausschläge, Husten, Magenbeschwerden, Menstruationsbeschwerden, Mundschleimhautentzündungen, Quetschungen, Zahnfleischentzündungen, Zerrungen und blutreinigend.

Inhaltsstoffe: Flavonoide, Säuren, Triterpensaponine, Acylsaniculoside, Laniaceen-Gerbstoffe (Chlorogensäure, Rosmarinsäure), Allantoin, ätherische Öle, Bitterstoffe, Schleimstoffe, Mineralstoffe (vor allem Kalzium und Kieselsäure) und Vitamin C.

Seine adstringierenden Eigenschaften stoppen Blutungen bei innerlichen und äußerlichen Wunden. Die Heilpflanze stärkt das Immunsystem und hat dank ihrer Flavonoide und des Vitamin C einen entzündungshemmenden Effekt. Sie wirkt entschlackend, verdauungsfördernd, schleimbildend und wundheilend. Die kräuterkundige Nonne Hildegard von Bingen setzte beispielsweise einen mit Honig und Süßholz gewürzten Absud gegen Magen-Darm-Blutungen und überschüssige Magensäure ein.

Man kann Sanikel innerlich und äußerlich als Tee oder Tinktur für Umschläge, Auflagen, Heilbäder, Heilsalbe und in homöopathischer Anwendung in Form von Globuli, Dilutionen und Ur-Tinktur verwendet. Medizinisch wirksam sind das getrocknete Kraut (Blätter), die Wurzel und - homöopathisch gegen Durchfall-Erkrankungen - das frische blühende Kraut. Die im Sanikel enthaltenen Gerbstoffe sorgen für eine Reinigung der Wunden und helfen Eiterungen vorzubeugen, zudem wird die Wundheilung angekurbelt. Um die Blutung zu stillen frisches Sanikelkraut auf die Wunden legen. Verletzungen heilen durch die Anwendung von Sanikel sehr schnell. Bei offenen Wunden die Blätter und Blüten in Butter kochen und auf die Wunde legen.

Argentum nitricum D6 Globoli wird eingesetzt bei: Hektik, Unruhe, Prüfungsangst mit Durchfall, Höhenangst, Beschwerden durch übermäßige geistige Anstrengung, Gefühl eines Splitters beim Schlucken, Verdauungsbeschwerden mit Aufstoßen, Nervöse Reizbarkeit während der Wechseljahre.

Mannstreu

Dieser Doldenblütler haben spitze Dornen auf Blätter und Hüllblätter und stehen in Köpfchen zusammen. Mannstreu ist eine Saponindroge und wird bei Bronchitis genutzt. In der Naturheilkunde gilt sie auch als Nierenmittel. Im Mittelalter stand Mannstreu hoch im Ansehen, als Milz und Blutreinigungsmittel. Vor allem die Feldmannstreuwurzel wurde gesammelt. In anderen Ländern wie Russland als Keuchhustenmittel eingesetzt. Als Gewürz und als Heilmittel bei Katarrhen. In Ost England wird Mannstreuwurzel als Potenzfördernd eingenommen. Im Mittelalter galt die Symbolpflanze für Treue und Heimweh der Seefahrer.

Die Inhaltsstoffe sind: Saponine, ätherisches Öl, Gerbstoffe, Alkaloid, Fruchtsäuren und Oxal- und Glykolsäure. Angewendet wird Mannstreu bei: Bronchitis, Magenbeschwerden, Menstruationsbeschwerden, Zahnfleischentzündung, Schwindsucht, Wassersucht, Gelbsucht, Atemwegserkrankungen (Husten, Bronchitis), Brust- und Lungenerkrankungen, Steinleiden (Blasenstein), Leber- und Milzleiden, Prostatakatarrh, Wasseransammlung in den Füssen, Aphrodisiakum.

Die Einnahme der Pflanze können entzündliche Erkrankungen der Harnwege sowie Nieren- und Blasensteine geholfen werden. Auch bei zu viel Harnstoff im Blut und Ödemen wird gerne auf die ausschwemmende und harnfördernde Wirkung angewendet. Bei chronischer Appetitlosigkeit oder wenn der Appetit aufgrund einer längeren Krankheit noch nicht wieder zurückgekehrt ist, verspricht der Feld-Mannstreu ebenfalls Abhilfe. Besonders unterstützend wirkt der Sud der aufgekochten Wurzeln. Auch als Aphrodisiakum hat Mannstreu eine ruhmreiche Vergangenheit. Sappho, die Dichterin von der griechischen Insel Lesbos, soll Feld-Mannstreu gerne als Aphrodisiakum verwendet haben.

Süßholzwurzel

Der Ausgangsstoff für den Lakritz ist die Süßholzwurzel, aus der verschiedene Extraktformen hergestellt werden. Zur Herstellung wird das Süßholz mit heißem Wasser extrahiert. Den Auszug konzentriert man und gießt ihn warm in Formen, wo er erstarrt. Zur Herstellung der Lakritze wird die halbfeste Masse maschinell durch Düsen verschiedene Größe gepresst.

Der Hauptinhaltsstoff der Süßholzwurzel sind Triterpensaponine mit Betta Amyrin Typ, Glabrin und Glycyrrhizin sowie die Liquorinsäure Isoflavonoide und Flavonoide, von denen Liquiritin das Bedeutendste ist. Von dem pharmakologischen und toxikologischen Interesse ist das Glycyrrhizin, das Kalzium- und Kaliumsalz der Glycyrrhizinsäure, das mit einer 50fach stärkeren Süßkraft als Rohrzucker zugleich das süß schmeckende Prinzip und damit wertbestimmende Bestandteil des Lakritzes ist. Die Süßholzwurzel wirkt antikanzerogen, antihepatotoxisch, antiallergisch und antiviral durch die Erhöhung des Antioxidantienpools. Die Wirkung der Süßholzwurzel waren schon den Ägyptern bekannt. Im Grab Tut-ench-Amuns wurde Süßholzwurzel gefunden. Sie sollten die Pharaonen auf dem Weg ins Jenseits begleiten. Die Römer und Griechen benutzten sie als Heilmittel bei Asthma und Geschwüren. Die Skythen verwendeten die Süßholzwurzel in Verbindung mit Stutenmilchkäse beim Durchqueren von Wüsten, um über längere Zeit ohne Flüssigkeitszufuhr auszukommen. Den Skythen war also schon die wasserretinierende Wirkung der Süßholzwurzel bekannt, die in der Neuzeit besonders das Interesse der Toxikologen geweckt hat. Bereits alte chinesische Aufzeichnungen beschreiben Ödeme nach Süßholzwurzelanwendung. In China gehört die Wurzel zu den 10 wichtigsten Arzneimittel. Napoleons dunkle Zähne sollen die Folge des häufigen Kauens von

Süßholzwurzel sein. Radix Liquiritae wirkt schleimverflüssigend und Schleimauswurf aufgrund des Gehalts an Glycyrrhizinsäure.

Seit den 40er Jahren wird die Süßholzwurzel gegen Magengeschwüre angewendet. Hildegard von Bingen beschrieb das Heilmittel als wirksam bei Lungenleiden und Verdauungsbeschwerden. Die Wurzel wirkt immunstimulierend, tumorhemmend, blutdruckerhöhend. Eine besondere Wirkung hat das Süßholz bei Lebererkrankungen. Sie hilft gegen Zellenschädigung und wirkt stabilisierend auf die Leberbläschen. Eine gute Wirkung liefert Lakritz bei Magenbeschwerden, die entzündungshemmend wirken. In der internationalen medizinischen Literatur finden sich Berichte über die positive Wirkung bei viraler Infektion, Hepatitis B Virus und AIDS. Es wird Napoleon nachgesagt, dass er aufgrund eines chronischen Magenleidens stets eine Schildplattdose mit Süßholzwurzel bei sich getragen haben soll.

Süßholz kann man als Tee, Tinktur oder Honig gegen Husten aller Art einnehmen. Da es auswurffördernd, schleimlösend und krampflösend wirkt, ist es sowohl ein Hustenlöser als auch ein Hustenstiller. Seine antibakterielle Wirkung hilft zudem, den Husten, insbesondere eine bakterielle Bronchitis, erfolgreich zu bekämpfen. Es lindert krampfartige Magenprobleme, sorgt für die Abheilung kleiner Magengeschwüre und bekämpft Infektionen im Magen. Bei der Verdauung hilft das Süßholz auch. Weil das Süßholz das Gewebe reinigt, kann man es für Blutreinigungskuren anwenden. Es hilft auch beim Abnehmen, weil es die Abfallstoffe, die beim Abnehmen vermehrt entstehen, aus den Geweben schleust und für die Entsorgung durch die Nieren vorbereitet. Außerdem hilft es gegen Heißhunger, wenn man an Süßholzstangen kaut. Auch gegen Rauchgelüste bei der Rauchentwöhnung kann das Kauen an Süßholzstangen helfen. Für einen Süßholz-Tee übergießt man ein bis zwei Teelöffel Süßholz-Wurzeln mit einer Tasse kochendem Wasser und lässt ihn fünfzehn

Minuten ziehen. Um eine Süßholz-Tinktur selbst herzustellen, übergießt man Süßholzwurzeln in einem Schraubdeckel-Glas mit Doppelkorn oder Weingeist, bis alle Pflanzenteile bedeckt sind, und lässt die Mischung verschlossen für 2 bis 6 Wochen ziehen.

<u>Folgende Wirkungen sind:</u>

- schleimlösend
- antibakteriell
- entzündungshemmend
- antiviral
- antioxidativ
- beruhigend auf die Magenschleimhaut
- blutreinigend

Kurz zusammengefasst hilft die Wurzel als Tee:

- Bronchitis
- festsitzender Husten
- Gastritis
- Entzündungen im Mund und Rachenraum
- niedriger Blutdruck
- Hepatitis B
- AIDS

Ingwer

Der Ingwer kommt aus tropischen Gebieten wie, Jamaica, Südchina, Indien und Westafrika her. Der Geruch ist aromatisch würzig. Der aus Jamaika und aus China ist die Geruchsnote blumig zitronenartig, und schmeckt brennend scharf. Das getrocknete gemahlene Pulver wird mit Wasserdampfdestillation Ingweröl hergestellt.

Die Inhaltsstoffe sind: Ätherische Öle, Zingiberen, Zingiberol, Gingerol, Shogaol. Die Heilwirkungen sind: abwehrsteigernd, antibakteriell, antibiotisch, blutgerinnungshemmend, entzündungshemmend, magenstärkend, schleimlösend, schmerzlindernd, tumorhemmend.

Der Ingwer und die Präparate senken den Cholesterinspiegel, steigern die Speichel-, Magensaft- und Gallensekretion sowie Tonus und Peristaltik des Darms. Insbesondere die Gingerole und Shogaole ergeben einen signifikanten Schutz vor Erbrechen. Die Scharfstoffe des Ingwers erregen die Wärmerezeptoren in der Mundschleimhaut. Dadurch wird der Speichel- und Magensaftsekretion durch Ingwer reflektorisch angeregt. Die Hauptanwendungsgebiete von Ingwer sind Oberbauchbeschwerden wie Übelkeit, Erbrechen, Völlegefühl, Aufstoßen, Sodbrennen, retrosternalen Schmerz, Meteorismus, vorzeitiges Sättigungsgefühl und Verhütung der Symptome der Reisekrankheit.

Frischer Ingwer Tee ganz einfach richtig zubereiten: Von einer gewaschenen Ingwerwurzel ein etwa 2 cm großes Stück abschneiden, bei dünnen Wurzeln etwas mehr. Da die Ingwerwurzel in der Schale und dicht darunter auch wertvolle Inhaltsstoffe enthält, sollte man die Schale dran lassen (bei Bio-Ingwer), wie beim Apfel ist auch hier die Schale des Ingwers gesund. Das Ingwerstück in kleine dünne Scheiben schneiden oder grob raspeln. Die zerkleinerten Ingwerstücke in eine Tasse geben und mit siedend heißem Wasser übergießen, die frische Wurzel muss man für den Tee aber nicht kochen. Die Tasse abdecken, damit die wertvollen Inhaltsstoffe nicht verdunsten. Den Tee etwa 10 Minuten ziehen lassen.

Die wichtigsten Heilpflanzen von A bis Z

Augentrost

Der Augentrost ist die beste Heilpflanze bei Augenproblemen.

Inhaltsstoffe:
Glykosid Rhynanthin, ätherisches Öl, fettes Öl, Harz, Bitterstoffe, Zucker, Salze, Euphratansäure, aromatische Substanzen.

Heilwirkung:
Antibakteriell, schmerzlindernd, abschwellend, entzündungshemmend.

Anwendung:
Augenringe, belegte Zunge, Bindehautentzündungen, Gerstenkorn, Grippe, Heuschnupfen, Husten, Kopfschmerzen, Lidrandentzündung, Migräne, Schlaflosigkeit, Schnupfen, Verdauungsbeschwerden, Völlegefühl, Überanstrengung der Augen, Rheuma.

Augentrost kann innerlich und äußerlich angewendet werden, als Tee zum Trinken oder für Kompressen und Augenbäder. Entweder werden Blüten und Kraut dafür frisch verarbeitet oder getrocknet. Man nimmt 1 Esslöffel Augentrost mit 250 ml heißem Wasser und lässt es 10 Minuten ziehen.
Bei Bindehautentzündungen und Augenreizungen können mit Augentrost-Kompressen mehrmals täglich behandelt werden.
Überlastungen und Schwellungen der Augen empfiehlt sich eine Augenkompresse mit Augentrosttee und Fencheltee.

Alant

Die Wurzel wird schon seit Jahrhunderten bei Atemwegserkrankung und Problemen mit der Verdauung eingesetzt.

Inhaltsstoffe:
Inulin, ätherisches Öl, Alantsäure, Kampfer (Alantkampfer), Helenin, Sesquiterpenlactone, Alantolacton, Harze, Azulen, Pektin, Wachs, Bitterstoff, Triterpene, Polyacetylene, Sterole, Beta-Sitosterol.

Heilwirkung:
Auswurffördernd, antibakteriell, antimykotisch, antiseptisch, blutreinigend, entzündungshemmend, galletreibend, harntreibend, hustendämpfend, krampflösend, leberanregend, menstruationsregelnd, schleimlösend, schweißtreibend, stoffwechselanregend, verdauungsfördernd, wurmtreibend.

Anwendung:
Angina, Appetitlosigkeit, Atemnot, Blutarmut, Blähungen, Brechmittel, Bronchitis, Brustschmerzen, chronische Bronchitis, Darmentzündung, Durchfall, Ekzeme, Flechten, Gallebeschwerden, Gelbsucht, Geschwüre, Harnverhalten, Hauterkrankungen, Hautjucken, Hautunreinheiten, Juckreiz, Keuchhusten, Krämpfe, Krätze, Lungenentzündung, Lungenleiden, Magenschwäche, Mandelentzündung, Muskelrisse, Muskelzerrungen, Reizhusten, Rippenfellentzündung, schlecht heilende Wunden, Tuberkulose, Verdauungsschwäche, Verschleimung, Wechseljahrsbeschwerden, Wunden, Würmer.

Die Wurzel enthält besonders viel Inulin – ein Ballaststoff, der probiotisch wirkt. Die Wurzel hat einen positiven Effekt auf die Verdauung. Der wichtigste Bestandteil der Wurzel ist

Sesquiterpenlactone. Dieser Stoff wirkt entzündungshemmend und tötet Krankheitserreger ab.

Alant kann als Tee oder Tinktur eingesetzt werden. Als Tee gibt man 1 TL zerkleinerten Alantwurzel in ein 250 ml kochendem Wasser, 10 Minuten ziehen lassen.

Als Tinktur übergießt man die Wurzel mit Weingeist oder Korn bis alle Wurzeln bedeckt sind. Die Mischung lässt man an einem dunklen Ort für 6 Wochen ziehen.

Um einen Alant-Wein herzustellen, übergießt man Alantwurzeln in einem großen Schraubdeckel-Glas mit Weißwein, bis alle Pflanzenteile mehr als bedeckt sind, und lässt die Mischung verschlossen für ein bis 6 Wochen ziehen. Man braucht etwa 50 Gramm Wurzeln für einen Liter Wein.

Für Waschungen bei Hauterkrankungen, wie beispielsweise Ekzeme, Geschwüre oder Pickel, bereitet man eine Abkochung aus den Alantwurzeln. Intensiver wirken Umschläge.

Ackerhellerkraut

In der Medizin werden die Samen verwendet. Eingesetzt wird es bei Menstruationsbeschwerden, Hautentzündungen und Atemwegserkrankung.

Inhaltsstoffe:
Öl, Senföl, Vitamin C, Magnesium. Bitterstoffe, ätherisches Öl, Sterole, Saponine, Spurenelemente.

Heilwirkung:
Antibakteriell, entzündungshemmend, harntreibend, schleimlösend, schweißtreibend, tonisierend.

Anwendung:

Augenkrankheiten, Bronchitis, Erkältung, Fieber, Furunkel, Hautentzündungen, Karbunkel, Leberschwäche, Menstruationsbeschwerden, Magen- Darmentzündung, Nierenentzündung, Rheuma, Schnupfen, Scheidenentzündung.

Ackerhellerkraut eignet sich zur Therapie von Insektenstichen oder Zeckenbissen. Es verhindert ein zu starkes Anschwellen der Stiche- oder Bissstellen. Ferner wird dem lästigen Juckreiz entgegengewirkt.

Man kann es als Tee oder Tinktur verwenden und als Bestandteil von Grippetees einsetzen und auch bei verschiedenen inneren Entzündungen, wie Nierenentzündung. Äußerlich angewendet hilft es gegen Hautentzündungen, Furunkel und Karbunkel. Dazu kann man die Haut mit einem Ackerhellerkraut-Tee waschen, baden oder Umschläge auflegen. Das Kraut hilft auch gegen Bakterien und Entzündungen, harn- und schweißtreibend sowie schleimlösend.

Anis

Anis löst festsitzenden Schleim aus den Bronchien und fördert den Abtransport.

Inhaltsstoffe:

Ätherisches Öl, Anethol, Isoanethol, Ansiketon, Anissäure, Acetaldehyd, Acetylcholin, Azulen, Bergapten, Bor, Kampfer, Carvon, Chamazulen, Eugenol, Kaffeesäure, Cumarine, Myristicin, Salicylate, Thymol, Umbelliferon, Xanthotoxin, Vitamin C.

Heilwirkung:

Antibakteriell, entspannend, harntreibend, krampflösend, schleimlösend, tonisierend.

Anwendung:
Abgeschlagenheit, Aphrodisiakum, Appetitlosigkeit, Asthma, Blähungen, Bronchitis, Epilepsie, Erbrechen, Halsinfektionen, Insektenstiche, Kopfschmerzen, Magenkrämpfe, Milchbildung, Pfeiffersches Drüsenfieber, Reizhusten, Schlaflosigkeit, Schluckbeschwerden, trockener Husten, Verdauungsschwäche.

Der Anis Tee entfaltet seine Wirkung indirekt über die Muttermilch und wirkt gegen Blähungen des Babys. Gleichzeitig regt der Tee die Milchbildung an. Das ätherische Öl des Anises wird nach der Einnahme über die Lunge ausgeschieden und wirkt durch die Lungenbläschen und Bronchien von innen. Auch die Verdauungsvorgänge werden auf milde Weise angeregt. Blähungen lösen sich durch die krampflösende Wirkung in Wohlgefallen auf.

Für eine Inhalation mit Anisöl nimmt man heißes Wasser und etwa 5 Tropfen Anisöl, die Dämpfe atmet man etwa 10 Minuten ein. Lindert die Beschwerden bei Erkältungen.

Für einen Tee nehmen Sie einen halben Teelöffel Samen, zerstoßen Ihn leicht mit einem Mörser und übergießen es mit 150 ml heißem Wasser und lassen es 10 Minuten ziehen.

Arnika
Als Wunderkraut wirkt Arnika schmerzlindernd und entzündungshemmend.

Inhaltsstoffe:
Ätherisches Öl, Bitterstoffe, Flavone, Procyanidine, Helenalin, Arnicin, Beta-Sitosterol, Kampfer, Flavonoide, Inulin.

Heilwirkung:
Antibakteriell, blutreinigend, entzündungshemmend, harntreibend, hautreizend, krampflösend, kreislaufstärkend, schmerzstillend, schweißtreibend.

Anwendung:
Aphten, Bronchitis, Erkältung, Fieber, Grippe, Heiserkeit, Husten, Mandelentzündung, Mundschleimhautentzündung, Rachenentzündung, Zahnfleischentzündungen, Durchfall, Magenkrämpfe, Seekrankheit, Gelenkschmerzen, Gicht, Rheuma, Herzbeschwerden, Herzschwäche.

Äußerlich Angewendet bei:
Blutergüsse, Ekzeme, Entzündungen durch Insektenbisse, Furunkel, Gelenkentzündungen, Hautentzündungen, Hämatome, Krampfadern, Muskelkater, Neuralgien, Prellungen, Quetschungen, schlecht heilende Wunden, Schwellung bei Knochenbrüchen, Thrombose, Venenentzündung, Venenschwäche, Verstauchungen, Zerrungen.

Um eine Tinktur selbst herzustellen, übergießt man Arnikablüten in einem Glas mit Doppelkorn oder Weingeist, bis alle Blüten bedeckt sind, und lässt die Mischung verschlossen für 2 bis 6 Wochen ziehen.
Für einen Tee zum Gurgeln und für äußerliche Anwendungen übergießt man ein bis zwei Teelöffel der getrockneten Arnika-Blüten mit einer Tasse kochendem Wasser und lässt ihn zehn Minuten ziehen. anschließend abseihen.

Die Arnika stärkt auch das Herz und bringt den Kreislauf in Schwung. Bei der innerlichen Anwendung sollte man **Vorsichtig** sein, da Arnika Herzrhythmusstörungen auslösen kann.

Artischocke

Die Artischocke hat eine hervorragende Wirkung auf die Verdauung und Cholesterin.

Inhaltsstoffe:
Bitterstoff, Caffeoylchinasäuren, Cynarin, Cynaropikrin, Cynarosid, Enzyme, Flavonoide, Gerbsäure, Inulin, Scolymosid.

Heilwirkung:
Antiphlogistisch, antioxidativ, appetitanregend, blutzuckersenkend, choleretisch,
cholesterinsenkend (Triglyceride, LDL-Cholesterin), entzündungshemmend, Fettverdauung wird verbessert, gallefördernd, krampflösend, leberregenerierend, leberschützend, leberstärkend, spasmolytisch, verdauungsfördernd.

Anwendung:
Appetitlosigkeit, Bauchschmerzen, Bauchspeicheldrüsenschwäche, Blähungen, Cholesterinablagerungen werden gelöst, Diabetes, Gallenschwäche, Gallensteine, Hypercholesterinämie, Leberschwäche, Leberzellen wachsen besser, zu hoher Cholesterinspiegel, Übelkeit.

Das Extrakt lindert sämtliche Symptome eines nervösen Magens, von Völlegefühl über Bauchschmerz bis hin zu Blähungen. Es verhindert Heißhungerattacken und kurbelt den Stoffwechsel an.
Als Tee nimmt man 1 Teelöffel getrocknete Artischocken-Blätter und übergießt diese mit 150 ml kochendem Wasser. Abgedeckt 10 Minuten ziehen lassen, und bei Bedarf den bitteren Tee mit Honig süßen. Zur Steigerung des Appetits eine halbe Stunde vor dem Essen eine Tasse trinken. Für die gute Verdauung direkt nach der Mahlzeit eine Tasse trinken.

Die Artischocke gibt es auch homöopathisch. Als Urtinktur, Cynara Scolymus D2, D4, D6 Globuli. Diese Potenzen helfen gleich wie die Pflanze als Tee.

Astern

Kalkastern sind hervorragend für die Entschlackung und Lunge.

Inhaltsstoffe:
Kalium, Eisen, Kalzium, Vitamin A, Vitamin B1, Vitamin B2, Vitamin C

Heilwirkung:
Hustenstillend, reinigende blutstillende Eigenschaft, entzündungshemmen, entschlackend.

Anwendung:
Husten, Lungenentzündung, Lungenerkrankung, Malaria, Verdauungsstörungen, geschwollener Hals.

Die Blätter der Astern kann man zu Salaten und Gemüsegerichten geben. Die Blüten können Sie als essbare Dekoration für verschiedenste Speisen verwenden. Die Strand-Aster schmeckt etwas süßlich. Die fleischigen Blätter sowie die Stängel können wie Gurken eingemacht werden.
Pflanzen der Artengruppe der Lanzettblättrigen Aster werden zur Wundabdeckung und zur Linderung von Nasenbluten genutzt. In Kombination mit anderen Pflanzen werden diese auch zur Behandlung von Fieber eingesetzt. Eine Auskochung der gesamten Pflanzenteile wurde bei der Behandlung aller Arten von Fieber sowie von geschädigter Haut verwendet.

Die Wurzeln sind entzündungshemmend und entschlackend. Die Artengruppe der Lanzettblättrigen Aster soll eine fiebersenkende Wirkung besitzen.

Baldrian

Baldrian ist schon seit Jahrhunderten als Heilkraut bekannt. Er hilft gegen Nervosität und Schlafstörungen. Auch Hildegard von Bingen arbeitete mit Baldrian bei Brustfellentzündungen.

Inhaltsstoffe:
Ätherische Öle, Valerensäure, Baldriansäure, Sesquiterpene, Arnikaflavon, Hydrophile Lignane, Bitterstoffe, Gerbstoffe, Harz, Alkaloide.

Heilwirkung:
Beruhigend, entspannend, konzentrationsfördernd, krampflösend, schlaffördernd.

Anwendung:
Bluthochdruck, Blähungen, Darmkrämpfe, Gallenbeschwerden, Gastritis, Kopfschmerzen, Krämpfe, Magenkrämpfe, Magenschleimhautentzündung, Migräne
Nervosität, nervöse Herzbeschwerden, Neurodermitis, Prüfungsangst, Reizblase, Rückenschmerzen, Schilddrüsenüberfunktion, Schlafstörungen, Unruhe, Verspannungen, Wechseljahrsbeschwerden.

Baldrian entfaltet sich nicht sofort. Es dauert ein bis zwei Wochen, bis Sie einen Effekt spüren. Bei allen Zuständen von Nervosität, Schlaflosigkeit und vielen psychosomatisch bedingten Krankheiten, wie Magengeschwür oder - Magenkrämpfe kann Baldrian als Tee, Tinktur, Tabletten oder Pulver eingesetzt werden.

Am besten setzt man den Baldrian-Tee als Kaltauszug an.

Dazu übergießt man ein bis zwei Teelöffel Baldrian-Wurzel mit einer Tasse Wasser. Den Tee lässt man etwa zwölf Stunden ziehen. Dann erwärmt man den Tee auf Trinktemperatur. Man kann auch die Blüten verwenden.

Um eine Tinktur selbst herzustellen, übergießt man Baldrian in einem Glas mit Doppelkorn oder Weingeist, bis alle Pflanzenteile bedeckt sind, und lässt die Mischung verschlossen für 2 bis 6 Wochen ziehen.

Die zarten Baldrian-Blüten kann man in Form eines Kräuterkissens als Einschlafhilfe verwenden.

Basilikum

Basilikum lindert Entzündungen und Gelenkschmerzen, baut Stress ab, beruhigt den Magen und kann sogar multiresistente Bakterien in ihre Schranken weisen.

Inhaltsstoffe:
Ätherisches Öl, Basilischer Kampfer, Cineol, Menthol, Thymol, Methylcavicol, Anethol, Kampfer, Gerbstoff, Saponine, Flavonoide, Farnesol, Stigmasterol, Beta-Sitosterol, Eisen, Kalzium, Mangan, Magnesium, Vitamin C, Kalium, Vitamin A.

Heilwirkung:
Antibakteriell, beruhigend, harntreibend, krampflösend, schleimlösend, schmerzstillend, schweißtreibend, tonisierend, darmreinigend, menstruationsfördernd, Muttermilchfördernd, Libidosteigernd.

Anwendung:
Blasenentzündung, Blähungen, Darminfektionen, Fieber, Gicht, Hautabschürfungen, Hautrisse, Insektenstiche, Magenkrämpfe,

Magenschwäche, Migräne, Nervenschwäche, schlecht heilende Wunden, Schwindelanfälle, Verstopfung, Wechseljahrsbeschwerden.

Für einen Tee braucht man 1 TL frischen Basilikum, 150 ml. kochendes Wasser, 10 Minuten ziehen. Er kann gegen Appetitlosigkeit, Blähungen, innere Unruhe und Schlafstörungen helfen. Zudem kann er bei schmerzhaften Rachenentzündungen gegurgelt werden. Auch das Nervensystem wird durch Basilikum gestärkt und Migräne gelindert. Äußerlich als Waschung, Bad oder Umschlag angewandt kann Basilikum-Tee gegen schwer heilende Wunden und Hautabschürfungen helfen.

Die Zubereitung für ein Basilikum Öl, brauchen Sie 2 Bund Basilikum, 200 ml. Olivenöl, einige Pfefferkörner. Alles zusammen in ein Glas geben, bis alles bedeckt ist. 4 Wochen an einen warmen, dunklen Ort stehen lassen.

In der Frauenheilkunde können Basilikum Periodenkrämpfe lindern und unregelmäßige Menstruationsblutungen regeln. Auch gegen Wechseljahrsbeschwerden kann man Basilikum verwenden, denn sein Inhaltsstoff Beta-Sitosterol ist dem Hormon Östrogen ähnlich und wirkt daher dem Hormonmangel entgegen. Stigmasterol, ein weiterer Inhaltsstoff, fördert den Eisprung, was auch zur Regulierung der Zyklen beiträgt.

Bärenklau

Wiesenbärenklau ist eine Heilpflanze der Volksmedizin. Der mächtige Bärenklau wird auch Herkulesstaude genannt. Früher wurden die Wurzeln des Bärenklaus als Aphrodisiakum verwendet.

Inhaltsstoffe:
Ätherische Öle, Furocumarin, Pimpinellin, Xanthotoxin, Magnesium, Vitamin A, Vitamin C, Eisen, Linolsäure.

Heilwirkung:
Beruhigend, harntreibend, schleimlösend, anregend, bluddrucksenkend.

Anwendung:
Asthma, Bettnässen, Blasenentzündung, Blähungen, Durchfall, Gelbsucht, Husten, Menstruationsbeschwerden, Nierensteine, Verdauungsschwäche.

Es werden die Blätter und die Wurzel verwendet. In der Volksmedizin wird er bei Epilepsie und Hysterie angewendet.
Seine ätherischen Öle befreien die Atemwege und wirkt daher schleimlösen und beruhigend. Er stärkt die Verdauungsorgane, gegen Blähungen und Durchfall. Auch gegen Bettnässe wird Bärenklau gerne verwendet.

Für einen Tee braucht man 2 TL. Blätter oder Wurzelstücke und gibt es in 250 ml kochendem Wasser und lässt es 10 Minuten ziehen. Sehr gut bei hohem Blutdruck und Erkältung.

Als Tinktur nehmen Sie Blätter oder Wurzeln und übergießen es mit Korn oder Weingeist. 2 bis 6 Wochen stehen lassen. Hat die gleiche Wirkung wie der Tee.

Bärlapp

Bärlapp hilft bei allerlei Hauterkrankungen und auch für die Harnorgane und den Stoffwechsel bieten ihre Heilkräfte.

Inhaltsstoffe:
Lycopodin, Clavatin, Clavotoxin, fettes Öl, Glycerin, organische Säuren, Palmitin, Stearin, Arachin, Hydrokaffeesäure, Zitronensäure, Apfelsäure.

Heilwirkung:
Harntreiben, Stoffwechselfördernd.

Anwendung:
Die Sporen: Blasenentzündung, Blasensteine, Gicht, Krampfadern, Leberstauung, nässende, Hautausschläge, Rheumatismus, Wundsein bei Babys.
Kraut: chronische Hautausschläge, Entzündungen der Geschlechtsorgane, Nierengries, Nierenkoliken, Kurzatmigkeit, Völlegefühl, Appetitlosigkeit, Kehlkopfreiz.

Das Heilkraut ist auch gut für den Stoffwechsel, da es die Urinausscheidung angeregt und den Körper gleichzeitig von allerlei unerwünschten Schadstoffen befreit. Als homöopathische Auszug, Lycopodium D12 – Globoli, Tabletten und Tropfen, wird bei Leber-, Galle-, Harnwegs-, Nieren- und Hauterkrankungen auch bei depressiven Verstimmungen gerne eingesetzt.
Personen die Stimmungsschwankungen, oder bei Unwohlsein, allein gelassen werden, ist Bärlapp gut geeignet.

Bärwurz

Die Bärwurz gilt als Heilpflanze für Ausschläge auf der Haut und Verdauungsproblemen. Große Wertschätzung erlebte die Pflanze bereits im Altertum. Sie wurden von Ärzten im 1. Jahrhundert und im 2. Jahrhundert n. Chr. empfohlen, um Harnverhalt, Gelenkbeschwerden oder Hysterie zu behandeln.

Inhaltsstoffe:
Ätherische Öle, Fettes Öl, Gummi, Harz, Ligustilid, Monoterpene, Kaffeesäuren, Phthalide.

Heilwirkung:
Aphrodisierend, appetitfördernd, entblähend, entgiftend, entschlackend, harntreibend, herzstärkend, magenstärkend, menstruationsfördernd, tonisierend, verjüngend, wärmend, windtreibend.

Anwendung:
Altersschwäche, Appetitlosigkeit, Blasenerkrankungen, Blähungen, Darmkatarrh, Dysmenorrhoe, Gelbsucht, Gicht, Hautausschläge, Herzschwäche, Hysterie, Koliken, Menstruationsbeschwerden, Migräne, Nierenleiden, Stress, Verdauungsstörungen, Vergiftungen, Weißfluss.

Teezubereitung. 1 TL. getrockneter Blätter, 250 ml heißem Wasser, 10 Minuten ziehen lassen. Oder 1 TL Samen, 250 ml heißem Wasser, 20 Minuten ziehen lassen.
Um eine Bärwurz-Tinktur selbst herzustellen, übergießt man Wurzeln der Bärwurz in einem Glas mit Doppelkorn oder Weingeist, bis alle Pflanzenteile bedeckt sind, und lässt die Mischung verschlossen für 2 bis 6 Wochen ziehen.

Diese beiden Mittel verfügen die Eigenschaft, den Appetit anzuregen und die Verdauung zu fördern.

Sie können auch die frischen Blätter zerquetschen und als Umschläge bei Gichtbeschwerden oder Hautkrankheiten auf die betroffenen Stellen auflegen.

Die positiven Eigenschaften der Heilpflanze bei Gicht und Fieber wird sehr gelobt. Noch in der heutigen Zeit verwendet die Hildegard-Medizin die Bärwurz gegen Fieber sowie gegen Herzschwäche. Auch in der Homöopathie gelangt die Pflanze zur Anwendung.

Beifuß

Der Beifuß ist ein Frauenkraut und Verdauungselixier.

Inhaltsstoffe:
Gerbstoffe, Bitterstoffe, Sesquiterpenlactone, Flavonolglykoside, Inulin, Vitamine, ätherisches. Öl mit: Cineol, Kampfer, Thujon.

Heilwirkung:
Antibakteriell, antimykotisch, appetitanregend, beruhigend, durchblutungsfördernd, galletreibend, krampflösend, menstruationsfördernd, stärkend, verdauungsfördernd, wehenfördernd.

Anwendung:
Blasenentzündung, Blähungen, chronische Eierstockentzündung, Durchblutungsstörungen, chronischer Durchfall, Gallenschwäche, Geburt, Gebärmutterkrämpfe, Hämorrhoiden, kalte Füße, kalte Hände, Menstruationsbeschwerden, Mundgeruch, Muskelkater, müde Beine, Nervenanspannung, Neuralgien, Periodenschmerzen, Schlafstörungen, Unruhe, Verdauungsschwäche, Wechseljahrsbeschwerden, Übelkeit.

In der traditionell chinesischen Medizin schätzt man den Beifuß als Heilmittel für Leber- und Nierenprobleme und zur Moxibustion. Er wirkt lindernd bei Beinen und Füßen, auch bei Nervosität und Schlafstörungen wird der Tee eingesetzt.

Der Tee wird als Aufguss zubereitet. 1 TL. Blätter mit 250 ml kochendem Wasser. 2 bis 3 Minuten ziehen.

Beinwell

Der Beinwell sorgt für Wohlbefinden und Entspannung.

Inhaltsstoffe:
Allantoin, Gerbstoff, Schleim, Asparagin, Alkaloide, ätherisches Öl, Flavonoide, Harz, Kieselsäure, Pyrrolizidinalkaloide, Stigmasterol.

Heilwirkung:
Adstringierend, beruhigend, blutbildend blutreinigend, blutstillend, entzündungshemmend, erweichend, kühlend, lindernd, wundheilend, schmerzstillend.

Anwendung:
Abszesse, Arthritis, Arthrose, Asthma, blaue Flecken, Blutarmut, Bluterguss, Brandwunde, Bronchitis, Diabetes mellitus, Durchfall, eiternde Wunden, Ekzeme, Furunkel, Gastritis, Gelenkschmerzen, Geschwulst, Geschwüre, Gichtknoten, Grippe, Hautjucken, Hautrisse, Hautschäden, Hornhaut, Hämorrhoiden, Insektenbiss, Insektenstich, Ischias, Juckreiz, Knochenbruch, Knochenhautentzündung, Krampfadern, Lungenentzündung, Magenschleimhautentzündung, Muskelkater, Narbenschmerzen, Nasennebenhöhlenentzündung, Nierenerkrankung, offenes Bein, Phantomschmerzen, Psoriasis, Quetschungen, Rheuma, schlecht heilende Wunden,

Schleimbeutelentzündung, Schmerzen, Schnittwunden, Schuppenflechte, Sehnenscheidenentzündung, Spinnenbiss, Unterschenkelgeschwüre, Varizen, Venenentzündung, Verbrennungen, Verdauungsbeschwerden, Verhärtung der, Brustdrüsen, Verrenkung, Verstauchung, zu starke Menstruation.

Aufgrund der Inhaltsstoffe kann Beinwell bei leichten Sportverletzungen helfen, zum Beispiel einem verstauchten Knöchel oder einer Prellung. Auch Muskelschmerzen, etwa im Rücken, können die Extrakte abschwächen. Vor allem durch den Inhaltstoff Allantoin hat der Beinwell ausgeprägte wundheilende Eigenschaften.
Beinwell wird nur äußerlich angewendet.
Mit Beinwelltinktur oder Beinwelltee getränkte Baumwolltücher kann man auf verletzte Körperteile auflegen. Für einen Breiumschlag zerkleinert man frische Wurzeln oder Blätter, bis ein Brei entsteht. Diesen Brei trägt man auf die betroffene Körperstelle auf und bedeckt es mit einem Tuch.

Birkenblätter
Birkenblätter gegen Harnwegserkrankungen. Von alters her gilt die Birke als heiliger Baum, der für die Fruchtbarkeitsfeste im Frühling die jungfräuliche Göttin symbolisiert.

Inhaltsstoffe:
Flavonoide, Gerbstoffe, Phenolcarbonsäuren: Chlorogensäure, ätherisches Öl, Triterpenalkohole, Vitamine, insbesondere Vitamin C.

Heilwirkung:
Blutreinigend, harntreibend.

Allergien, Augenringe, Blasenentzündung, Diabetes, Durchfall, Ekzeme, Flechten, Frühjahrsmüdigkeit, Gicht, Haarausfall, Hautprobleme, Husten, Nierenschwäche, Nierensteine, Ödeme, Rheuma, Schuppen.

Für einen Birkenblätter Tee brauchen Sie 1 EL. kleingeriebene Birkenblätter und 250 ml. kochendem Wasser, 10 Minuten ziehen lassen.

Die häufigste Anwendung der Birke ist ein Tee Aufguss aus den Blättern oder Blattknospen. Der Tee wirkt stark harntreibend, sodass er gut gegen Rheuma, Gicht und andere Stoffwechselerkrankungen hilft. Wenn man über mehrere Wochen hinweg täglich drei Tassen Birkenblätter-Tee trinkt, können in manchen Fällen sogar Nierensteine aufgelöst werden. Bei hartnäckigen Hauterkrankungen kann man Birkenaufguss sowohl trinken als auch für Waschungen und Bäder verwenden. Auch Abkochungen der Birkenrinde kann man für die äußerliche Anwendung von schweren Hauterkrankungen einsetzen.

Blutwurz

Blutwurz wirkt hervorragend zusammenziehen und entzündungshemmend. Dank ihrer wundheilenden und blutstillenden Eigenschaften kann man sie auch äußerlich gegen Wunden einsetzen.

Inhaltsstoffe:
Gerbstoff, Gerbsäure, roter Farbstoff, Harz, Tormentillin, ätherisches Öl.

Heilwirkung:
Adstringierend, antibakteriell, blutstillend, Blutzuckersenkend, entgiftend, immunstimulierend, krampflösend, menstruationsfördernd

Anwendung:
Abwehrschwäche, Afterjucken, Appetitlosigkeit, Diabetes, Durchfall, Fieber, Gicht, Halsentzündung, Hämorrhoiden, Magenbeschwerden, Mundschleimhautentzündung, Quetschung, Rachenentzündungen, Rheuma, Verbrennungen, Wunden, Zahnfleischentzündung, Zahnfleischentzündungen.

Für einen Blutwurz-Tee übergießt man 1 bis 2 Teelöffel Blutwurz mit einer Tasse kochendem Wasser und lässt ihn zehn Minuten ziehen.
Um eine Blutwurz-Tinktur selbst herzustellen, übergießt man Blutwurz in einem Schraubdeckel-Glas mit Doppelkorn oder Weingeist, bis alle Pflanzenteile bedeckt sind, und lässt die Mischung verschlossen für 2 bis 6 Wochen ziehen.
Bei innerlicher Anwendung bilden die Gerbstoffe eine Barriere auf der Darmschleimhaut. Damit wirken sie bei Durchfallerkrankungen einer Dehydrierung und dem Eindringen von Bakterien entgegen, verbunden mit einer reizmildernden und antientzündlichen Wirkung. Die Pflanze wirkt bei bestehenden Schleimhautentzündungen im Mund und Rachenraum präventiv vor dem Eindringen von Viren und Bakterien, sie bildet eine Schutzschicht über der Schleimhaut von Mund und Rachen. Der Tee oder Tinktur beruhigt auch chronischen Magen- und Zwölffingerdarmentzündungen.

Diptam
Schon Hildegard von Bingen verwendet Diptam bei Blasen-, Nieren- und Gallensteine bis hin zu Arteriosklerose.

Inhaltsstoffe:
Alkaloid, ätherisches Öl, Bergapten, Bitterstoffe, Saponine, Flavonglycoside, Xanthotoxin.

Heilwirkung:
Antibakteriell, harntreibend, krampflösend, schleimlösend, tonisierend, Verdauungsfördernd, Menstruationsfördernd.

Anwendung:
Blähungen, Fieber, Nervenschwäche.

Der Diptam weicht, die oft aus Cholesterin stammenden Ablagerungen auf und macht die Gefäße bei regelmüßiger Anwendung wieder durchlässig. Auch bei Raucherbein empfiehlt sich regelmäßig Diptam einzunehmen.

Hildegard von Bingen sagt: Wenn in einem Menschen der Stein zu wachsen anfängt, so pulvere er den Diptam und esse dieses Pulver häufig mit Weizenbrot und das verhindert ein weiteres Wachstum des Steines.

Für einen Tee nimmt man 1 TL. zerkleinerte Wurzel, 250 ml. kaltes Wasser, kurz aufkochen und 15 Minuten ziehen lassen.

Dost

Dost ist den meisten von uns unter dem Namen Oregano getrocknet. Der Dost ist gut für Körper und Seele.

Inhaltsstoffe:
Gerbstoffe, Bitterstoffe, ätherisches Öl, Thymol, Carvacrol.

Heilwirkung:
Antibakteriell, antimikrobiell, antiseptisch, antiviral. auswurffördernd, krampflösend.

Anwendung:
Appetitlosigkeit, Blähungen, Cellulitis, Ekzeme, Husten, Keuchhusten, Krampfhusten, Krebs, Menstruationsbeschwerden, Mundentzündungen, Psoriasis, Rachenentzündungen, Verdauungsstörungen.

Man kann auch eine Tinktur daraus ansetzen und als Hustentropfen oder gegen Menstruationsbeschwerden einsetzen. Äußerlich kann man ihn gegen Wunden einsetzen, hier sind vor allem seine bakterientötenden Eigenschaften hilfreich. Für die äußere Anwendung eignet sich vor allem das ätherische Oregano Öl:

Efeu

Eine Heilpflanze gegen Husten und Bronchitis.

Inhaltsstoffe:
Saponine, Helixin, Hederin.

Heilwirkung:
Fiebersenkend, menstruationsregelnd, schweißtreibend, sekretlösend, krampflösend, entzündungshemmend.

Anwendung:
Bronchitis, Geschwüre, Gicht, Keuchhusten, Rheuma, Schmerzen, Wunden, Zellulitis.

In starker Dosierung ist der Efeu giftig; das mag ein Hauptgrund sein, warum er heute eher selten eingesetzt wird. Äußerlich als Umschlag oder Packung angewendet, kann der Efeu seine Kräfte jedoch ungefährlich entfalten. Bei der innerlichen Einnahme von Efeu muss man vorsichtig sein und ihn nicht zu stark und zu lange anwenden.

Aufgrund seiner starken Kräfte, wirkt er als Tee jedoch recht ausgeprägt.

Äußerlich kann man den Efeu unbedenklich anwenden. Gegen Cellulite, Wunden, Geschwüre und Schmerzen eignet er sich in Form von Kompressen, Breiumschlägen und Bädern.

Ehrenpreis

Früher wurde Ehrenpreis sehr hochgelobt. Ihre sanfte Wirkung bei empfindlichem Magen und bei Hautbeschwerden kann sich Ehrenpreis richtig gut entfalten.

Inhaltsstoffe:

Aucubin, Aucubinglykoside, Bitterstoff, Gerbstoff, Gerbsäure, Harz, Iridoide, Kaffeesäurerverbindungen, Milchsäure, Saponine, ätherische Öle.

Heilwirkung:

Beruhigend, blutreinigend, harntreibend, schleimlösend, schweißtreibend, tonisierend.

Anwendung:

Abszesse, Afterjucken, Akne, Altersjucken, Appetitlosigkeit, Asthma, Augenentzündung, Blasenentzündung, Blasenstein, Bronchitis, Durchfall, Ekzeme, Erkältung, Furunkel, Gicht, Halsentzündung, Hautprobleme, Heiserkeit, Husten, Juckreiz, Kopfschmerzen, Leberschwäche, Magenschwäche

Menstruationsstörungen, Müdigkeit, Neurodermitis, Nierenprobleme, Rheuma, Schnupfen, Stoffwechsel anregend, Verbrennung, Verdauungsschwäche, Wunden, Übergewicht.

Die Bitterstoffe fördern über Rezeptoren auf den Geschmacksknospen der Zunge die Bildung von Speichel und Magensaft, so regen sie die Magen- und Darmbewegungen an und unterstützen damit die Verdauung. Die Saponine der haben entzündungshemmende, antibakterielle und schleimlösende Eigenschaften. Die Gerbstoffe wirken bei schlecht heilenden Wunden und bei Schleimhautentzündungen.

Die Blätter wie auch die Blüten sind reich an Vitaminen und an Eisen. Dank der blutreinigenden Wirkung des Ehrenpreises wirkt er besonders gut gegen chronische Hauterkrankungen. Dass er den Juckreiz lindert, hat er sich vor allem bei Altersjucken und anderen juckenden Hauterkrankungen, wie beispielsweise Neurodermitis bewährt. Bei Hauterkrankungen kann man den Ehrenpreis innerlich als Tee oder Tinktur einnehmen und zusätzlich äußerlich in Form von Waschungen, Umschlägen und Cremes.

Eisenkraut

Eisenkraut ist eine altbewährte Heilpflanze bei zahlreichen Erkrankungen. Sie reinigt Leber, Milz und Niere.

Inhaltsstoffe:
Ätherisches Öl, Glykoside, Verbenalin, Verbenin, ein Alkaloid, Aucubin, Bitterstoffe, Alpha-Sitosterol, Gerbstoff, Gerbsäure, Kieselsäure, Schleim.

Heilwirkung:
Adstringierend, anregend, antibakteriell, blutreinigend, blutverdünnend, entzündungshemmend, harntreibend, krampflösend, menstruationsfördernd, Menstruationszyklus regelnd, milchbildend, schmerzstillend, schweißtreibend, tonisierend.

Anwendung:
Bronchitis, Fieber, Halsschmerzen, Katarrhe der oberen Luftwege, Keuchhusten, Mandelentzündung, Gallenschwäche, Leberschwäche, Sodbrennen, Blutarmut, Gicht, Milzerkrankungen, Ödeme, Rheuma, Schwächezustände, Blasensteine, Nierensteine, Augenentzündungen, Migräne, Nervenschwäche, Nervosität, blaue Flecken, Brandwunden, Ekzeme, Furunkel, Geschwüre, schlecht heilende Wunden, Schnittwunden, Wunden.

In der Chinesischen Medizin wird das Eisenkraut auch gegen Malaria, Menstruationsproblemen, Abszessen, Grippe sowie Fieber verwendet. Für einen Tee übergießt man zwei Teelöffel des Eisenkrautes, getrocknet oder frisch, mit 250 ml. kochendem Wasser, 5 Minuten ziehen lassen. Der Tee stärkt die Verdauungsorgane und den Stoffwechsel, das Blut wird gereinigt und neu gebildet.
Früher stand es als Heilmittel gegen Kriegs- und Kampfverletzungen im hohen Ansehen. Außer für Verletzungen kann man es auch zur Behandlung von Ekzemen und Geschwüren einsetzen.

Engelwurz

Engelwurz, auch Angelikawurz genannt hilft vor allem bei Beschwerden im Verdauungstrakt und stärkt das Immunsystem.

Inhaltsstoffe:
Ätherische Öle, Angelicin, Bergapten, Bitterstoffe, Furanocumarine, Imperatorin, Pentadecanolid, Umbelliferon, Xanthotoxin.

Heilwirkung:
Antiseptisch, abwehrsteigernd, blähungstreibend, karminativ, galletreibend, kraftspendend, krampflösend, Kreislauf stabilisierend spasmolytisch, magensaftfördernd.

Anwendung:
Anorexie, Appetitlosigkeit, Appetitmangel, Blähungen, Erkältungskrankheiten, Erschöpfungszustände, Gicht, Leberschwäche, Magen-Darm-Krämpfe, Magenschwäche, Magersucht, Menstruationsbeschwerden, Migräne, Rheuma, Verdauungsprobleme, Verstopfung, Wechseljahrsbeschwerden.

Zur Zubereitung einer Tasse Tee übergießt man einen Teelöffel zerkleinerte Angelikawurzel mit kochend heißem Wasser und lässt es 10 Minuten ziehen.
Die Inhaltsstoffe entfalten sich schon im Mund. Im Magen werden Verdauungssäfte freigesetzt und die Gallenblase gibt ihre Gallenflüssigkeit frei. Auf dem Weg durch die Verdauungsorgane wirken die verschiedenen Wirkstoffe direkt am Ort der Probleme.

Eukalyptus
Eukalyptus befreit die Atemwege und hat eine positive Wirkung bei Erkältung und Husten. Sie ist die bekannteste Heilpflanze in Australien.

Inhaltsstoffe:
Ätherisches Öl: u.a. Cineol, Pinen, Cymen, Limonen, Geraniol; Gerbstoffe, Bitterstoffe, Euglobale, Flavonoide, Harze, Triterpene, Proanthocyanidine, Phenolcarbonsäuren.

Heilwirkung:
Anregend, antibakteriell, antibiotisch, antiviral, auswurffördernd, blutzuckersenkend, bronchienerweiternd, desinfizierend, desodorierend, durchblutungsfördernd, entzündungshemmend, erfrischend, fiebersenkend, fungizid, harntreibend, krampflösend,

pilzhemmend, regenerierend, schleimbildungshemmend, schleimlösend.

Anwendung:
Akne, Angina, Arthrose, Asthma, Blasenentzündung, Diabetes, Fieber, Gelenkschmerzen, Geschwüre, Gicht, Grippe, Gürtelrose, Herpes, Insektenstiche, Mandelentzündung, Migräne, Muskelkater, Muskelschmerzen, Nebenhöhlenentzündung, Nervenschmerzen, Neuralgien, Nierenentzündung, Rachenentzündung, Rheumatismus, schlecht heilende Wunden, Schnupfen, Seitenstrangangina, Sinusitis, Tuberkulose, Verdauungsschwäche, Zahnfleischentzündung.

Als Tee nehmen Sie 1 TL. Blätter mit 250 ml kochendem Wasser, 10 bis 15 Minuten ziehen lassen.
Der Eukalyptustee ist reich an Flavonoiden, also Antioxidantien, Gerbstoffe und Bitterstoffe die das Risiko für bestimmte Krebsarten, Herzerkrankungen und Demenz senken können. Eukalyptus hilft auch Mücken und andere stechende Insekten abzuwehren.
Mit dem Tee kann man auch gurgeln, um Halsschmerzen, Mandelentzündung oder auch Seitenstrangangina zu behandeln.
Äußerlich angewendet kann man für Waschungen, Umschläge, Inhalation en oder Bäder einsetzen. Als Umschlag oder Waschung kann man den Eukalytus für schlecht heilende Wunden, Akne, Geschwüre, Gürtelrose, Gelenkschmerzen und ähnliche Beschwerden anwenden.
Bäder kann man für großflächige Hautprobleme durchführen. Auch bei Gelenkerkrankungen, wie beispielsweise Rheuma, können Eukalyptus-Bäder helfen.

Fenchel

Die Wirkung der Fenchel ist seit Jahrtausenden in der Welt verbreitet. Es können die Früchte, die Wurzeln und die fleischigen Knollen verwendet werden. Bei Blähungen können sie die Knollen essen. Sie wirken entspannend und krampflösend.

Inhaltsstoffe:
Ätherische Öle: Carvon, Carveol, Limonen, Myrcen, Pinen; Fettsäuren, Gerbstoffe, Flavonoide, Kaffeesäure, Cumarine, Harze.

Heilwirkung:
Anregend, antibakteriell, appetitanregend, auswurffördernd, blähungswidrig, durchblutungsfördernd, entspannend, erfrischend, fungizid, galletreibend, keimhemmend, krampflösend, menstruationsfördernd, milchbildungsfördend, verdauungsfördernd,

Anwendung:
Appetitlosigkeit, Darmkrämpfe, Dreimonatskoliken, Fettverdauungs-Probleme, Gallebeschwerden, Geburt, Husten, Koliken, Leberschwäche, Magenkrämpfe
Mundgeruch, Nervöse Herzbeschwerden, Periodenkrämpfe, Reizmagen, Rheuma, Verdauungsschwäche, Völlegefühl, Zahnschmerzen.

Den Kümmel kann man als Tee, Tinktur, Kräuterwein oder Pulver zum Einnehmen anwenden. Die Samen kann man auch kauen.
Als Tee übergießt man ein bis zwei Teelöffel leicht zerstoßene Samen mit einer Tasse kochendem Wasser und lässt ihn zehn Minuten ziehen.

Eine Tinktur selbst herzustellen, übergießt man Kümmel in einem Schraubdeckel-Glas mit Doppelkorn oder Weingeist, bis alle

Pflanzenteile bedeckt sind, und lässt die Mischung verschlossen für 10 bis 15 Tage ziehen.

Wenn Sie ein Vollbad nehmen wollen, geben Sie einen Liter starken Kümmeltee hinein. Er, wirkt erfrischend und belebend. Es eignet sich, um die Müdigkeit nach einem anstrengenden Tag zu vertreiben, wenn man anschließend noch munter sein will.

Fingerkraut

Frühlingsfingerkraut wird volksheilkundlich gegen verschiedene Gebrechen in Asien, Nordamerika und Europa bei Durchfall, Halsschmerzen und Menstruationsbeschwerden eingesetzt.

Inhaltsstoffe:
Fettsäuren, Flavonoide, Gerbstoffe, Triterpene.

Heilwirkung:
Adstringierend, antibakteriell, antidiarrhoisch, antiinflammatorische, antioxidativ, antiviral, entzündungshemmend, immunstimmulierend, stopfend.

Anwendung:
Akne, Durchfall, Hautkrankheiten, Muskelkrämpfe, Magen-Darmkrämpfe, Wunden, Schuppen, Zahnfleischentzündungen.

Für einen Tee nehmen Sie 1 Tl. Wurzeln mit 250 ml kochendem Wasser, 5 Minuten ziehen lassen. Hilft sehr gut gegen Durchfall. Das Gurgeln mit dem Tee hilft gegen Entzündungen im Mundraum. Ein Breiumschlag aus frischen zerquetschten Blättern hilft bei kleineren oder schwer heilenden Wunden und einigen Hautkrankheiten. Allerdings begünstigen die Inhaltsstoffe eine Narbenbildung.

Flieder

Der Flieder besitzt eine fiebersenkende Wirkung und stärkt den Verdauungstrakt.

Inhaltsstoffe:
Bitterstoffe, ätherische Öle, Alpha-Pinene, Syringin, Anisaldehyde, Farneso.

Heilwirkung:
Tonisierend, fiebersenkend, beruhigend, schmerzlindernd, tonisch.

Anwendung:
Blähungen, Durchfall, Fieber, Gicht, Mundschleimhautentzündungen, Rheuma, Schluckauf, Verdauungsschwäche.

Die Blüten trinkt man als Tee zur Stärkung der Verdauung.
Dazu nimmt man 2 TL.getrocknete Blüten mit 250 ml kochendem Wasser. 5 Minuten ziehen lassen.
Gegen Fieber trinkt man 2 bis 3 Tassen täglich von einem Tee aus den Blättern des Flieders. Man nimmt nur 1 Teelöffel der getrockneten Blätter pro Tasse. Der Tee schmeckt sehr bitter.
Gegen rheumatische Schmerzen und Gichtattacken hilft ein Bad aus den Teeblättern.

Flohsamenschale

Flohsamenschale für eine gesunde Verdauung.

Anwendung:
Übergewicht, hohe Blutzuckerwerte, Bluthochdruck, hohe Blutfette, hoher Cholesterinspiegel, erhöhte Harnsäure, Verstopfung, Durchfall.

Mit dem Kontakt von Wasser quellen die Flohsamenschalen enorm auf. Sie bilden eine Art Schleim, legt sich wie ein Schutzfilm an die Darmwand und beugt Irritationen vor. Er erleichtert die Passage der Nahrung durch den Darm. Die schalen binden schädliche Stoffe und fördern es über den Stuhlgang aus dem Körper. Bei Durchfall helfen die Schalen den Stuhl zu festigen. Sie binden überschüssiges Wasser im Darm und formen den Stuhlgang. Bei Verstopfung wird der Darm gedehnt und die natürlichen Darmbewegungen werden verstärkt. Bei regelmäßiger Einnahme bei Diabetes melitus, Erkrankungen des Herz-Kreislauf-Systems, hoher Blutzucker und Blutfettwerte, werden die Werte positiv beeinflusst.

Fichtennadel

Die heilenden Kräfte der Fichte werden insbesondere bei bakteriellen Erkrankungen der Atemwege eingesetzt.

Inhaltsstoffe:
Ätherisches Öl, Terpentinöl, Harz, Glykosid Picein, Gerbstoff, Vitamin C.

Heilwirkung:
Anregend, antibakteriell, beruhigend, schleimlösend, schweißtreibend, tonisierend, entzündungshemmend, desinfizierend.

<u>Anwendung:</u>
Asthma, Bronchitis, Durchblutungsstörungen, Gicht, Husten, Katarrh der oberen, Luftwege, Keuchhusten, Muskelkater, Nasennebenhöhlenentzündungen, Nervosität, nervöse Herzbeschwerden, Neuralgien, Rachenentzündung, Rheuma, Schlaflosigkeit.

Mit den jungen Triebspitzen und den ausgewachsenen Nadeln kann man einen Aufguss zubereiten und als Tee trinken. Solch ein Tee hilft gegen Husten, Asthma und manchmal sogar gegen Lungenentzündung. Diesem Tee kann man Honig hinzufügen, um Geschmack und Wirkung zu verbessern. Auch bei Influenza-Grippe kann man Fichtennadeltee trinken und die Beschwerden der Atmungsorgane, Asthma oder infektiöse Erkrankungen zu lindern.

Der Fichtennadel-Tee hilft aufgrund seines hohen Vitamin-C-Gehaltes auch gegen Frühjahrsmüdigkeit und andere Vitamin-C-Mangel-Erscheinungen. Die Zubereitung eines Tees brauchen Sie 1 EL. Fichtennadeln, 500 ml kochendes Wasser, 10 Minuten ziehen lassen.

Ein Fichtenzweigbad oder Einreibungen helfen gut bei Nervenentzündungen, von Neuralgien, Muskelschmerzen und Weichteilrheuma.
Mit einer Tinktur kann man äußerlich zu Einreibungen gegen Muskel- und Gelenkschmerzen verwenden und innerlich gegen Erkrankungen der Atemwege. Innerlich sollte man die Tinktur nicht überdosieren, um die Nieren nicht zu sehr zu reizen.

Frauenmantel

Der Frauenmantel wir vorwiegend in der Frauenheilkunde angewandt. Er hat eine beruhigende, adstringierende und krampflösende Wirkung.

Inhaltsstoffe:
Gerbstoffe, Bitterstoffe, Phytosterin, Glykoside, Saponine, Tannine.

Heilwirkung:
Adstringierend, beruhigend, blutbildend, blutreinigend, blutstillend, harntreibend, krampflösend, Muttermilch fördernd tonisierend.

Anwendung:
Appetitlosigkeit, Arteriosklerose, Asthma, Bindehautentzündung, Blähungen, Diabetes, Durchfall, Eiterungen, Eitrige Wunden, Ekzeme, Erkältung, Fieber, Furunkel, Geschwüre, Halsentzündung, Herzschwäche, Kopfschmerzen, Magenschwäche, Menstruationsbeschwerden, Mundentzündung, Nachtschweiß, Nierenschwäche, Ödeme, Östrogen-Dominanz, Periodenschmerzen, Rachenentzündung, Schlaflosigkeit, Schnupfen, Wechseljahrsbeschwerden, Weißfluss, Wunden, Zahnfleischentzündung.

Frauenmandel fördert die Durchblutung. Er wirkt auch positiv bei Fettleibigkeit, Migräne, Arteriosklerose, Diabetes und Schilddrüsenerkrankung. Auch bei Krampfader hilft Frauenmandel Tee, weil es das Blut verdünnt.

Galgant

Die Hildegard von Bingen stuft den Galgant als „warm und heilkräftig"
ein. Sie schreibt: „Wer im Herzen Schmerzen leidet und wem von Seiten
des Herzens ein Schwächeanfall droht, der esse sogleich eine
hinreichende Menge Galgant und es wird im besser gehen. Und ein
Mensch, der ein hitziges Fieber in sich hat, trinkt Galgantpulver in
Quellwasser und er wird das hitzige Fieber löschen."

Inhaltsstoffe:
Kampfer, Eugenol, Gerbsäure.

Heilwirkung:
Entzündungshemmend, Gallensaftfördernd, menstruationsfördernd,
antioxidativ, verdauungsfördernd, galletreibend, antiviral,
antimikrobiell, appetitanregend.

Anwendung:
Herzschwäche, Angina pectoris, Übelkeit, Durchblutungsstörungen,
Völlegefühl, Kopfschmerzen.

Galgant steigert die Abwehrkräfte und schützt auch vor grippale
Infekte und Fieber. Er hilft rasch und sicher gegen Schwindel, Schmerz
und Schwäche, die vom Herzen oder Magen ausgehen. Die Scharfstoffe
beruhigen den Magen, wie Reisekrankheiten, Gallenkoliken und
Brechreiz.
Galgant Tee. 1 TL. getrocknete Wurzel (bekommt man in der
Apotheke), 250 ml kochendes Wasser, 10 Minuten ziehen lassen. Bei
Zahnfleischentzündungen, mehrmals täglich spülen.
Galgant Tinktur braucht man Galgantwurzel, Korn oder Wodka, 3
Wochen an einem dunklen Ort stehen lassen, gelegentlich schütteln. Die
Tinktur räumt den Magen auf, wirkt positiv auf Appetitlosigkeit und
Verdauungsbeschwerden.

Gänseblümchen

Die Heilwirkung wurde schon im 18. Jahrhundert bekannt. Sie kann innerlich und äußerlich angewendet werden.

Inhaltsstoffe:
Schleimstoffe, Cumarin (Aesculetin), Flavonide (Glykoside des Luteolins, Apigenins/Apigenin-7-O-monoglucosid), Saponine, Phenylethanoide (Acteosid/Verbascosid), Phenolcarbonsäuen (4-Hydroxybenzoesäure, Protocatechusäure, Gentisinsäure), Glykoside/Iridoidglycoside (Asperulosid, Aucubin, Catapol), Gerbstoffe, Hydroxyzimtsäuren, Kieselsäure, Vitamin C, Kalium, Zink, antibiotische Stoffe, ätherisches Öl, Kaffeesäurederivate, Lab-Enzym, Chlorogensäure, Neochlorogensäure

Heilwirkung:
Blutreinigend, blutstillend, harntreibend, krampfstillend, schmerzstillend, Stoffwechsel anregend.

Anwendung:
Appetitlosigkeit, Blasensteine, Darmentzündung, Erkältungen, Gicht, Hautausschläge, Hautkrankheiten, Husten, Menstruationsbeschwerden, Nierensteine, Rheumatismus, stockende Menstruation, unreine Haut, Verstopfung, Wassersucht, Weißfluss, Wunden, Ödeme.

Für einen Gänseblümchen-Tee übergießt man ein bis zwei Teelöffel Gänseblümchen mit einer Tasse kochendem Wasser und lässt ihn zehn Minuten ziehen.
Für eine Tinktur übergießt man Gänseblümchen in einem Schraubdeckel-Glas mit Doppelkorn oder Weingeist, bis alle Pflanzenteile bedeckt sind, und lässt die Mischung verschlossen für 2 bis 6 Wochen ziehen.

Äußerlich angewandt kann Gänseblümchen-Tee Ausschläge lindern, unreine Haut klären und hartnäckige Wunden heilen. Es kann auch gegen Frühjahrsmüdigkeit, gegen Erkältungen, bei Beschwerden im Magen-Darmbereich und gegen Gliederschmerzen eingesetzt werden.

Gänsefingerkraut

Gänsefingerkraut wird aufgrund seiner vielen positiven Wirkungen als Mittel gegen Ruhr, innerliche Blutungen sowie äußerliche Entzündungen, Zahnschmerzen oder Nasenbluten angewendet.

Inhaltsstoffe:
Bitterstoff, Gerbstoffe, Gerbsäure, Flavone, Harzbitterstoffe, Glykoside, Krampflösender Stoff, Vitamin C, Harze, Cumarine.

Heilwirkung:
Adstringierend, antibakteriell, beruhigend, blutstillend, entspannend, entzündungshemmend, harntreibend, krampflösend.

Anwendung:
Angina pectoris, Asthma, Darmkrämpfe, Darmschleimhautentzündungen, Durchfall, entzündete Wunden, Entzündungen der Mundhöhle, Epilepsie, Furunkel, Halsentzündung, Hämorrhoiden, Keuchhusten, Koliken bei Säuglingen, Krämpfe, Magenkrämpfe, Magenschleimhautentzündungen, Menstruationsbeschwerden, Pickel, schmerzhafte Periode, Sonnenbrand, Wadenkrämpfe, Weißfluss, Wundheilung.

Besonders oft wird Gänsefingerkraut zur Behandlung von Krämpfen eingesetzt, vor allem bei Problemen im Magen und Darm. Hildegard von Bingen hat Gänsefingerkraut in einer Zubereitung mit kochender

Milch gegen Erkältungen eingenommen, da es den Schleim löst. Daher kann man es überall dort einsetzen, wo sich etwas verkrampft, beispielsweise Darmkrämpfe, Periodenkrämpfe, aber auch Wadenkrämpfe und krampfartiger Husten. Auch verkrampfte Blutgefäße entkrampfen sich durch Gänsefingerkraut.

Für alle Einsatzzwecke kann man das Gänsefingerkraut als Tee trinken. Dazu macht man einen Aufguss mit 1TL Kraut, 250 ml kochendem Wasser, 10 Minuten ziehen lassen.

Als Waschung, Umschlag oder Teilbad kann man den Tee auch zur Behandlung von entzündeten Wunden verwenden. Er hilft auch gegen Furunkel und Sonnenbrand.

Als Sitzbad kann man gegen Ausfluss bei Frauen einsetzen.

Giersch

Auch Mittelalter war Giersch bekannt für seine heilenden Eigenschaften. Die Pflanze kann als Heilkraut bezeichnet werden. Sie schwemmt beispielsweise schädliche Stoffe aus dem Körper aus.

Inhaltsstoffe:
Ätherisches Öl, Chlorogensäure, Cumarine, Flavonolglykoside, Harz, Hyperosid, Isoquercitrin, Kaffeesäure, Kalium, Phenolcarbonsäuren, Polyine, Vitamin C.

Heilwirkung:
Abführend, antirheumatisch, beruhigend, entwässernd, entzündungshemmend, harnsäurelösend, harntreibend, verdauungsanregend.

Anwendung:
Blasenentzündung, Durchfall, Gicht, Hexenschuss, Hämorrhoiden, Herzgefäßbeschwerden, Ischias, Krampfadern, Rheuma, Skorbut,

Schnupfen, Sonnenbrand, Übergewicht, Verdauungsschwäche, Verbrennungen, Wunden.

Sie können die Blätter essen, als Tee aufgießen, oder Umschläge machen. Wie bei Verspannungen, Sonnenbrand und Krampfadern. Badezusätze können bei muskulären Verspannungen und Rheuma hilfreich sein. Als Tee nehmen Sie 2 Teelöffel des getrockneten Krauts auf 250 ml Wasser und lassen es 3 bis 6 Minuten ziehen. Äußerlich angewendet, lassen Sie den Tee 10 Minuten ziehen.
Wird bei innerlichen Leiden eingesetzt wie Verstopfung und Husten.

Goldmelisse - Indianernessel

Die Goldmelisse hat eine lange Tradition als Heilpflanze. Das ätherische Öl der Pflanze verleiht ihren Duft und ihre Wirkung:

Inhaltsstoffe:
Ätherische Öle, Thymol, Carvacrol, Cymen, Geraniol, Linalol, Camphene, Gerbsäure, Gerbstoffe, Bitterstoffe, Beta-Sitosterol, Valeriansäure.

Heilwirkung:
Anregend, beruhigend, harntreibend, hautreizend Menstruation regelnd, schleimlösend, schweißtreibend.

Anwendung:
Blähungen, Bronchitis, Erkältung, Fieber, Husten, Kopfschmerzen, Magenschwäche, Migräne, Schlaflosigkeit, schlecht heilende Wunden, Wechseljahrsbeschwerden, Wunden, Würmer, Übelkeit.

Für einen Goldmelissen-Tees übergießt man einen bis zwei Teelöffel frische oder getrocknetes Kraut oder der Blüten oder Blätter mit einer Tasse kochendem Wasser.

Fünf bis zehn Minuten ziehen und abseihen. Er löst den Schleim und befreit den Atem. Der Tee wirkt auch schweißtreibend und hilft bei Kopfschmerzen und Migräne.

Man kann den Goldmelissen-Tee als Waschung, Umschlag oder für Teilbäder nehmen und damit schlecht heilende Wunden behandeln.

Gunderman

Gundermann auch Gundelrebe genannt ist die Königin aller Entgiftungspflanzen. Schon im 16. Jahrhundert wird Gundermann als Heilpflanze für innere und äußere Wunden eingesetzt.

Inhaltsstoffe:
Ätherisches Öl, Gerbstoffe, Bitterstoffe, Cholin, Flavonoide, Kalium, Saponine, Vitamin C.

Heilwirkung:
Antioxidativ, antibakteriell, entzündungshemmend, schleimlösend, stoffwechselfördernd. wundheilungsfördernd.

Anwendung:
Blasenschwäche, chronischer Husten, chronischer Schnupfen, Ekzeme, Entzündungen der Haut, Furunkel, Gicht, Nierenschwäche, Rekonvaleszenz.

Gunderman wird gerne als Hausmittel zur Linderung von Erkältungsbeschwerden, bei leichteren Magen- und Darmbeschwerden sowie bei Verdauungsstörungen verwendet. Seltener wird das Kraut auch bei Appetitlosigkeit und Nierenbeschwerden genutzt.

Für den Tee nehmen Sie zwei Esslöffel des Krautes mit 500 ml kochendem Wasser übergossen und 10 Minuten zugedeckt ziehen gelassen. Bei Erkältungserscheinungen, Blasen- und Nierenproblemen und Verschleimung der Lunge zwei Tassen am Tag trinken. Außerdem ist der Tee appetitanregend und kann Schmerzen lindern. Sie können den Tee auch zur Waschungen oder Auflegen von Wunden genutzt werden.
Bei Zahnschmerzen oder eitrige Zahnfleischentzündungen können Sie den Tee als Mundspülung verwenden.

Bei schlecht heilenden, eitrigen Wunden oder Geschwüren kann auch ein Badezusatz helfen. Dazu wird eine Handvoll Kraut auf ein Liter Wasser gegeben und aufgekocht. Für ein Vollbad empfiehlt sich fünf Liter Gundermantee.

Hamamelis

Die „Zaubernuss" Hamamelis ist ein Allround-Talent in der Hautpflege.

Inhaltsstoffe:
Gerbstoffe, Gerbsäure, Hamamelin, Hamamelitannin, Quercetol, Chinasäure, Kaempferol, Ellagitannin, Gallussäure, Flavonoide, Phenol, Ätherische Öle.

Heilwirkung:
Adstringierend, beruhigend, blutstillend, entzündungshemmend.

Anwendung:
Afterjucken, Analekzem, Analfissuren, Blutungen, Dammriss, Dammschnitt, Diarrhoe, Durchfall, Ekzeme, Gebärmutterrückbildung

nach einer Geburt, Gebärmuttervorfall, geschwollene Füße, Hautjucken, Hämorrhoiden, Juckreiz, Kopfschuppen, Krampfadern, Mundschleimhautentzündung, Neurodermitis, Rachenentzündung, Seborrhoisches Ekzem, trockene Haut, unreine Haut, Venenentzündung, Verbrennungen, Verletzungen, Windeldermatitis, wunde Babyhaut
Wunden, wunder Baby Po, Zahnfleischentzündung.

Hamamelis Tee kann man innerlich gegen Durchfall und andere Schleimhautentzündungen des Verdauungstraktes trinken. Für einen Tee übergießt man 2 Teelöffel Blätter oder Rinde, 250 ml kochendem Wasser und lässt ihn 10 Minuten ziehen.
Man kann eine Kompresse in den Tee eintauchen und als Umschlag auf die betroffenen Hautbereiche legen. Die Kompresse befestigt man mit einem Verband und lässt sie mindestens zwei Stunden einwirken. Wenn man eine besonders intensive Wirkung erzielen will, lässt man die Hamamelis-Kompresse über Nacht einwirken.

Als Bad oder Sitzbad hilft der Tee zur Behandlung von Hämorrhoiden, entzündete Füße oder Hautpartien.
Um eine Tinktur selbst herzustellen, übergießt man die Blätter oder Hamamelisringe in einem Glas mit Doppelkorn oder Weingeist, bis alle Pflanzenteile bedeckt sind, und lässt die Mischung verschlossen für 2 bis 6 Wochen ziehen.

Herzgespann

Es ist das beste Kraut, wenn es gilt, die Schleier der Melancholie vom Herzen zu heben, es zu stärken und das Gemüt fröhlich und munter zu stimmen. Herzgespann ist auch ein beliebtes Frauenheilkraut, Antidepressivum und Mittel zur Befreiung der Atemwege.

Inhaltsstoffe:
Iridoidglykoside: Ajugol, Ajugosid, Galiridosid; Leonurusbitterstoff, Flavonoide, Alkaloide, Apfelsäure, Weinsäure, Zitronensäure, Phosphorsäure, Kalium, Kalzium, Harz, Gerbstoff.

Heilwirkung:
Beruhigend, blutdrucksenkend, durchblutungsfördernd, herzstärkend, krampflösend, wehenfördernd.

Anwendung:
Angina pectoris, Angstzustände, Asthma, Atemnot, Bluthochdruck, Blähungen, Engbrüstigkeit, Geburt, Gereiztheit, Herzklopfen, Herzprobleme, Herzrasen, Herzrhythmusstörungen, Herzschwäche, Hitzewallungen, Kropf, Magenkrämpfe, Magenprobleme, Nervosität, nervöse Angstzustände, Schilddrüsenüberfunktion, Schlaflosigkeit, Unruhe, Verdauungsschwäche, Verschleimung der Atemwege, Wechseljahrsbeschwerden.

Herzgespann kann man als Tee, Tinktur oder Kapseln anwenden. AlsTee übergießt man ein bis zwei Teelöffel Herzgespann mit einer Tasse kochendem Wasser und lässt ihn zehn Minuten ziehen.
Die Herstellung eines Herzgespann-Tinktur, übergießt man Herzgespann in einem Schraubdeckel-Glas mit Doppelkorn oder Weingeist, bis alle Pflanzenteile bedeckt sind, und lässt die Mischung verschlossen für 2 bis 6 Wochen ziehen.

Das Herzgespann senkt, die Herzfrequenz, wenn das Herz zu schnell schlägt. Außerdem wird das Herz gestärkt und der Blutdruck leicht gesenkt. Die Durchblutung des Herzens wird zudem verbessert. Es beruhigt und entkrampft.

Heidelbeere

Die Gerbstoffe der Heidelbeeren wirken antibakteriell und können Durchfallerreger verringern. Seine antioxidative Wirkung hilft dabei, oxidativen Stress im Körper vorzubeugen.

Inhaltsstoffe:
Anthocyane, Catechin-Gerbstoffe, Flavonglykoside, Glykosid Arbutin, Myrtillin, Neomyrtillin, Vacciniin, Hydrochinon, Chinasäure, Pro-Vitamin A, Vitamin C, Vitamin E, organische Säuren, Fruchsäuren.

Heilwirkung:
Augenstärkend, antioxidant, antibakteriell, entzündungswidrig.

Anwendung:
Diabetes, Durchfall, Mundentzündung, Rachenentzündung, Verdauungsstörungen bei Kindern, Bartflechte, Ekzeme, schlecht heilende Geschwüre, juckende Hautausschläge.

Die getrockenen Beeren kann man gegen Probleme der Mund- und Rachenschleimhaut kauen, sie helfen auch bei Magen-Darm-Beschwerden und Durchfall. Eine übliche Menge sind etwa 50 g Trockenfrüchte. Die Vitamine in den Heidelbeeren stärken auch die Augen.

Als Tee nimmt man 1 Teelöffel getr. Beeren, 500 ml kochendem Wasser, 10 bis 15 Minuten ziehen und über den Tag verteilt trinken.
Als Tinktur angesetzt, kann man sie bei Hautkrankheiten äußerlich anwenden.
Frische Heidelbeeren wirken eher abführend, während getrocknete Heidelbeeren gegen leichte Durchfälle wirken. Zudem sind die Gerbstoffe in Heidelbeeren leicht entzündungshemmend, das kann bei kleinen Entzündungen im Mund helfen. Sie gehören zu den

Antioxidantien, die gegen oxidativen Stress arbeiten und die Zellen schützen. Vitamin C kurbelt zudem die Kollagenproduktion an, was positiv für die Haut ist. Auch können Vitamin C und E in Blaubeeren zur Stärkung des Immunsystems beitragen.

Hirtentäschel

Hirtentäschel wird schon im Altertum als Heilpflanze genutzt. Im alten Griechenland wird Hirtentäschel zum Blutstillen, bei starken Blutungen eingesetzt.

Inhaltsstoffe:
Cholin, Acethylcholin, Tyramin, Brusasäure, ätherisches Öl, Saponin, Kalium, Gerbstoff, Kalzium, Proteine, Flavonoide.

Heilwirkung:
Blutstillend, blutreinigend, adstringierend, entzündungshemmend, harntreibend, tonisierend, wehenfördernd, menstruationsfördernd, Stoffwechsel anregend.

Anwendung:
Arteriosklereose, Ekzem, Fieber, Gebärmutterblutungen, Gicht, Hämorrhoiden, Krampfadern, Kreislaufschwäche, Lungenschwäche, leichte Magenblutungen, Magenschmerzen, Menstruationsstörungen, Nasenbluten, Nierenprobleme, Ohrenschmerzen, Rheuma, Verstopfung, Wunden.

Die Blutstillende Wirkung bei inneren Blutungen, wird durch ein Zusammenziehen und Abdichten der Gefäße erreicht. Bei Nasenbluten hilft Hirtentäscheltee.
Das Kraut kann auch den Blutdruck regulieren. Zu hoher Blutdruck wird gesenkt und niedriger Blutdruck verstärkt. Daher wirkt er

zusammenziehend der Blutgefäße gegen Krampfadern und Hämorrhoiden.

Der Magen wird gestärkt und hilft bei der Verdauung.

Als Tee nehmen Sie 2 Esslöffel Hirtentäschel und übergießen es mit 250 ml heißem Wasser und lassen es 10 bis 15 Minuten ziehen.

Holunder

Der Holunder stärkt natürlich das Immunsystem.

Inhaltsstoffe:
Glycoside, ätherisches Öl, Flavonoide, Cholin, Schleimstoffe, Gerbstoffe, Gerbsäure, Vitamin C.

Heilwirkung:
Anregend, blutreinigend, blutstillend, entzündungshemmend, erweichend, harntreibend, krampflösend, pilztötend, schleimlösend, schweißtreibend.

Anwendung:
Abszesse, Abwehrschwäche, Akne, Angina pectoris, Arteriosklerose, Arthritis, Asthma, Atemwegserkrankungen, Augenentzündung, Bindehautentzündung, Blasenentzündung, Blähungen, Bronchitis, Cellulite, Diabetes, Ekzeme, Erkältung, Erschöpfung, Erysipel, Falten, Fieber, Furunkel, Fußschweiß, Gelenkentzündung, geschwollene Füße, Gicht, Grippe, Gürtelrose, Halsschmerzen, Harndrang, Hautentzündungen, Hautpflege, Heiserkeit, Herpes, Heuschnupfen, Hexenschuss, Husten, Hämorrhoiden, Insektenstiche, Ischias, Juckreiz, Kehlkopfentzündung, Kniegelenksentzündung, Knieschmerzen, Knochenschwäche, Kopfschmerzen, Kreislaufschwäche, Leberschwäche, Luftröhrenkatarrh, Magen-Darm-Entzündung, Migräne, Milchbildung, Müdigkeit, Nebenhöhlenentzündung,

Nervosität, Neuralgien, Nierenschwäche, Ohrenschmerzen, Orangenhaut, Osteoporose, Prellung, Quetschung, Rheuma, Schlafstörungen, Schmerzen, Schnupfen, Schweißfüße, Sommersprossen, Sonnenbrand, überanstrengte Augen, Übergewicht, Verbrennungen, Verstauchung, Verstopfung, Wassersucht, Wunden, Zahnschmerzen, Zellulite, Ödeme.

Holunderblüten- und beeren setzt die Volksmedizin gegen Fieber und Erkältung ein. Holunder löst Schleim, der sich in Nase und Bronchien befindet. Die sogenannten Anthocyane (sekundäre Pflanzenstoffe) sorgen für ihre satte schwarzblaue Farbe sie schützen die Körperzellen vor freien Radikalen. Auch Herz und Blutdruck profitieren von den Vorteilen der Holunderbeere.
Der Farbstoff und das Kalium haben eine entzündungshemmende und harntreibende Wirkung. Holunder lindert Erkältungen und festsitzendem Schleim in den Nasennebenhöhlen.

Holunder lindert Erkältungen und festsitzendem Schleim in den Nasennebenhöhlen.
Als Tee nimmt man 3 TL getrocknete Beeren, 150 ml kaltes Wasser, 15 Minuten ziehen lassen, aufkochen, danach 10 Minuten ziehen lassen.

Hopfen
Der Hopfen wirkt beruhigend und verbessert den Schlaf.

Inhaltsstoffe:
Hopfenbitter (stickstoffrei), Humulon, Humulen, Lupulon, Lupulin, ätherisches Öl, Gerbsäure, Harze, Campesterol, Stigmasterol, Beta-Sitosterol, Eugenol, Farnesol, Isovalerinsäure.

Heilwirkung:
Antibakteriell, beruhigend, blutreinigend, entzündungshemmend, Muttermilch fördernd, schmerzstillend, tonisierend.

Anwendung:
Angstzustände, Blasenentzündung, Blasensteine, Darmkrämpfe, Fieber, Furunkel, Haarausfall, Herzklopfen, Magenkrämpfe, Menstruationsstörungen, Migräne, nervöse Herzbeschwerden, nervöse Magenbeschwerden, nervöse Unruhe, Schlafstörungen, Verstopfung, Wechseljahrsbeschwerden, Wunden.

Durch ihrer speziellen Bitterstoffe die Zapfen bakterientötend, lindert nervöse Verdauungsbeschwerden. Sie unterstützen auch das Herz-Kreislauf-System, da sie zum Beispiel die Gefäße erweitern und damit Thrombosen verhindern können.
Man kann den Hopfen als Tee oder Tinktur einnehmen. Für einen Hopfentee übergießt man einen Teelöffel Hopfenzapfen mit kochendem Wasser und lässt den Tee fünf bis zehn Minuten. ziehen.

Ingwer
Die Hauptwirkung von Ingwer ist die Linderung von Schwindel und Übelkeit.

Inhaltsstoffe:
Ätherische Öle, Zingiberen, Zingiberol, Gingerol, Shogao. Vitamin C, Eisen, Magnesium, Calcium, Kalium, Phosphor, Natrium.

Heilwirkung:
Abwehrsteigernd, antibakteriell, antibiotisch, blutgerinnungshemmend, entzündungshemmend, magenstärkend, schleimlösend, schmerzlindernd, tumorhemmend.

Anwendung:
Appetitlosigkeit, Blähungen, Erkältung, Halsschmerzen, Husten, Kopfschmerzen, Magengeschwür, Periodenkrämpfe, Reisekrankheit, Reizmagen, Seekrankheit.

Die Ingwerwurzel hilft als Tee oder Tinktur gegen Appetitlosigkeit und Magenprobleme. Die Bildung der Verdauungssäfte wird angeregt. Obwohl Ingwer eine gewisse Schärfe besitzt, hilft er trotzdem bei Magengeschwüren. Bei akuter Übelkeit hilft es besonders gut, eine dünne Scheibe frischen Ingwers zu kauen.

Um die Abwehrkräfte zu stärken empfehle ich, besonders im Winter, Ingwertee mit Honig, Orange und Zitrone zu trinken. Auch eine kräftige Hühnersuppe mit reichlich Ingwer ist hervorragend. Es stärkt das Immunsystem und beugt Erkältungen vor.

Ingwer Tee oder Saft hilft auch bei Koliken, Bauchweh, Blähungen, Durchfall, Reizdarm und Appetitlosigkeit. Ingwer kurbelt die Verdauung an und sorgt dafür, dass die Speisen bekömmlicher werden. Ingwer wärmt bei Rückenschmerzen, Muskel und Gelenkschmerzen.
Für einen Ingwerwickel benötigen Sie klein geschnittene Ingwerstücke, gießen es in heißem Wasser auf und lassen es 15 Minuten ziehen. Den Sud mit einem Tuch tränken und auf die betroffene schmerzende Stelle legen und darauf eine Wärmflasche. Dann 15 bis 20 Minuten entspannen.

Es gibt auch Studien, die darauf hinweisen, dass Ingwer Brustkrebs positiv beeinflussen können.

Jiaogulan

Jiaogulan nennt sich, das Kraut der Unsterblichkeit. Ihre Wirkung gilt als ähnlich wie die des Ginsengs.

Inhaltsstoffe:
Saponine: Gypenoside, Gynosaponine; Ginsenosid, Vitamine, Mineralstoffe, Proteine, Polysaccharide, Zink, Magnesium, Eisen.

Heilwirkung:
Adaptogen, ausgleichend, blutbildend, blutfettsenkend, blutreinigend, cholesterinsenkend, blutzuckersenkend, durchblutungsfördernd, entgiftend, immunstimulierend, stärkend.

Anwendung:
Abwehrschwäche, Altersbeschwerden, Arteriosklerose, Asthma, Augenringe, Bluthochdruck, Bronchitis, Diabetes, erhöhter Cholesterinspiegel, Gedächtnisschwäche, Hepatitis, Herzschwäche, Leberschwäche, Magen-Darm, Entzündung, Müdigkeit, Nervosität, Rekonvaleszenz, Schlaflosigkeit, Schwäche, Stoffwechselschwäche, Stress, Vergesslichkeit.

Jiaogulan kann man als Tee oder Blattgemüse anwenden. Jiaogulanblätter werden häufig zu Kugeln gepresst angeboten. Eine solche Kräuterkugel reicht für 500 ml Tee. Man kann auch frische oder normal getrocknete Jiaogulanblätter für einen Tee verwenden. Für einen Tee übergießt man ein bis zwei Teelöffel oder eine Kugel Jiaogulankraut mit 1 bis 2 Tassen kochendem Wasser und lässt ihn zehn Minuten ziehen. Man kann auch die Blätter roh kauen, oder in Salaten und Speisen dazu geben.

Das Blatt hilft bei andauernder Müdigkeit und ist ein hervorragender Energielieferant. Die Pflanze wird auch als Anti Aging Kraut verwendet. Weil sehr hohe Saponine, antioxidative Eigenschaften aufweisen. In Asien wird Jiaogulan zudem für die Behandlung von Kreislauferkrankungen sowie von Lebererkrankungen wie Hepatitis verwendet. Auch hier sind die im Kraut enthaltende Gypenoside verantwortlich für die schützende Wirkung.

Johanniskraut

Johanniskraut kann sprichwörtlich die Sonne durchscheinen lassen. Paracelsus schrieb, das Johanniskraut die depressiven Gemüter aufhellt.

Inhaltsstoffe:
Hypericin, Hyperforin, Flavonoide, Bitterstoffe, Gerbstoffe, äther. Öl, Harz, Myristinsäure, Hyperinrot, Phytosterin, Stearin, Taraxasterol, Violaxanthin, Beta-Sitosterol, Phytosterole

Heilwirkung:
Abschwellend, adstringierend, antibakteriell, beruhigend, blutblidend, blutstillend, entzündungshemmend, harntreibend, krampflösend, schleimlösend, schmerzstillend, tonisierend.

Anwendung:
Bronchitis, Fieber, Halsentzündung, Appetitlosigkeit, Darmentzündung, Durchfall, Hämorrhoiden, Magenbeschwerden, Verdauungsschwäche, Gicht, Rheumatismus, Bettnässen, Blasenentzündung, Gebärmutterkrämpfe, Menstruationsbeschwerden, Wechseljahresbeschwerden, Angstzustände, Depressionen, Epilepsie, Hexenschuss, Ischias, Kopfschmerzen, Migräne, Nervosität, Neuralgien, Schlaflosigkeit, Blutergüssen, Krampfadern, Muskelzerrungen, Quetschungen, Rückenschmerzen, Verrenkungen, Verstauchungen, Beulen, Ekzem, Geschwüre, Juckreiz,

Narbenschmerzen, Schrunden, trockene Haut, Verbrennungen, Wunden.

Johanniskraut kann man als Öl, Salbe, Creme, Tee, oder in Tabletten anwenden. In kalten Jahreszeiten hilft Johanniskraut Tee sehr gut bei Winterdepressionen und depressiven Verstimmungen. Auch bei Erkrankungen des Nervensystems hilft Johanniskraut sehr gut. Als Tee oder Öl stärkt das Kraut Magen und Darm, lindert Entzündungen und hilft bei Durchfall.

Kapuzinerkresse

Die Kapuzinerkresse stärkt das Immunsystem dank des hohen Vitamin C Gehalts und der Senföle.

Inhaltsstoffe:
Vitamin C, Senfölglykoside.

Heilwirkung:
Anregend, antibiotisch, blutreinigend, menstruationsfördernd, pilztötend, schleimlösend.

Anwendung:
Bronchitis, grippale Infekte Halsentzündung Infektion der Harnwege, Verstopfung.

Kapuzinerkresse kann man gegen Husten und Bronchitis einsetzen, weil sie schleimlösend wirkt, auch bei Hals- und Rachenentzündung wird Sie gerne angewendet. Sie ist auch ein bewährtes Mittel zur Blutreinigung, sie fördert die Ausscheidung von Giftstoffen. Außerdem stimuliert sie die Verdauung und fördert die Durchblutung.

Verantwortlich dafür werden die sogenannten Senföle gemacht. Diese wirken hemmend auf Bakterien, Viren und Pilze.

Tinktur selber herstellen: Dazu übergießt man etwa 100g frische Blätter und Blüten mit 40%igem Alkohol. Zudem gibt man ein etwa 2cm großes Stück Meerrettich hinzu. Dann lässt man die Mischung für 2 Wochen beispielsweise auf der Fensterbank ruhen und schüttelt sie dabei öfters.

Kalmus

Der Kalmus ist ein gutes Magen- und Darm- Heilmittel.

Inhaltsstoffe:
Bitterstoff Acorin, Akoretin (Harz), ätherisches Öl, Kalamin-Cholin, Trimethylamin, Kalmusgerbsäure, Schleim, Terpene, Calamenol, Palmitinsäure

Heilwirkung:
Zahnfleischstärkend,

Anwendung:
Appetitlosigkeit, Blähungen, Darmkrämpfe, Magengeschwüre, Magenkatarrh, Magenkrämpfe, Mundschleimhautentzündungen, Rauchentwöhnung, Verstopfung, zahnende Kinder.

Der Kalmus fördert die Magen- und Gallensaftproduktion und unterstützt die Appetitlosigkeit, Übelkeit und Verstopfung. Er ist auch ein schmerzlinderndes Mittel bei Zahnfleischentzündungen und für zahnende Kinder.
Den Kalmus setzt man entweder für 8 Stunden als Kaltauszug an, 1 TL. der zerkleinerten Wurzel pro Tasse. Man kann aber auch einen heißen Aufguss machen und fünf Minuten ziehen lassen. Auch bei der

Rauchentwöhnung kann die Kalmuswurzel helfen. Wenn man die Wurzel kaut, wird einem beim Rauchen übel. Auch als krampflösendes Mittel ist der Kalmus bei Koliken und Gastritis geeignet. Der Kalmus lindert nicht nur Magenkrämpfe, sondern erleichtert auch die Beschwerden bei Asthma.

Kamille

Die Kamille gehört schon seit Jahrtausenden zu der wichtigsten Heilpflanze für Wundheilung und Entzündungen.

Inhaltsstoffe:
Ätherisches Öl, Azulen, Chamazulen, Apiin, Bitterstoffe, Flavone, Gerbstoff, Gerbsäure, Harz, Cumarin, Borneol, Werg, Farnesol, Herniarin, Hyperosid, Oleanolsäure, Salicylate, Salizylsäure, Schwefel, Thujon, Umbelliferon.

Heilwirkung:
Antibakteriell, austrocknend, beruhigend, blutreinigend, entzündungshemmend, harntreibend, krampflösend, menstruationsfördernd schmerzlindernd, schweißtreibend, tonisierend.

Anwendung:
Afterjucken, Allergien, Asthma, Aufstoßen, Blasenentzündung, Blasenschwäche, Blähungen, Darmkoliken, Darmschleimhautentzündung, Durchfall, Ekzeme, entzündete Wunden, Erkältung, Fieber, Furunkel, Geschwüre, Gesichtsrose, Gicht, Grippe, Gürtelrose, Halsentzündung, Hautunreinheiten, Hexenschuss, Husten, Hämorrhoiden, infizierte Wunden, Ischias, Juckreiz, Kopfschmerzen, Lymphknoten, Schwellungen, Magengeschwür, Magenkrämpfe, Magenschleimhautentzündung, Mandelentzündung,

Menstruationsbeschwerden, Mundgeruch, Mundschleimhautentzündung, Muttermilch fördernd, Nebenhöhlenentzündung, Nervenschmerzen, Nervosität, Neuralgien, Reizdarm, Reizmagen, Rheuma, Schlaflosigkeit, Schnupfen, Sodbrennen, Stress, Unterleibserkrankungen, Verstopfung, Weißfluss, Wunden, Zahnfleischentzündung, Zwölffingerdarmgeschwür.

Kamillentee hilft einen gereizten Magen zu beruhigen und Magenschmerzen zu lindern. Auch bei Entzündungen im Magen-Darm-Bereich mit Symptomen wie Durchfall, Übelkeit und Sodbrennen kann Kamillentee sehr wohltuend sein. Bei Magenschmerzen ist außerdem eine Rollkur mit Kamille möglich. Eine Rollkur ist eine alte Behandlungsmethode zur gleichmäßigen Verteilung eines Arzneimittels oder Tees im Magen.

Bei Stirnhöhlenentzündungen, verstopfte Nase und unreine Haut empfiehlt sich ein Kamillen Dampfbad: Dazu nimmt man einen starken Kamillen Tee Auszug und gibt es in eine Schüssel. Legen Sie ein großes Handtuch über den Kopf und der Schüssel, damit sich der Dampf sammeln kann. Atmen Sie 10 bis 15 Minuten lan ein und aus. Anschließen das Gesicht trocknen.
Bei Entzündungen im Mundraum und bei Halsschmerzen kann man mit Kamillentee oder verdünnter Kamillentinktur gurgeln beziehungsweise spülen.
Selbst Zahnschmerzen können durch Kamillenspülungen vorübergehend gelindert werden.

Karde

Die Karde wirkt antibakteriell und antifugal gegen verschiedene Infektionen der Haut.

Inhaltsstoffe:
Scabiosid, Iridoide, Saponine.

Heilwirkung:
Antibakteriell, blutreinigend, harntreibend, Immunsystem stärkend, schweißtreibend.

Anwendung:
Borreliose, Fingerwunden, Furunkel, Gallenschwäche, Gicht, Rheuma, Hautkrankheiten, Kopfschmerzen, Magenschwäche, Ödeme, Rheuma, Sommersprossen, Verdauungsschwäche, Warzen.

Die Kardenwurzel kann man als Tinktur oder Tee gegen Borreliose einsetzen, wenn eine Therapie mit Antibiotika nicht anschlägt oder auch begleitend zu einer Antibiotika-Behandlung. Sie ist auch generell eine Stärkung des Immunsystems.
Die Tinktur wird am besten aus der frischen geernteten Wurzel hergestellt. Drei Wochen sollte man sie ziehen lassen, bevor man sie abseiht.
Aus der Kardenwurzel kann man auch einen Tee zubereiten. Pro Tasse kocht man einen Teelöffel der zerkleinerten Wurzel kurz auf.
Die Karde hilft auch gegen Wunden und Durchfall, wirkt blutreinigend und somit entgiftend und ausleitend bei Leberkrankheiten. Weiter sind Gicht und Gelbsucht bekannte Einsatzgebiete.
Eine verdünnte Tinktur kann Sommersprossen leicht ausbleichen und Warzen verschwinden lassen.

Katzenkralle

Die Katzenkralle stärkt das Immunsystem und ist entzündungshemmend.

Inhaltsstoffe:
Alkaloiden, Glykosiden, Chinovasäure, Chonovinsäure, Procyanidine, Steroide, pentacyclische Oxidalkaloide, tetracyclische Oxidolalkaloide.

Heilwirkung:
Immunregulierend, entzündungshemmend, antioxidativ, antibakteriell, antiviral, antimykotisch, schmerzlindernd, antimutagen, anticancerogen.

Anwendung:
Asthma, Allergien, Morbus Crohn, AIDS, Magengeschwür, Herpes, Krebs, Harnwegsentzündung, Bakterielle Infektion, chronische Ermüdungssyndrom, Diabetes, Durchfall, Gastritis, Gicht, Rheuma.

Katzenkralle stärkt die Immunfunktion um bis zu 50%. Die Lymphozyten werden vermehrt. Ein Extrakt aus Katzenkralle lindert Brustkrebs Nebenwirkungen von Strahlen- und Chemotherapie. Es konnten verbesserte Blut- und Leberwerte festgestellt werden. Sie verhindert einen entzündlichen Prozess, hemmt das Wachstum von Tumoren und unterdrückt virale Replikation.
Katzenkralle hilft auch bei entzündlichen Hauterkrankungen wie Psoriasi, Dermatitis, Ekzeme. Sie kann auch bei Entzündungen im Mundbereich sehr hilfreich sein.

Kerbel

Bei Erkältung, Schlaflosigkeit und unreiner Haut.

Inhaltsstoffe:
Apiin, ätherisches Öl, Zink, Eisen, Kalium, Vitamin C, Vitamin A, Calcium, Flavonoide, Bitterstoffe.

Heilwirkung:
Blutreinigend, harntreibend, schleimlösend, schweißtreibend, tonisierend.

Anwendung:
Abszesse, Ekzeme, Erkältung, Fieber, Gedächtnisstörungen, Gichtknoten, Kopfschmerzen, Ödeme, Schlaflosigkeit, unreine Haut.

Mineralstoffe wie Eisen, Zink und Kalium fördern die Bildung roter Blutkörperchen und sind gut für das Herz. Außerdem wird Kerbel eine verdauungsfördernde Wirkung nachgesagt, dafür sind vor allem die Bitterstoffe und ätherischen Öle verantwortlich. So kommt Kerbel insbesonders bei Erkältungen, Kopfschmerzen und Gedächtnisproblemen zum Einsatz. Außerdem wirkt die Pflanze entwässernd, entzündungshemmend und regt Leber sowie auch die Verdauung an.

Kiefernadel

Kiefernadel helfen bei Atemwegserkrankungen, Husten und Bronchitis.

Inhaltsstoffe:
Ätherische Öle, Camphen, Caren, Limonen, Bornylacetat, Harze und Bitterstoffe.

Heilwirkung:
Schleimlösend, ausgleichend, entzündungshemmend, keimtötend, antiseptisch, abschwellend, antioxidativ.

Anwendung:
Erkältungen, Muskelschmerzen, Gelenkschmerzen, Bronchitis, Durchblutungsfördernd, Gicht, Husten, Muskulatur, Nasennebenhöhlenentzündung, Nervosität, Neuralgien, Rheuma, Schlaflosigkeit.

Für einen Kiefernadeltee gießen Sie einen Teelöffel frische oder getrocknete Nadeln mit einer Tasse heißem Wasser auf und lassen den Sud fünf Minuten ziehen.
Kiefernadel-Tee ist ein bewährtes, natürliches Hausmittel bei Atemwegs-Erkrankungen wie Husten, Bronchitis, Keuchhusten und Erkältungen.
Darüber hinaus können die heilsamen Wirkungen der Kiefer neben der Verwendung als Tee auch in Form von konzentriertem Extrakt und Öl bei weiteren gängigen Beschwerden genutzt werden, weshalb wir sie zusammen mit den Anwendungsgebieten in diesem Beitrag näher betrachten.
Kiefernadeln lindern Hautbeschwerden wie sie durch Schuppenflechte und Neurodermitis entstehen und entlasten bei den Symptomen einer rheumatischen Arthritis. Sie sorgen für eine gute Durchblutung der

Haut und werden bei Muskelverletzungen, Prellungen, Zerrungen, Verstauchungen und Muskelkater eingesetzt.

Der Teer in den Kiefernadeln helfen in Bädern dazu, chronische wie eitrige Erkrankungen der Haut zu behandeln, besonders Rissekzeme an den Fingern. Geben Sie die Kiefernsprossen in kochendes Wasser und inhalieren den Wasserdampf. Gegen Hauterkrankungen lassen Sie im Wasser ziehen bis es abgekühlt ist und tragen den Extrakt auf die betroffenen Stellen auf – als Kompresse oder Umschlag. Sie können den Extrakt auch ins Badewasser geben und die Haut mit einem Voll-, Sitz- oder Fußbad beruhigen.

Knoblauchrauke

Die Knoblauchrauke ist ein gesundes, mildes und auch würziges Küchenkraut. Kann auch als Knoblauchersatz verwendet werden.

Inhaltsstoffe:
Cholin, Acethylcholin, Tyramin, Brusasäure, ätherisches Öl, Saponin, Kalium, Gerbstoff, Vitamin A, Vitamin C, Mineralsalze.

Heilwirkung:
Blutstillend, blutreinigend, adstringierend, entzündungshemmend, harntreibend, tonisierend, wehen fördernd, menstruationsfördernd, Stoffwechsel anregend.

Anwendung:
Arteriosklereose, Ekzem, Fieber, Gebärmutterblutungen, Gicht, Hämorrhoiden, Krampfadern, Kreislaufschwäche, Lungenschwäche, leichte Magenblutungen, Magenschmerzen, Menstruationsstörungen, Nasenbluten, Nierenprobleme, Ohrenschmerzen, Rheuma,

Verstopfung, Wunden., zu starke Menstruationsblutungen, hoher Blutdruck, niedriger Blutdruck.

Das frische Kraut wirkt blutreinigend und harntreibend. Ebenso ist es schleimlösend und hat einen positiven Einfluss bei Asthma, Husten und Bronchitis. Äußerlich angewendet hilft es bei Frostbeulen und fördert die Blutzirkulation. Außerdem wirkt es Entgiftend, harntreibend und wird auch als Wurmmittel eingesetzt.
Als Tee nimmt man 2 TL Kraut mit 250 ml heißem Wasser 5 Minuten ziehen lassen.
Für eine tolle Frühjahrskur eignet sich ein Knoblauchraukenessig. Dazu nimmt man die ganze Pflanze kurz vor dem Blühen und legt es für 2 Wochen in einem Bio Apfelessig. 3 mal täglich 4 TL mit Wasser getrunken.

Königskerze
Die Königskerze hilft bei Erkältung und Ohrenschmerzen.

Inhaltsstoffe:
Saponine, Schleim, Flavone, ätherische Öle.

Heilwirkung:
Antibakteriell, antiviral, auswurffördernd, entzündungs--hemmend, reizmildernd, schleim-haut-schützend, schleimlösend, schmerzstillend, schweißtreibend

Anwendung:
Asthma, Augenröte, Bindehautentzündung, Bronchitis, Erkältungen, Halsschmerzen, Herzbeschwerden, Husten, Juckreiz, Magen-Darmbeschwerden, Nervenschmerzen, Ohrenschmerzen, Tinnitus, Verbrennungen.

Die Königskerze besitzt die Fähigkeit, sowohl gereizte Schleimhaut zu beruhigen, als auch den bei entzündlichen Prozessen gebildeten Schleim besser abzutransportieren.
Innerlich angewendet kann die Königskerze bei Rheuma, Blasen- und Nierenbeschwerden helfen.
Die äußerliche Anwendung wird bei entzündlichen, juckenden Hauterkrankungen und Insektenstichen empfohlen.

Für den Tee braucht man 2 TL. getrocknete Blüten, 150 ml kochendem Wasser, 15 bis 15 Minuten ziehen.

Kümmel
Kümmel kann die Verdauung positiv beeinflussen. Das ätherische Öl – Carvon löst die Krämpfe und überflüssige Luftansammlungen.

Inhaltsstoffe:
Ätherische Öle: Carvon, Carveol, Limonen, Myrcen, Pinen; Fettsäuren, Gerbstoffe, Flavonoide, Kaffeesäure, Cumarine, Harze.

Heilwirkung:
Anregend, antibakteriell, appetitanregend, auswurffördernd, blähungswidrig, durchblutungsfördernd, entspannend, erfrischend, fungizid, galletreibend, keimhemmend, krampflösend, menstruationsfördernd, milchbildungsfördend, verdauungsfördernd.

Anwendung
Appetitlosigkeit, Darmkrämpfe, Dreimonatskoliken, Fettverdauungs-Probleme, Gallebeschwerden, Geburt, Husten, Koliken, Leberschwäche, Magenkrämpfe, Mundgeruch, Nervöse

Herzbeschwerden, Periodenkrämpfe, Reizmagen, Rheuma, Verdauungsschwäche, Völlegefühl, Zahnschmerzen.

AlsTee übergießt man ein bis zwei Teelöffel leicht zerstoßene Kümmel-Samen mit einer Tasse kochendem Wasser und lässt ihn zehn Minuten ziehen.

Tinktur selber herstellen:
Übergießen Sie den Kümmel in einem Glas mit Schraubdeckel, mit Doppelkorn oder Weingeist, bis alle Pflanzenteile bedeckt sind, und lässt die Mischung verschlossen für 10 bis 15 Tage ziehen.

Ein Vollbad, in das man einen Liter starken Kümmeltee gibt, wirkt erfrischend und belebend.
Der Kümmel wirkt hervorragend bei Verdauungsbeschwerden wie Blähungen, Völlegefühl, Krämpfen und Schmerzen.

Labkraut

Labkraut wird in der Volksmedizin bei Nieren- und Blasenerkrankungen zur Vermehrung der Harnmenge angewandt.

Inhaltsstoffe:
Glykosid, Saponine, Rubichlorsäure, Zitronensäure, Galitannsäure, Alizarinthypus, Asperulosid, Spurenelemente, Flavonoide, Clorogensäure. Monotropein, n-Alkane,

Heilwirkung:
harntreibend, antibakteriel, antioxidativ, krebszellhemmend. entzündungshemmend.

Anwendung:

Blasenentzündung, Blasengries, Blasensteine, Blutreinigend, Darmentzündung, Ekzeme, Fingernagelgeschwür, Flechten, Hautleiden, Hautunreinheiten, Magenentzündung, Nierengries, Nierensteine, Übergewicht, vereiterte Drüsen, Krebs, Brustkrebs, Leukämie, Speiseröhrenkrebs, Knöchelschwellungen, Wasserstauungen, Zungenentzündung.

Äußerlich für Hautprobleme wird das Labkraut am besten als Frischsaft angewendet. Den frischen Saft kann man auf die betroffene Stelle träufeln und antrocknen lassen.
Es hilft bei geschwollenen Knöcheln zur Verminderung der Ödeme; unterstützt auch bei schlecht heilenden Wunden oder leichten Hautverletzungen die Wundheilung.

Für den Tee brauchen Sie 2 TL. Kraut, 200 ml kochendes Wasser, 15 Minuten ziehen lassen. Der Tee hilft auch hervorragend bei Blutarmut, Grieß- und Steinbeschwerden, karzinomatöse Hautleiden und Geschwüre.

Lapacho

Die Ureinwohner Südamerikas setzen Lapacho-Tee als entzündungshemmendes Heilmittel gegen fieberhafte Erkrankungen, Magenschmerzen und Pilzinfektionen ein.

Inhaltsstoffe:
Lapachol, Kalium, Calcium, Eisen, Barium, Strontium, Jod, Bor.

Heilwirkung:
Fungizid, antiviral, antibakteriell, entzündungshemmend, tonisierend, schweißtreibend, schmerzstillend, beruhigend, blutdrucksenkend, harntreibend.

Anwendung:

Erkältung, Erysipel, Gesichtsrose, Grippe, Gürtelrose, Herpes, Insektenstiche, Malaria, Psoriasis, Schuppenflechte, Verdauungsschwäche, Wunden.

Für einen Tee kocht man 2 TL Rinde auf 1 Liter Wasser für fünf Minuten. Anschließend lässt man den Tee noch eine Viertelstunde ziehen. Man kann denTee für Waschungen und Bäder nehmen oder saubere Tücher als Kompressen in den Lapacho-Tee einweichen.

Für die Tinktur brauchen Sie Lapachorinde, Doppelkorn oder Weingeist. Gießen Sie den Korn über die Rinde, bis es gut bedeckt ist, 2 bis 6 Wochen an einem warmen Ort ziehen lassen.

Lapacho wird zur Behandlung von fieberhaften Erkrankungen, Magenbeschwerden, Pilzinfektionen und Rheuma, aber auch gegen Leukämie und Tumore eingesetzt, auch im Bereich von Infektionen und Entzündungen sind deutliche Wirkungen belegt. Lapacho wirkt ähnlich wie Antibiotika.

Man kann Lapacho-Tee auch für Waschungen und Bäder nehmen oder Tücher als Kompressen in den Tee einweichen. Dazu geben Sie 1 EL. Rinde in 1 l Wasser 15 min. kochen lassen, dann 20 min ziehen und den Sud verwenden.

Lapachotee wird auch zur Steigerung des Wohlbefindens, Verbesserung der Konzentration und der Ausdauer verwendet.

Lavendel

Der Lavendel wirkt sich positiv auf Körper und Geist aus. Daher wird es in der Aromatherapie und Kosmetik vielseitig angewendet. Die antiken Römer nutzten die Pflanze als Zusatz für ihr Wasch- und

Badewasser, da es zuverlässig Keime, Bakterien, Pilze und sogar Viren abtötet.

Inhaltsstoffe:
ätherisches Öl, Gerbstoff, Glykosid, Saponin.

Heilwirkung:
Antiseptisch, beruhigend, blähungstreibend, harntreibend, krampflösend.

Anwendung:
Asthma, Augenringe, Bluthochdruck, entzündete Wunden, Erschöpfungszustände, Gesichtsrose, Gürtelrose, Herzbeschwerden, Husten, Kopfschmerzen, Kopfschmerzen, Kreislaufschwäche, Magenkrämpfe, Migräne, Nervenschwäche, Nervosität, Neuralgien, rheumatische Schmerzen, Schlaflosigkeit, Wasseransammlungen.

Bei Blähungen und Bauchschmerzen kann eine Tasse Lavendeltee dazu beitragen, die Beschwerden zu lindern. Lavendel wirkt sich positiv auf den Schlafrhythmus bei innerer Unruhe und Schlafstörungen sowie Kopfschmerzen aus.
Lavendelöl wirkt auch antibakteriell, weshalb es bei Verletzungen helfen kann, die Entzündung einzudämmen.

Für den Tee oder die äußerliche Anwendung eignet sich der Tee aus den getrockneten Blüten. Auch in Teemischungen wird Lavendel gerne eingesetzt. 2 bis 3 Blütenstände mit 250 ml heißem Wasser 5 Minuten ziehen lassen.

Linde

Die Lindenblüten ist ein wichtiges Heilmittel bei Fieber und Grippe.

Inhaltsstoffe:
Ätherisches Öl, Farnesol, Saponine, Flavonglykoside, Flavonoide, Gerbstoff, Gerbsäure, Schleim.

Heilwirkung:
Beruhigend, blutreinigend, entspannend, entzündungshemmend, harntreibend, krampflösend, schleimlösend, schweißtreibend.

Anwendung:
Angstzustände, Appetitlosigkeit, Blasenentzündung, Bluthochdruck, Darmentzündung, Erkältung, Falten, Furunkel, grippale Infekte, Hexenschuss, Husten, Hustenkrampf, Ischias, Kopfschmerzen, Migräne, Rheuma, Schlaflosigkeit, Schnupfen, Sodbrennen, Verstopfung, Wassersucht, Wunden, Ödeme.

Die Lindenblüten kann man als Tee oder Tinktur anwenden. Einen Lindenblüten-Tee übergießt man ein bis zwei Teelöffel Lindenblüten mit einer Tasse kochendem Wasser und lässt ihn zehn Minuten ziehen. Die-Tinktur selbst herzustellen, übergießt man Linde in einem Schraubdeckel-Glas mit Doppelkorn oder Weingeist, bis alle Pflanzenteile bedeckt sind, und lässt die Mischung verschlossen für 2 bis 6 Wochen ziehen.

Mädesüß

Das Mädesüß ist eine wahre Wiesenkönigin und ersetzt das Aspirin.

Inhaltsstoffe:
Ätherisches Öl, Salizylsäureverbindungen, Heliotropin, Vanillin, Zitronensäure, Gerbsäure, Gaultherin, Kieselsäure, Terpene, Wachs, Fett, Farbstoff Spiraein

Heilwirkung:
Blutreinigend, entgiftend, entzündungshemmend, harntreibend, schmerzstillend.

Anwendung:
Blasenprobleme, Darmprobleme, Erkältung, Fieber, Gicht, Grippe, Kopfschmerzen, Magenprobleme, Migräne, Nierenprobleme, Ödeme, Rheuma, Schmerzen, Wassersucht.

Der Tee eignet sich hervorragend bei Erkältungen oder grippalen Infekten. Sogar bei echter Grippe kann er lindernd wirken. Er senkt nicht nur das Fieber, sondern erleichtert auch Schmerzen und hilft beim Abschwellen der Schleimhäute.
Für den Tee brauchen Sie einen Esslöffel Mädesüß und 250 ml kochendes Wasser und lassen den Aufguss 10 bis 20 Minuten ziehen.

Meerrettich

Meerrettich gilt als gut geeignete pflanzliche Antibiotika-Alternative, zumal dieser antibiotische Wirkstoff wie das Glykosid Sinigrin beinhaltet.

Inhaltsstoffe:
Vitamine B1, B2, B6, Vitamin C, ätherische Öle, Senföle, Allylsenföl, Allicin, Glucosinolate, Sinigrin, Gluconasturtiin, Mineralstoffe Kalium, Magnesium, Calcium, Eisen, Flavone, Quercetin, Kämpferol, Asparagin, Arginin, Pentosan, Alloxurbasen, organische Schwefelverbindungen, Oxydase

Heilwirkung:
Antibakteriell, harntreibend, schleimlösend, schweißtreibend, menstruationsfördernd.

Anwendung:
Angina, Appetitlosigkeit, Asthma, Blasenentzündung, Blähungen, Bronchitis, Erkältung, Fieber, Gicht, Grippe, Harnsteine, Husten, Insektenstiche, Kopfschmerzen, Mandelentzündung, Muskelschmerzen, Nebenhöhlenentzündung, Neuralgische Beschwerden, Nierenbeckenentzündung, Rheuma, Skorbut, Stärkung des Immunsystems, Verdauungsschwäche, Verstopfung, Vitamin C Mangel, Zahnschmerzen.

Des Weiteren wurden in Meerrettich auch wichtige Aminosäuren gefunden, welche die Immunabwehr stärken. So sollen laut Überlieferungen bereits die alten Pharaonen ihren Arbeitern Meerrettich zur Stärkung der Abwehrkraft verabreicht haben. Meerrettich kann sehr hilfreich bei Erkältungsinfekten sein. Aufgrund der darin vorhandenen Senföle wird er auch häufig als „Penicillin des Gartens" bezeichnet. Gegen Insektenstiche kann man den geriebenen

Meerrettich auf die betroffene Haustelle legen und leicht einreiben. Auch bei Zahnschmerzen kann man den Meerrettich an Ort und Stelle bringen und dort belassen, bis die Schärfe nachlässt.

Meerrettich-Auflagen helfen bei hartnäckigem Husten, Kopfschmerzen und neuralgischen Schmerzen, z.B. Hexenschuss oder Ischias. Die betroffene Stelle sollte man einfetten, mit Öl, Salbe, Melkfett oder Vaseline. (Bei Husten nimmt man den Brustbereich, bei Kopfschmerzen den Nacken) Dann gibt man den frisch geriebenen Meerrettich auf ein Baumwolltuch. Dieses Tuch legt man mit der Meerrettichseite zur Haut auf die Körperstelle. Die Breiauflage bleibt solange auf der Haut, bis es anfängt zu brennen. Dann entfernt man die Auflage wieder, reinigt die Haut und fettet bei Bedarf nochmal nach.

Mistel

In der klassischen Heilpflanzenkunde unterstützt die Mistel die Therapie gegen Bluthochdruck und Arthrosen.

Inhaltsstoffe
Alkaloid, Asparagin, Bitterstoff, Harz, Histamin, Inositol, Oleanolsäure, Pyridin, Saponine, Schleim, Tyramin, Viscalbin, Viscin, Viscotoxin, Xanthophyll, Zink.

Heilwirkung:
Beruhigend, blutstillend, entzündungshemmend, harntreibend, krampflösend, tonisierend.

Anwendung:
Arteriosklerose, Bauchspeicheldrüsenschwäche, beschleunigter Puls, Bluthochdruck, chronische Arthrosen, chronisches Rheuma, Diabetes, eitrige Wunden, Ekzeme, Epilepsie, Fieber, Gallenschwäche,

Gebärmutterblutungen, Gebärmuttergeschwülste, Gebärmutterschmerzen, Gelenkentzündung, Geschwüre, Herzschwäche, Heuschnupfen, Kopfschmerzen, Krampfadern, Krebs therapiebegleitend, Magenschwäche, Menstruationsbeschwerden, Nervenschwäche, Ödeme, Schwindel, Verdauungsschwäche, Verstopfung, Wechseljahrsbeschwerden, Weißfluss.

Misteltee wird immer als Kaltauszug angesetzt. Im kalten Wasser lösen sich die schwach giftigen Stoffe (z.B. das Glykosid Viscalbin und Viscotoxin) nicht auf und daher ist der Kaltauszug der Mistel ungiftig. Der Misteltee steigert auch Verdauung und Stoffwechsel, sodass sie bei Beschwerden der Verdauungsorgane und Stoffwechselstörungen eingesetzt werden kann.
Durch die Stoffwechsel-Wirkung hilft die Mistel gegen rheumatische Beschwerden.
Sie stärkt auch die Nerven und kann daher Kopfschmerzen und Schwindel lindern. Durch die Nervenstärkung kann sie auch bei Epilepsie helfen und die Anfälle seltener machen. Auch gegen die Neigung zu wiederholten Fieberkrämpfen bei Kindern soll die Mistel helfen.

Mistelextrakte hemmen auch das Tumorwachstum, schützen vor Rückfällen und das Wohlbefinden und die Lebensqualität werden verbessert. Fragen Sie ihren Hausarzt für eine Misteltherapie.
Die Extrakte helfen auch bei verschleißbedingte Gelenkerkrankungen.

Mohn-Goldmohn

Der Goldmohn ist eine Heilpflanze, die seit tausenden von Jahren gegen Schmerzen und Schlafstörungen eingesetzt wird. Die Ureinwohner von Nordamerika nutzen den Goldmohn schon seit tausenden von Jahren, vor allem als mildes Schmerzmittel und für spirituelle Zwecke.

Inhaltsstoffe:
Aporphin-Alkaloide, Allocryptopin, Bitterstoffe, Californidin, Escholzin, Flavonoide, Glykoside, Isochinolone, Protopin, Rutin, Xanthophylle.

Heilwirkung:
Analgetisch, angstlösend, antidepressiv, anxiolytisch, ausgleichend, beruhigend, betäubend, harntreibend, krampflindernd, schlaffördernd, schmerzlindernd, schweißtreibend, sedativ.

Anwendung:
Angstzustände, Bettnässen, depressive Verstimmungen, Einschlafstörungen, Gallenerkrankungen, Inkontinenz, Lebererkrankungen, Läuse, nervöse, Übererregbarkeit, Neuropathien, Schlaflosigkeit, Schlafstörungen, Schmerzen, Unruhe, Zahnschmerzen.

Für einen Tee braucht man 2 Teelöffel getrocknetes Kraut mit 250 ml kochendem Wasser übergießen, 10 Minuten ziehen lassen, abseihen. Hilft gegen Schmerzen, Schlaflosigkeit und nervöse Übererregbarkeit. Gegen Einschlafstörungen, etwa 1-2 Stunden vor dem Schlafengehen eine Tasse trinken. Maximal 2-4 Tassen pro Tag.
Die Wirkstoffe des Kalifornischen Mohns setzen am zentralen Nervensystem an, das die Wahrnehmung von Gefühlen wie Kälte, Hitze oder Schmerzen an das Gehirn weiterleitet. Hier können sie zur Reizlinderung beitragen: Die Wirkung gilt bei richtiger Dosierung als krampflösend und schmerzlindernd. Die Extrakte werden auch bei Magen- und Darmerkrankungen mit Krämpfen verschrieben.

Gegen Läuse machen Sie eine Abkochung: 5 Teelöffel getrocknetes Kraut mit 500 ml kaltem Wasser ansetzen und zum Kochen bringen, 15 Minuten ziehen lassen, abseihen. Lauwarm auftragen.

Mutterkraut

Das Mutterkraut ähnelt der Kamille und wird in der Frauenheilkunde viel verwendet.

Inhaltsstoffe:
Chrysanthenol, ätherische Öle, Stigmasterol, Beta-Sitosterol, Borneol, Kampfer, Carvacrol, Eugenol, Gerbstoff, Pyrethrin, Sabinol, Santamarin, Thymol.

Heilwirkung:
Anregend, beruhigend, entzündungshemmend, krampflösend, durchblutungsfördernd, gefäßerweiternd, geburtsfördernd, menstruationsfördernd, menstruationsregulierend, eisprungfördernd.

Anwendung:
Asthma, Blähungen, Depressionen eitrige Wunden, Erkältung, Fieber, Gelenkentzündungen, Gicht, Husten, Insektenstiche, Kopfschmerzen, Leukämie, Magenschwäche, Migräne, Ohrensausen, Rheuma, Verstopfung.

Das Mutterkraut fördert Monatsblutungen und reguliert den Menstruationszyklus, wenn dieser unregelmäßig geworden ist. Auch der Eisprung wird gefördert.
Mutterkraut wird auch gegen Kopfschmerzen und Migräne angewendet.

Gegen Insektenstiche kann man Mutterkraut-Tinktur auf die Stichstelle auftragen.
Wenn man die Tinktur mit Wasser verdünnt und den ganzen Körper damit einreibt, werden lästige Insekten dadurch vertrieben.

Mutterkraut-Tee als Waschung oder Umschlag hilft gegen eitrige Wunden.

Ein Fußbad mit Mutterkraut-Tee verdünnt mit Wasser hilft gegen geschwollene Füße.

Nachtkerze

Die Nachtkerze wird äußerlich und innerlich bei Neurodermitis, rheumatischen Beschwerden, Prämenstruellem Syndrom, bei Wechseljahresbeschwerden sowie zur Vorbeugung von Herz- und Gefäßerkrankungen benutzt.

Inhaltsstoffe:
Die Samen: Gamma-Linolensäure (10%), Die Blätter: Gerbstoffe, Wurzeln: Stärke, Eiweiß, Mineralstoffe.

Heilwirkung:
Adstringierend, beruhigend, stärkend, blutreinigend, entspannend, entzündungshemmend, krampflösend.

Anwendung:
Akne, Arthritis, Asthma, Bluthochdruck, Ekzeme, entzündete Gelenke, hohe Cholesterinwerte, Husten, Leberschäden, Magen-Darmerbeschwerden, Neurodermitis,, Durchfall, Ekzem, Gicht, Prämenstruelles Syndrom, Quetschung, Wechseljahrsbeschwerden. Die Samen: Arteriosklerose, Ekzeme, Hautprobleme.

Die Blätter kann man als Tee innerlich oder äußerlich als Kompresse anwenden. Das Nachtkerzenöl aus den Samen gewonnen, enthält Gamma-Linolensäure als jede andere bekannte Pflanze. Gamma-Linolensäure ist eine besondere ungesättigte Fettsäure, die in vielen Organen hilft, die Prostaglandine zu bilden. Auch bei Frauenleiden wie

Brustschmerzen, Wechseljahrsbeschwerden und prämenstruelle Symptome werden gelindert.

Für einen Tee nehmen Sie 1 EL. Blätter, 500 ml. kochendes Wasser, 10 Minuten ziehen lassen. Der Tee wirkt entkrampfend und entspannt.

Oregano

Oregano ist ein natürliches Antibiotikum.

Inhaltsstoffe:
Gerbstoffe, Bitterstoffe, ätherisches Öl, Thymol, Carvacrol.

Heilwirkung:
Antibakteriell, antimikrobiell, antiseptisch, antiviral.

Anwendung:
Appetitlosigkeit, Blähungen, Cellulitis, Ekzeme, Husten, Keuchhusten, Krampfhusten, Krebs, Menstruationsbeschwerden, Mundentzündungen, Psoriasis, Rachenentzündungen, Verdauungsstörungen.

Durch seine bakterientötenden Eigenschaften kann Oregano auch äußerlich angewendet werden. Das ätherische Öl können Sie verdünnt bei Husten auftragen, oder Inhalieren. Es hilft auch ein Oregano Tee. Dazu nehmen Sie einen Esslöffel des getrockneten Krautes mit 250ml kochendem Wasser und lassen es zehn Minuten ziehen.

Passionsblume

Die Passionsblume kann bei innerer Unruhe und Stress sehr unterstützend wirken und dabei helfen, dass unser Körper wieder zurück ins Gleichgewicht findet.

Inhaltsstoffe:
Flavonoide, Vitexin, Cumarin, Umbelliferon, Maltol, Harmin, Passiflorine, Stigmasterol, Sitosterol, Luteolin, Kaempferol,

Heilwirkung:
Adstringierend, angstlösend, beruhigend, krampflösend, schweißtreibend.

Anwendung:
Augenringe, Bluthochdruck, Durchblutungsstörungen, Herzneurosen, Herzrasen, Herzrhythmusstörungen, Nervosität, Reizdarm, Reizmagen, Schlaflosigkeit, Wechseljahrsbeschwerden, Ängste.

Für einen Tee übergießt man 1 bis 2 Teelöffel Passionsblumenkraut mit einer Tasse kochendem Wasser und lässt ihn zehn Minuten ziehen.
Um eine Passionsblume-Tinktur selbst herzustellen, übergießt man Passionsblume in einem Glas mit Doppelkorn oder Weingeist, bis alle Pflanzenteile bedeckt sind, und lässt die Mischung verschlossen für 2 bis 6 Wochen ziehen.

Man innerlich, als Tee oder Tinktur gegen Schlaflosigkeit, Nervosität und Unruhe einsetzen. Hervorragend hilft sie die Ängste zu lindern, nervlich bedingtes Herzrasen oder Herzrhythmusstörungen. Die heilsamen Effekte der Passionsblume sind vor allem den darin enthaltenen Flavonoiden zuzusprechen, welche in den 90er-Jahren durch wissenschaftliche Analysemethoden gefunden wurden.

Petersilie

Die Petersilie wird seit tausenden von Jahren von Menschen genutzt und angebaut. Schon die alten Griechen sahen dieses Kraut aus heilig an.

Inhaltsstoffe:
Vitamin C, Ätherische Öle, Apiin, Apiol, Apiolin, Flavonoide, Furocumarin, Gerbsäure, Glykoside, Limonen, Monoterpene, Myristicin, Petroselinsäure, Salicylate, Sesquiterpene, Thymol, Umbelliferon, Violaxanthin, Zink.

Heilwirkung:
Harntreibend, krampflösend, menstruationsfördernd, Nachgeburt austreibend, schleimlösend, tonisierend, Wehen fördernd.

Anwendung:
Appetitlosigkeit, Blasen-Entzündungen, Blasensteine, Bluthochdruck, Blähungen, Depression, Frühjahrsmüdigkeit, Geschwüre, Gicht, Insektenstiche, Kater, Menstruationsbeschwerden, Mundgeruch, Mückenstiche, Müdigkeit, Nierensteine, Ohrenschmerzen, Rheuma, Schuppen, Verdauungsstörungen, Verstopfung, Wechseljahrsbeschwerden.

Petersilie kann man innerlich, als Tee oder Tinktur gegen Blaseninfektionen und Steine in Blase oder Niere einsetzen. **Achtung:** Nicht bei Nierenentzündung nehmen. Es hilft auch bei Verdauungsschwäche und Blähungen.
Äußerlich kann man Petersilie-Tee oder verdünnte Tinktur in Form von Umschlägen, Bädern oder Waschungen anwenden.
Mit dieser Art der Anwendung kann man auch Insektenstiche lindern.

Petersilie hilft äusserlich eingesetzt auch gegen Kopfschuppen und Geschwüre.

Für einen Petersilien-Tee übergießt man ein bis zwei Teelöffel Petersiliensamen oder Wurzel mit einer Tasse kochendem Wasser und lässt ihn zehn Minuten ziehen.

Um eine Petersilie-Tinktur selbst herzustellen, übergießt man Petersilien-Samen, -Wurzel oder Blätter in einem Schraubdeckel-Glas mit Doppelkorn oder Weingeist, bis alle Pflanzenteile bedeckt sind, und lässt die Mischung verschlossen für 2 bis 6 Wochen ziehen.

Pfefferminze

Die Pfefferminze ist die wertvollste Pflanze bei Linderung von Erkältungsbeschwerden.

Heilwirkung:
Antibakteriell, beruhigend, entzündungswidrig, keimtötend, galletreibend, krampflösend, schmerzstillend, tonisierend.

Anwendung:
Appetitlosigkeit, Blähungen, Brechreiz, Bronchitis, Durchfall, Erkältung, Fieber, Gallenbeschwerden, Grippe, Herzschwäche, Hexenschuss, Herpes, Ischias, Insektenstiche, Juckreiz, Koliken, Kopfschmerzen, Magenkrämpfe, Magenschmerzen, Migräne, Mundgeruch, Muskelschmerzen, Müdigkeit, Nervenschmerzen, Nierenschwäche, Rheuma, Sodbrennen, Schlaflosigkeit, schlecht heilende Wunden, schmerzhafte Regel, Schnupfen, Verdauungsschwäche, Wechseljahresbeschwerden, Übelkeit, Zahnschmerzen.

Bei äußerlicher Anwendung nimmt man einen Teeaufguss für Bäder, Waschungen und Kompressen. Bei Kopfschmerzen nimmt man einen Stirnumschlag mit Pfefferminztee.

Das ätherische Öl wirkt am Anfang kalt, daher lindert es Schmerzen, löst Krämpfe, erweitert die Atemwege, stoppt Herpes und Insektenstiche. Es lindert auch Kopfschmerzen, Muskelverspannungen. Bei Erkältungen kann man das Öl auch inhalieren. Man gibt 1 bis 2 Tropfen Öl in ein heißes Wasser und inhaliert es.

Pinienpollen

Die Pinienpollen steigert die Leistungsfähigkeit. Bei Pinienpollen beziehungsweise Pine Pollen handelt es sich um Blütenpollen einiger weniger ganz bestimmter Pinienarten (z.B. Pinus Massoniana). Reine Pinienpollen kommen seit mehr als 2000 Jahren in der traditionellen Naturheilkunde zum Einsatz, da sie als wahre Kraft- und Nährstoffpakete gelten.

Inhaltsstoffe:
Vitamin B, Carotin, B1, B2, B3, B6, Folsäure, Vitamin D und andere Vitamine. Mineralien wie Kalzium, Kupfer, Eisen, Mangan, Magnesium, Molybdän, Phosphor, Kalium, Selen, Silikon, Natrium und Zink.

Heilwirkung:
Energiespendend, entgiftend, muskelaufbaufördernd, lipidosteigernd, leistungssteigernd, verjüngend, entzündungshemmend, immunstärkend, hormonausgleichend.

Anwendung:
Entgiftung des Körpers, Muskelaufbau, Leistungssteigerung, Arthrose, Fettverbrennung, Hautunreinheiten, Immunschwäche, Hormonungleichgewicht, Stress, Nährstoffmangel.

Reine Pinienpollen kommen seit mehr als 2000 Jahren in der traditionellen Naturheilkunde zum Einsatz, da sie als wahre Kraft- und Nährstoffpakete gelten.

So werden die Kieferpollen zur Stärkung und Unterstützung der Gesundheit, jedoch auch insbesondere für die gezielte Behandlung unterschiedlichster Krankheiten und Beschwerden eingesetzt. Pinienpollen gelten als natürliche leistungssteigernde Androgen-Booster, was zu einer signifikanten Verbesserung des Fett- / Muskelverhältnisses und weiteren förderlichen Effekten führen kann.

Die Naturheilmittel sind deshalb auch im Bodybuilding sehr beliebt, da sie kleine, natürliche Mengen von biologisch identischem Testosteron, wertvolle Aminosäuren und andere für den Muskelaufbau relevante Inhaltsstoffe enthalten.

Tatsächlich gilt die vielfach gekürte „Königin der Pollen" als pflanzliches Kraftpaket, das gut für Haut und Haare ist, Energie spendet, den Muskelaufbau unterstützt, auf natürliche Weise entgiftet und sogar die Libido steigern kann.

Darüber hinaus sind Pinien Pollen auch hervorragend für die Herstellung von Naturkosmetik geeignet. Pinienpollen fördern zudem die reinigenden Prozesse des Körpers, sorgen für eine natürliche Unterstützung beim Leber entgiften und regen den Stoffwechsel an. Die antioxidativen Eigenschaften wirken außerdem freien Radikalen entgegen – weshalb Pinienpollen Anti-Aging Effekte sowie auch vorbeugende Wirkungen zugesprochen werden.

Ringelblume

Ringelblumenblüte ist essbar und kann zu Speisen wie Salate dazugeben. Auch Salben und Cremen können Sie selber herstellen.

Inhaltsstoffe:
Ätherisches Öl, Bitterstoffe, Calendula-Sapogenin, Saponinc, Glykoside, Carotinoide, Xanthophylle, Flavonoide, Stigmasterol, Beta-Sitosterol, Salizylsäure, Taraxasterol, Violaxanthin

Heilwirkung:
Abschwellend, adstringierend, antibakteriell, anregend, entzündungshemmend, krampflösend, pilztötend, reinigend, schweißtreibend.

Anwendung:
Afterjucken, Angstzustände, Blutergüsse, leichte Brandwunden, Brechreiz, Ekzeme, Entzündungen und Vereiterungen der Haut, Furunkel, Gallenbeschwerden, geschwollene Lymphknoten, Geschwüre, Gesichtsrose, gesprungene Lippen, Gürtelrose, Hautkrebs, Hautleiden, Hämorrhoiden, Kopfschmerzen, Krampfadern, Leberschwäche, Magen- und Darmstörungen, Magengeschwür, Menstruations fördernd, Menstruationsschmerzen, Mundschleimhautentzündungen, Narbenwucherungen, offene Beine, Pickel, Quetschungen, Schlaflosigkeit, schlecht heilende Wunden, schmerzen in Amputationsstümpfen, Schnittwunden, Schwindel, Sonnenbrand, unreine Haut, Unterschenkelgeschwüre, Verstopfung, Warzen, Wechseljahrsbeschwerden, Windeldermatitis, wunde Babypopos, wunde Brustwarzen, Wunden, Wundliegen, Zerrungen.

Die Ringelblume kann man innerlich und äußerlich anwenden. Für einen Ringelblumen-Tee übergießt man einen gehäuften Teelöffel Ringelblumenblüten mit kochendem Wasser und lässt ihn fünf bis zehn

Minuten ziehen. Der Tee stärkt die Verdauungsorgane, lindert Brechreiz und hilft bei Magengeschwür.

Eine Tinktur hilft gegen Kopfschmerzen und Einschlafstörungen. Schwindelanfälle werden gemindert.

Tinktur selber herstellen:
Übergießen Sie die frischen ingelblumenblüten in einem Glas mit Schraubdeckel, mit Doppelkorn oder Weingeist, bis alle Pflanzenteile bedeckt sind, und lässt die Mischung verschlossen für drei bis sechs Wochen ziehen. Danach abseihen und in eine Flasche geben.

Eine Salbe hilft bei Krampfadern und Krampfadergeschwüre, ebenso wie Wunden durch Wundliegen (Dekubitus) und offene Beine.

Rosmarin

Die alten Griechen und Wissenschaftler des 21. Jahrhunderts haben ergeben, das Rosmarin die Gedächtnisleistung steigert.

Inhaltsstoffe:
Ätherische Ölen Kampfer, Verbanol, Eugenol, Limonen, Cineol, Borneol, Terpinol
Thymol, Terpene, Verbanol, Gerbstoff, Gerbsäure, Kampfer, Bitterstoff, Beta-Sitosterol, Flavone, Salicylate, Saponine Flavonoiden, Diterpenphenolen, Kalium, Kalzium, Eisen, Magnesium, Vitamin A, Vitamin C.

Heilwirkung:
Adstringierend, anregend, antibakteriell, entspannend, entzündungshemmend, krampflösend, pilztötend, schmerzstillend, tonisierend, Menstruationsfördernd.

Anwendung:

Appetitlosigkeit, Atembeschwerden, Blähungen, Durchfall, Ekzem, Erschöpfungszustände, Gicht, Haarausfall, Herzschwäche, Hämorrhoiden, Ischias, Kopfschmerzen, Magenschwäche, Migräne, Nervenentzündung, nervöse Unruhe, Neuralgien, niedriger Blutdruck, Rheuma, Schwäche, Verdauungsstörungen, Wechseljahrsbeschwerden, hartnäckige Hautausschläge, nervöse Herzbeschwerden, nervöse Kreislaufbeschwerden, schwache Menstruation.

Man kann ihn innerlich als Tee, in Teemischungen und als Tinktur anwenden. Das ätherische Öl sollte man nur äußerlich verwenden, weil es sehr stark ist und innerlich eingenommen den Magen reizen könnte. Der Rosmarin ist eines der wenigen Kräuter, die niedrigen Blutdruck stärken können. Diese Wirkung gegen niedrigen Blutdruck erfolgt aufgrund der Stärkung von Herz und Kreislauf, hoher Blutdruck wird also nicht noch höher. Auch nervöse Herzbeschwerden und Herzrhythmusstörungen kann man mit Rosmarin behandeln.

Rosmarin hat auch einen großen Einfluss in Bezug auf die psychische Wirkung und die Gedächtnisleistung. Der hohe Anteil an Flavonoiden, Diterpenphenolen und Pflanzenphenole wirkt Rosmarin antioxidativ und kann damit, in den üblichen Mengen aufgenommen, zellschützend wirken.
Die ätherischen Öle regen die Durchblutung an.

Rot Klee

Der Rotklee ist ein echtes Multitalent. Durch den hohen Gehalt des Phytoöstrogen Gehalt ist er bei Frauen besonders beliebt. Er lindert Menstruationsprobleme.

Inhaltsstoffe:
Isoflavone, Proteine, Gerbstoffe, ätherisches Öl, Glykoside, phenolische Substanzen, Magnesium, Calcium, Kalium, Vitamin B3, Thiamin, Vitamin B1, Vitamin C, Cumarin, Salicylate.

Heilwirkung:
Blutreinigend, erweichend, zellschützend, entzündungshemmend.

Anwendung:
Appetitlosigkeit, Gicht, Hitzewallungen, Leberschwäche, Östrogenmangel, Rekonvaleszenz, Rheuma, Verstopfung, Wechseljahrsbeschwerden.

Rot Klee verbessert den Blutfluss, senkt das Cholesterin, beugt Knochenschwund vor und schützt auch noch vor Prostataerkrankung. Das enthaltene Cumarin verbessert den Blutfluss. Das Salicylate wirkt entzündungshemmend.

Für den Tee nehmen Sie 4 Teelöffel frische Blüten oder 1 Teelöffel getrocknete Blüten in 250 ml kochendem Wasser und lassen es 10 Minuten ziehen.

Salbei

Salbei hat eine adstringierende Wirkung. Sie bildet eine Schutzwirkung über die Wunden und Schleimhäute. Er fördert einen schnellen Heilungsprozess.

Inhaltsstoffe:
Ätherisches Öl, d-Kampfer, Salviol, Salven, Betulin, Asparagin, Bitterstoff, Borneol, Carnosinsäure, Zineol, Flavonoide, Fumarsäure, Gerbstoff, Gerbsäure, Harz, Ledol, Limonen, Menthol, Östrogenartige Stoffe, Oleanolsäure, Pinen, Sabinol, Salizylsäure, Saponine, Terpineol, Thujon, Thymol, Zink, Vitamine,

Heilwirkung:
Adstringierend, antibakteriell, blutstillend, entzündungshemmend, harntreibend, krampflösend, tonisierend.

Anwendung:
Appetitlosigkeit, Blähungen, Bronchitis, Depressionen, Diabetes, Durchfall, eitrige Geschwüre, Ekzeme, Erkältung, Fußschweiß, Gallenschwäche, Gedächtnisschwäche, Gesichtsrose, Gicht, Gürtelrose, Haarausfall, Hauterkrankungen, Heiserkeit, hemmt die Milchsekretion, Hitzewallungen, Husten, Insektenstiche, Kehlkopfkatarrh, Keuchhusten, Leberschwäche, Lungenschwäche, Magenbeschwerden, Mandelentzündung, Menstruationsbeschwerden, Mundgeruch Mundschleimhautentzündungen, Nachtschweiss, Nervenschwäche,, Rachenentzündungen, Raucherhusten, Rheuma, schlecht heilende Wunden, schmerzhaft geschwollene Brüste, starkes Schwitzen, Verdauungsschwäche, Verstopfung, Wechseljahrsbeschwerden, Weißfluss, Wunden, Zahnfleischbluten, Zahnfleischentzündungen, Übergewicht.

Als Tee getrunken ist der Echte Salbei ein beliebtes Hausmittel bei verschiedenen Atemwegserkrankungen wie grippalen Infekten und Erkältungen (Schweißtreibend). Seine antibakteriellen Eigenschaften helfen daher, Halsschmerzen sowie Entzündungen im Rachenraum und sogar der Mandeln zu lindern. Außerdem lässt seine schleimlösende, keimabtötende Wirkung Husten und Heiserkeit schneller abklingen. Bei Zahnfleischentzündungen und vereiterten Mandeln schafft Salbeitee Linderung, indem er Blutungen stoppt, das Gewebe kräftigt und entzündungshemmend wirkt.

Nehmen Sie 5 frische oder 7 getrocknete Salbeiblätter und übergießen Sie es mit heißem Wasser. Lassen es ca. 10 Minuten ziehen.

Sauerampfer

Der Sauerampfer verbessert die Darmgesundheit und beugt Blähungen, Durchfall und Verstopfung vor.

Inhaltsstoffe:
Oxalsäure, Kaliumbioxalat, Flavonglykoside, Gerbstoff, Gerbsäure, Hyperosid, Vitamin A, E, B1, B2, B6, B12, C, Pantothensäure, Biotin, Folsäure, Natrium, Kalium, Calcium, Magnesium, Phosphor, Schwefel, hohe Eisengehalt, Zink,

Heilwirkung:
Adstringierend, blutbildend, blutreinigend, harntreibend, entzündungshemmend.

Anwendung:
Blutarmut, Durchfall, Fieber, Frauenbeschwerden, Furunkel, Geschwüre, Hautausschläge, Leberschwäche, Magenbeschwerden, Pickel, Schwellungen, Skorbut, Verdauungsschwäche, Verstopfung,

Wunden, Würmer, Erkältung, Müdigkeit, Erschöpfung, Völlegefühl, Akne, Pickel, Abszess, Wunden.

Sauerampfer stärkt auch das Herz und die Nieren. Er wirkt anregend auf den Blutkreislauf, die Verdauung und das Immunsystem. Sauerampfer verbessert die Darmgesundheit und beugt Blähungen, Durchfall und Verstopfung vor. Äußerlich können zerriebene Blätter oder der Pflanzensaft auf Wunden und Insektenstiche aufgelegt werden.
Eine Tinktur mit Sauerampfer hilft bei Erkältungskrankheiten, sie wirkt schleimfördernd, entwässernd und leicht abführend, so wird die Ausscheidung von Keimen und Giften unterstützt.
Für die Herstellung der Tinktur brauchst du ein Schraubglas mit Deckel, welches du zur Hälfte mit kleingeschnittenen Sauerampferblättern füllst. Mit mindestens 40-prozentigem Alkohol aufgießen, bis alle Blätter bedeckt sind, an einem kühlen Ort drei Wochen ziehen lassen, abseihen und in eine dunkle Tropfflasche füllen. Maximal eine Woche lang dreimal täglich 30 Tropfen einnehmen.
Tee mit Sauerampfer hat eine antioxidative Wirkung und kann als Frühjahrskuren getrunken werden. Der Tee wird aus einem Esslöffel frischer Blätter auf 250 ml 60-80 °C heißem Wasser bereitet. Fünf Minuten ziehen lassen und bis zu dreimal täglich eine Tasse trinken. Die Kur sollte maximal eine Woche lang durchgeführt werden!

Sauerampfer Maske bei Sonnenbrand:
Mit Topfen und frisch zerkleinertem Sauerampfer kannst du ganz leicht eine kühlende und heilende Paste für sonnenverbrannte Hautstellen herstellen. Topfen mit Sauerampfer verrühren und für etwa fünf Minuten bei Zimmertemperatur ziehen lassen, nochmal gut verrühren und auf die betroffenen Stellen streichen. Antrocknen lassen und vorsichtig mit einem feuchten Lappen entfernen. Zur weiteren Behandlung eignen sich Johanniskrautöl oder Giersch.

Sauerampfer im Haushalt:
Früher wurde Sauerampfer Saft als Fleckenmittel genutzt, er hat zudem als Poliermittel für Silber gedient.

Schafgarbe

Die Schafgarbe hilft das Ungleichgewicht zu beseitigen. Hildegard von Bingen beschrieb sie besonders für die Frauenheilkunde. Sie kann aber noch viel mehr.

Inhaltsstoffe:
Ätherisches Öl, Azulen, Eukalyptol, Gerbstoffe, Flavone, Bitterstoffe, antibiotische Substanzen.

Heilwirkung:
Antibakteriell, antibiotisch, appetitanregend, blutreinigend, blutstillend, desinfizierend, entzündungshemmend, Gefäß tonisierend, krampflösend, wundheilend.

Anwendung:
Afterjucken, Akne, unterstützt Angina Pectoris, Appetitlosigkeit, aufgesprungene Hände, Augenringe, Bluthochdruck, Blutungen, Blähungen, Diabetes, Durchblutungsstörungen, Durchfall, Ekzeme, Erkältung, Erysipel, Gallenkoliken, Gastritis, Geschwüre, Gesichtsrose, Gicht, Gürtelrose, Herzschwäche, Hämorrhoiden, Kopfschmerzen, Krampfadern, Kreislaufschwäche, Menstruationsbeschwerden, Neuralgien, Nierenschwäche, Östrogen-Dominanz, Pfortaderstauungen, Rheuma, Schaufenster-Krankheit, Schnupfen, Schuppenflechte, Sonnenbrand, Verdauungsschwäche, Verstopfung, Wechseljahresbeschwerden, Weißfluss, wunde Brustwarzen beim Stillen, Wundheilung.

Die Schargarbe hat auch die Fähigkeit den Rückfluss bei den Venen zu fördern. Daher verbessern sich auch der Kreislauf und die venösen Beschwerden. Auch geschwollene Füße, Durchblutungsstörungen des Herzens werden positiv beeinflusst. Innere Blutungen, Verletzungen, Nasenbluten und Eiterungen kann die Schargarbe dabei helfen.

Für einen Schargarben Tee benötigen Sie 1 Teelöffel Kraut, 200 ml kochendes Wasser. 5 bis 10 Minuten ziehen lassen. Sie können damit Umschläge machen, oder ein Dampfbad. Sie wirkt positiv auf die Schleimhäute.

Als erste Hilfe Mittel ist eine Schafgarben Tinktur. Legen Sie die Schargarbenblüten in Korn ein und lassen es 3 bis 6 Wochen ziehen. Bei zu starker Menstruation, Magen-Darm-Problemen, verschiedenen Unterleibsentzündungen und Blähungen kann die Tinktur Linderung verschaffen.

Eine Salbe hilft bei Cellulite und Ekzemen. Für die Salbe benötigen Sie: 150 ml Schafgarben Pflanzenöl Auszug, 15g Lanolin, 8 g Bienenwachs, Tiegel. Schafgarbenöl, Lanolin und Bienenwachs in ein Glas geben und bei geringer Hitze im Wasserbad erwärmen, bis alle Zutaten geschmolzen sind.
Ein paar Tropfen auf einen Teller geben und erkalten lassen, um die die Konsistenz deiner Salbe zu prüfen. Ist sie zu fest, gib etwas mehr Öl hinzu. Wenn sie zu flüssig ist, verwende etwas mehr Bienenwachs.
Optional ein bis zwei Tropfen Tocopherol (Vitamin-E-Öl) hinzugeben, um die Haltbarkeit der Salbe zu verlängern.
In Salbentiegel abfüllen, beschriften und an einem dunklen Ort aufbewahren.

Schisandra

In der chinesischen Medizin wirkt die Heilspflanze feuchtigkeitsspendend, glättend, wundheilend und kommt aufgrund ihrer revitalisierenden Eigenschaften besonders in Anti-Aging zum Einsatz.

Inhaltsstoffe:
Lignane (Phytohormone): Schizandrin, Deoxyschizandrin, Gomisin, ätherisches Öl, Vitamine, Mineralstoffe.

Heilwirkung:
Adaptogen, aphrodisierend, ausgleichend, blutreinigend, krampflösend, regenerierend, stärkend.

Anwendung:
Asthma, Blasenentzündung, Blasenschwäche, Burn Out, Depressionen, Diabetes, Durchfall, Ekzeme, Erkältung, Erschöpfung, Gedächtnisschwäche, Grippe, Hautausschlag, Hautentzündung, Hepatitis, Herzrasen, Husten, Konzentrationsschwäche, Krebs, Libido-Schwäche, Müdigkeit, nervöse Herzbeschwerden, Nierenbeckenentzündung, Parkinson, Schlaflosigkeit, Schwerhörigkeit, Sehstörungen, Stress, Vergesslichkeit, Ängste.

Schisandra kräftigt das Gedächtnis, die Sehfähigkeit und das Gehör. Allgemein gelten die Beeren als Jungbrunnen, mit deren Hilfe man ohne Alterserscheinungen sehr alt werden kann. Man kann die getrockneten Beeren kauen oder als Tee verwenden.
Die Geschmacksrichtungen entsprechen den fünf Elementen der Traditionellen Chinesischen Medizin: Holz, Feuer, Erde, Metall und Wasser, also Sauer, Bitter, Süß, Scharf und Salzig.
Für einen Tee macht man eine Abkochung mit 1 bis 2 Teelöffeln getrockneten Beeren.

Man kann Schisandra also bei Hepatitis oder allgemeiner Leberschwäche verwenden.

Besonders beliebt ist die Stärkung der Libido, die der Schisandra nachgesagt wird. Sie soll sowohl für Männer als für Frauen gelten. Möglicherweise ist die Libidostärkung auf die allgemein stärkende Wirkung der Schisandra zurückzuführen.

Generell wirkt die Schisandra stärkend und verjüngend. Daher wird sie bei Schwäche, Müdigkeit, Depressionen, diversen Alterscheinungen, Hautproblemen und dergleichen eingesetzt.

Schlüsselblume

Hildegard von Bingen hat die Schlüsselblume als Himmelsschlüssel bezeichnet und bei Herzschwäche verwendet. Die Druiden der Kelten haben die Schlüsselblume wahrscheinlich zu kultischen Zwecken bei Frühlingsfesten eingesetzt. Unter anderem wurde wohl ein berauschender Trunk aus der Schlüsselblume bereitet.

Inhaltsstoffe:
Saponine, Flavone, Primulaverosid, Primverosid, Phenolglykoside, ätherisches Öl, Gerbstoff, Kieselsäure.

Heilwirkung:
Husten, beruhigend, blutreinigend, blutstillend, entzündungshemmend, harntreibend, krampflösend, schleimlösend, schmerzlindernd, schweißtreibend, Stoffwechsel anregend.

Anwendung:
Bronchitis, Erkältung, Gicht, Halsentzündung, Herzschwäche, Kehlkopfentzündung, Keuchhusten, Kopfschmerzen, Lungenentzündung, Migräne, Mundfäule, Mundschleimhautentzündung, Neuralgien, Rheuma, Schlaflosigkeit,

Schnupfen, Schwindel, Verstopfung, Vitamin C Mangel, Zahnfleischentzündung, Ödeme.

Da die Schlüsselblume entkrampfend und schleimlösend wirkt, ist sie als Hustentee sehr geeignet. Sie wirkt vor allem gut, wenn der Schleim festsitzt. Besonders gerne wird sie zur Linderung eines Altershustens verwendet, wenn das schwächer werdende Herz dazu führt, dass sich die Flüssigkeit in der Lunge staut. In diesen Fällen erleichtert sie das Abhusten der Flüssigkeit und dadurch entlastet sie auch den Kreislauf. Außer gegen Husten verwendet die Volksheilkunde die Schlüsselblume auch gegen Nervosität und Neuralgien. Selbst Migräne soll gelindert werden.

Die Schlüsselblume steht unter Naturschutz und darf nicht gesammelt werden. Man kann sich ihrer aber erfreuen, wenn man auf sie trifft und im Garten kann man sie anbauen und darf sie dann auch ernten.
Die äußerliche Anwendung. Lege sie auf Brust auf. Sie sollte wärmen und bei Melancholie helfen.
Als Hustentee. Bei festsitzendem Schleim, Nervosität und Neuralgien und zur Linderung von Migräne.

Tee Zubereitung. Für einen Schlüsselblume-Tee übergieße ein bis zwei Teelöffel Schlüsselblumen-Wurzeln oder Blüten mit einer Tasse kochendem Wasser und lasse ihn zehn Minuten ziehen. Anschließend abseihen und in kleinen Schlucken trinken. Von diesem Tee kannst du ein bis drei Tassen täglich trinken. Maximal 6 Wochen lang – dann eine Pause von 3 Wochen machen

Tinktur selber herstellen. Um eine Schlüsselblume-Tinktur selbst herzustellen, übergieße die Schlüsselblume in einem Schraubdeckel-Glas mit Doppelkorn oder Weingeist, bis alle Pflanzenteile bedeckt sind, und lasse die Mischung verschlossen für 2 bis 6 Wochen ziehen. Dann abseihen und in eine dunkle Flasche abfüllen. Von dieser Tinktur nimm 1 bis 3 mal täglich 10-50 Tropfen ein. Wenn die Tinktur zu konzentriert ist, kannst du sie mit Wasser verdünnen.

Schlüsselblumen Wasser. Blüten oder Blüten und Blätter in Krug mit Wasser auffüllen und über ganzen Tag verteilt trinken.

Steinbrecher

Die Chanca Piedra ist eine hoch geschätzte Heilpflanze. Vor allem in den Regionen des Amazonas zählt sie zu den beliebtesten Heilkräutern der Volksmedizin bei Nierensteinen und Leberproblemen.

Inhaltsstoffe:
Chinolizidinalkaloide, Flavonoide (Rutin) und Tannine, Phenole, Triterpene, Alkaloide, Östradiol.

Heilwirkung:
Blutdrucksenkend, antioxidativ, leberschützend, emtgiftend, krampflösend, antiviral, antibakteriell, fiebersenkend, blutdrucksenkend, verdauungsfördernd, appetitanregend, hemmt Bildung von Gallensteinen, harntreibend, Magenstärkend, entzündungshemmend, abführend, schmerzlindernd.

Anwendung:
Grippe, Vergilbung der Haut, Syphilis, Anämie, Tuberkulose, Schwindel, Hepatitis B, Diabetes Typ 2, Bluthochdruck, Nierensteine, Schock, Halsschmerzen, geschwollene Mandeln, Verdauungsstörungen, Magenschmerzen, Darminfektion, Fieber, Juckreiz, Bronchitis, erhöhte Bakterien und Viren im Urin.

Da einige Studien mittlerweile bemerkenswerte schmerzlindernde- und vorbeugende Wirkungen gegenüber hartnäckigen Nierensteinen belegen.

In Indien nutzt man Steinbrecher zur Behandlung von Erkrankungen der Leber oder vorbeugend als Leberschutz. Darüber hinaus verwendet man die Pflanze bei Diabetes, Verdauungsstörungen, Durchfall, Entzündungen und Fieber.

Spitzwegerich

Spitzwegerich hat eine antibiotische, entzündungshemmende Wirkung und ist in der Naturheilkunde sehr bekannt. Er wird sogar bei Schlangen- und Skorpionbissen eingesetzt.

Inhaltsstoffe:
Schleimstoffe, Cumarin (Aesculetin), Flavonide (Glykoside des Luteolins, Apigenins/Apigenin-7-O-monoglucosid), Saponine, Phenylethanoide (Acteosid/Verbascosid), Phenolcarbonsäuen (4-Hydroxybenzoesäure, Protocatechusäure, Gentisinsäure), Glykoside/Iridoidglycoside (Asperulosid, Aucubin, Catapol), Gerbstoffe, Hydroxyzimtsäuren, Kieselsäure, Vitamin C, Kalium, Zink, antibiotische Stoffe, ätherisches Öl, Kaffeesäurederivate, Lab-Enzym, Chlorogensäure, Neochlorogensäure

Heilwirkung:
Antibakteriell, antiphlogistisch, adstringierend, blutreinigend, blutstillend, entzündungshemmend, erweichend, harntreibend, immunstimmulierend, Interferonbildung fördernd, leberschützend, reizmildernd, schleimlösend, wundheilungsfördernd.

Anwendung:

Afterjucken, Akne, Appetitlosigkeit, Asthma, Augenentzündungen, Blasenschwäche, Bronchitis, Candida, Darmschleimhautentzündung, Durchfall, Ekzeme, Erkältung, Fettsucht, Furunkel, Halsentzündung, Halsschmerzen, Hautabschürfungen, trockener Husten, Hämorrhoiden, Insektenstiche, Katarrhe der oberen Luftwege, Kehlkopfentzündung, Keuchhusten, Laryngitis, Leberschwäche, Magenschleimhautentzündung, Ödeme, Pharyngitis, Quetschungen, Rachenkatarrh, Reizhusten, Schürfwunden, Soor, Tracheitis, leichte Verbrennungen, Verstopfung, Wassersucht, Wunden, Zahnschmerzen.

Die-Blätter lösen den Schleim, wirken gegen Krankheitserreger und lindern Entzündungen. Sie wirken auch gegen Dermatitis, Ekzem und Wunden. Setzen Sie etwa 5 Gramm getrocknete Blätter in 150 ml kaltem Wasser an, diese Mischung kurz aufkochen und abseihen/filtern. Mit diesem "Tee" macht man mehrmals täglich Umschläge indem man ein Leinentuch/Mullbinde durchfeuchtet und auf die betroffene Stelle legt.

Spitzwegerich Tee oder Saft enthält viel Schleimstoffe. Sie legen sich wie ein schützender Film über die Schleimhäute in Hals und Rachen. Entzündungen und Reizungen der Bronchien und Entzündungen heilen schneller ab.
Frisch gepflücktem Spitzwegerich Blätter helfen bei Insektenstichen und kleinere Verletzungen.

Taubnessel

Taubnesseltee gilt in der Naturheilkunde als beliebtes Hausmittel bei Erkrankungen der oberen Atemwege, insbesondere Husten und leichten Entzündungen im Mund- und Rachenraum.

Inhaltsstoffe:
Saponine, ätherische Öle, Schleim, Gerbstoffe, Labiat-Gerbstoff, Gerbsäure, Flavonglycoside, Histamin, Tyramin.

Heilwirkung:
Adstringierend, antibakteriell, beruhigend, blutreinigend, blutstillend, harntreibend, krampflösend, schleimlösend.

Anwendung:
Asthma, Blasenleiden, leichte Brandwunden, Bronchitis, Darmstörungen, Ekzeme, Erkältung, Fieber, Furunkel, Husten, Hämorrhoiden, Krampfadern, Magenentzündung, Menstruationsbeschwerden, Prostataschwellung, Schlaflosigkeit, schlecht heilende Wunden, Verdauungsschwäche, Wechseljahrsbeschwerden, Weißfluss.

Außer Weißfluss wird die Taubnessel auch gerne gegen alle Arten von Frauenbeschwerden eingesetzt, seien es schmerzhafte Menstruationsblutungen oder Wechseljahrsbeschwerden. Die Taubnessel soll auch die Stärke der Blutungen regulieren, starke Blutungen werden abgeschwächt, schwache gestärkt. Taubnessel-Tee wird auch häufig gegen Entzündungen der Atmungsorgane eingesetzt. Mit ihrem Schleim und den Saponinen kann die Taubnessel gereizte Schleimhäute sanft umhüllen und wirkt zudem beruhigend. Auch die Verdauungsorgane profitieren von der milden Wirkung der Taubnessel-Blüten.Taubnesseltee kann Entzündungen von Magen und Darm lindern.

In Form von Umschlägen kann es bei Schwellungen, Beulen, Gichtknoten und Krampfadern von Nutzen sein. Denkbar ist auch, dass die Pflanze einen positiven Effekt bei Schuppen und juckender Kopfhaut hat.

Für den Tee nehmen Sie 2 TL frische oder getrocknete Taubnesselblüten in 250 ml. heißem Wasser, 5 Minuten ziehen lassen.

Thymian

Der Thymian ist ein hervorragendes Antibiotikum. Auch in der Aromatherapie ist Thymian eine geschätzte Heilpflanze.

Inhaltsstoffe:
Ätherisches Öl, u.a. Thymol, Kampfer, Carvacrol, Zineol, Geraniol, Limonen, Linalool, Menthon, Terpinen, Bitterstoff, Gerbstoff, Flavonoide, Cumarine, Harz, Saponin, Salicylate, Pentosane, Stigmasterol, Beta-Sitosterol, Zink.

Heilwirkung:
Anregend, antibakteriell, antibiotisch, beruhigend, blutstillend, desinfizierend, eisprungfördernd, entzündungshemmend, geburtserleichternd, krampflösend, menstruationsfördernd, pilztötend, schleimlösend, schmerzstillend,
schweißtreibend, tonisierend.

Anwendung
Asthma, Bronchitis, Erkältung, Halsentzündung, Heiserkeit, Husten, Kehlkopfkatarrh, Keuchhusten, Krampfhusten, Luftröhrenkatarrh, Reizhusten, Zahnfleischentzündung, Blähungen, Durchfall, Leberschwäche, Magenbeschwerden, Mundgeruch, Sodbrennen, Verdauungsschwäche, Gicht, Rheuma, Blasenentzündung,

Blasenschwäche, Nierenentzündung, Menstruationsstörungen, Periodenkrämpfe, Unterleibskrankheiten, Wechseljahrsbeschwerden, Alpträume, Epilepsie, Kater, Nervenschwäche, Schlaflosigkeit, Gelenkschmerzen, Quetschungen, Verrenkungen, Verstauchungen, Ekzeme, entzündete Wunden, Furunkel, Gesichtsrose, Gürtelrose, Pickel, Schnittwunden, schwerheilende Wunden.

Das ätherische Öl hat eine antibakterielle Wirkung und hemmt dadurch das Wachstum unterschiedliche Bakterienstämme. Der zähe Hustenschleim wird verflüssigt und kann daher leichter abtransportiert werden. Er löst starke Verkrampfungen bei Keuchhusten, Asthma, Blähungen.

Als Tee übergießt man einen Teelöffel Thymiankraut mit einem Viertelliter kochendem Wasser und lässt den Tee fünf Minuten ziehen. Man kann den Tee mit Honig süßen, um die Wirkung noch zu verstärken.
Äußerlich kann man gegen Hautprobleme in Thymian-Aufgüssen baden, Kompressen auflegen oder das ätherische Öl verdünnt oder unverdünnt einsetzen. Außerdem hilft Thymian gegen unreine Haut, Pickel und Furunkel. Thymian-Tee oder Tinktur kann man auch zum Spülen gegen Entzündungen im Mundraum verwenden.

Vogelmiere
Die Vogelmiere schmeckt gut und ist ein starkes Heilkraut. In Japan gehört die Vogelmiere zu den wertvollsten Kräutern.

Inhaltsstoffe:
Vitamine, Saponine, Flavonoide, Cumarine, Mineralien, Oxalsäure, Schleim, Zink, ätherische Öle.

Heilwirkung:
Adstringierend, blutreinigend, blutstillend, harntreibend, juckreizlindernd, kühlend, menstruationsfördernd, Milchbildungsfördernd, schleimlösend, wundheilend.

Anwendung:
Augenentzündung, Blähungen, Bronchitis, Ekzeme, Furunkel, Gelenkentzündungen, Gerstenkorn, Geschwüre, Gicht, Hautprobleme, Husten, Hämorrhoiden, Juckreiz, Lungenleiden, Nierenschwäche, Pickel, Psoriasis, Quetschungen, Rheuma, Schnittwunden, Schuppenflechte, Unterschenkelgeschwür, Verstopfung, schlecht heilende Wunden.

Als Tee Aufguss kann man die Vogelmiere, getrocknet oder frisch, zur Anregung des Stoffwechsels trinken, um rheumatische Beschwerden zu lindern und Frühjahrskuren zu unterstützen. Auch für die Atemwege gegen Husten und Bronchitis hilft der Tee ausgezeichnet. Er wirkt schleimlösend.
Nehmen Sie 1 bis 2 TL Vogelmiere mit 250 ml heißem Wasser und lassen es 5 Minuten ziehen.

Äußerlich angewendet hilft es bei entzündliche Hautprobleme, Sonnenbrand. Sie wirkt kühlend bei inneren Entzündungen, wie Magen- Darmentzündung. Verwendet werden die Blätter, Blüten und Stiele.

Vogelmiere Öl selber machen:
Nehmen Sie ein Einmachglas und gießen Sie über das Kraut Olivenöl oder Mandelöl und lassen es 7 Tage bei Zimmertemperatur ziehen.

Wegwarte

Die Wegwarte ist eine Heilpflanze, die sich gut auf Kreislauf und Verdauung auswirkt. Des Weiteren ist sie bekannt für ihre entzündungshemmenden, entgiftenden und hautreinigenden Eigenschaften.

Inhaltsstoffe:
Inulin, Bitterstoffe, Intybin, Zucker, Harz, Kalisalze, Cichoriin, Gerbsäure, ätherisches Öl, Mannan, Petein, Lacoulin.

Heilwirkung:
Adstringierend, anregend, blutreinigend, entzündungshemmend.

Anwendung:
Afterjucken, Diabetes, Gallenschwäche, Gallensteine, Gebärmutterschwäche, Geschwüre, Haarausfall, Hautunreinheiten, Hämorrhoiden, Kopfschmerzen, Krampfadern, Leberprobleme, Leberschwellung, Milzschwellung, Pfortaderstauung, Stoffwechselschwäche, Verdauungsschwäche, Verstopfung.

Aufgrund des hohen Inulingehaltes ist die Wegwartenwurzel auch als Nahrungsergänzung für Diabetiker geeignet. Interessanterweise wird aus der Wurzel der Pflanze (Zichorienwurzel) zudem ein traditioneller, preiswerter Kaffee-Ersatz hergestellt, welcher in der Tat Kaffee geschmacklich sehr ähnelt – stattdessen jedoch koffeinfrei ist. Hierfür wird die Wurzel nach dem Herausziehen gewaschen, getrocknet, geröstet und zerkleinert.

Die Gemeine Wegwarte enthält viele Bitterstoffe. So dass sie die Verdauung anregen. Außerdem kann die Pflanze die Gallensaftproduktion ankurbeln und so bei verschiedenen Verdauungsbeschwerden helfen. Die Wurzel der Heilpflanze unterstützt die Fettverdauung und kann Blähungen und Bauchschmerzen lindern.

Die Wegwarte fördert auch die Wundheilung und wirkt antibakteriell. Für einen Tee nimmt man 1 TL. getrocknetes Kraut 150 ml. kochendes Wasser, 5 bis 7 Minuten ziehen lassen.

Weißdorn

Weißdorn ist eine wahre Herzpflanze. Nicht nur auf energetischer, sondern auch auf stofflicher Ebene. Man kann sowohl die Früchte, als auch die Blätter und Blüten verwenden.

Inhaltsstoffe:
Oligomere Proanthocyanidine, Crataeguslacton (Crataegussäure), ätherisches Öl, Trimethylamin, Glykosid Oxyacanthin, Gerbstoff, Saponin, Fructose, Aluminium, Kalium, Natrium, Calcium, phosphorsaure Salze.

Heilwirkung:
Beruhigend, durchblutungsfördernd, gefäßerweiternd.

Anwendung:
Herzschwäche, Altersherz, Angina Pectoris, Arteriosklerose, Augenringe, Bluthochdruck, Erschöpfung, Herzrhythmusstörungen, Kreislaufstörungen, Nervosität, niedriger Blutdruck, Reizbarkeit, Schlaflosigkeit, Schwindel, Wechseljahrsbeschwerden.

Am besten verwendet man Blüten und Blätter. Tee im Aufguss, 15 Minuten ziehen lassen, mehrmals täglich 1 Tasse trinken. Es gibt auch tropfen und Pflanzensaft. Diese Wirkstoffe erweitern die Herzkranzgefäße und bringen damit eine bessere Durchblutung des

Herzens. Die Sauerstoffversorgung der Herzmuskelzellen wird dadurch besser und es kommt zu einer Stärkung der Herzkontraktion und auch die Schlagfrequenz des Herzens wird verbessert. Weißdorn kann in sämtlichen Phasen des Lebens helfen, in denen Stress eine Belastung darstellt. Weißdorn hilft dort, wo berufsmäßiger Stress das Herz beeinträchtigen kann, und auch dort, wo körperliche Belastung, zum Beispiel durch Sport, sich negativ auswirken könnte. Weißdorn sollte bei Herzmuskelschwächen nach schwerer Erkrankung wie Grippe, Scharlach, Lungenentzündung oder nach allen langwierigen Erkrankungen, die mit Schwächezuständen einhergehen, eingesetzt werden. Man kann es den Kindern ab 14 Jahren geben. Vom homöopathischen Mittel Crataegus (D1 bis D3) nimmt man 3 mal täglich 5 bis 10 Globuli oder Tropfen. Wie in der Kräuterheilkunde wird Crataegus auch homöopathisch gegen Herzschwäche und Herzrhythmusstörungen verwendet.

Um eine Weißdorn-Tinktur selbst herzustellen, übergießt man zerstoßene Weißdornfrüchte, und auf Wunsch getrocknete Weißdornblüten, in einem Schraubdeckel-Glas mit Doppelkorn oder Weingeist, bis alle Pflanzenteile bedeckt sind, und lässt die Mischung verschlossen für 2 bis 6 Wochen ziehen.

Wermut

Wermut (Artemisia absinthium) ist eine Heilpflanze, die es in sich hat, zumal sie mit ihren zahlreichen Bitter- und Pflanzenstoffen zu den hilfreichsten Naturheilmitteln bei Magen-Darm-Beschwerden gehört.

Inhaltsstoffe:
Ätherisches Öl, Absinthol, Glykosid Absinthin, Bitterstoffe, Artemisin, Absinthiin, Anabsinthiin, Bernsteinsäure.

Heilwirkung:
Blutbildend, blutreinigend, Kreislauf stärkend, Menstruations fördernd, Wehen fördernd.

Anwendung:
Allgemeine Schwäche, Blähungen, Gallenbeschwerden, Gelbsucht, Magenschwäche, Mundgeruch, Nierenschwäche, offene Wunden, Ohrenschmerzen, Quetschungen, Verstauchungen, Würmer.

Wermut hilft gegen eine Schwäche der Gallenblase. Selbst wenn die Gallenblase operativ entfernt wurde, kann man die Verdauung mithilfe von Wermut-Tee deutlich fördern. Bei Frauen wird die Menstruation durch Wermut deutlich angeregt.
Wermut ist außerdem gut für die Nerven und unterstützt den gesamten Körper bei der Entgiftung.
Für einen Wermut-Tee übergießt man ein bis zwei Teelöffel Wermutkraut oder Blätter mit einer Tasse kochendem Wasser und lässt ihn zehn Minuten ziehen. Anschließend abseihen und in kleinen Schlucken trinken. Von diesem Tee trinkt man ein bis drei Tassen täglich. Man sollte den Wermut-Tee nicht süßen, denn eine Abmilderung der Bitterkeit durch Süße würde die erwünschte Wirkung des Wermuts abschwächen.

Tinktur selber herstellen. Man übergießt den Wermut in einem Schraubdeckel-Glas mit Doppelkorn oder Weingeist, bis alle Pflanzenteile bedeckt sind, und lässt die Mischung verschlossen für 2 bis 6 Wochen ziehen. Dann abseihen und in eine dunkle Flasche abfüllen. Von dieser Tinktur nimmt man 1 bis 3 mal täglich 10-50 Tropfen ein.

Achtung! Wermut sollte nicht bei Magen- und Darmgeschwüren angewendet werden. Auch in der Schwangerschaft sollte man auf Wermut verzichten.

Weizengras

Wer Weizengrassaft trinkt, kann in Kombination mit sportlicher Betätigung seine Blutfettwerte senken – wie Erfahrungen und Untersuchungen der letzten Jahre zeigen.

Inhaltsstoffe:
Provitamin A, Vitamin B2, B3, B5, B6, Folsäure, Vitamin C, Vitamin D, Vitamin E, Vitamin K, Eisen, Kalium, Calcium, Kobalt, Kupfer, Magnesium, Natrium, Phosphor.

Heilwirkung:
Entzündungshemmend, antibakteriell, entgiftend.

Anwendung:
Bessere Verdauung, regt den Stoffwechsel an, Magen-Darm-Erkrankung, Durchfall, Stress, Rauchen, stärkt Immunsystem, Übelkeit, Kopfschmerzen, Appetitlosigkeit
Blähungen, Darmentzündungen, Fettsucht, Gicht, Magengeschwüre, Magenkrämpfe, Rheuma, Sodbrennen, Zwölffingerdarmgeschwüre.

Zusätzlich hilft Weizengras dem Körper Blutdruck und Blutzuckerspiegel zu regulieren. Weizengrassaft bietet viele gesundheitliche Vorteile: Es versorgt dich mit Vitaminen, hilft bei entzündlichen Krankheiten, und beugt oxidativem Stress vor.

Das in Weizengras vorhandene Chlorophyll hat eine große Ähnlichkeit mit Hämoglobin, dem Blutfarbstoff, welcher in unseren roten Blutkörperchen Sauerstoff bindet und diesen so im Blutkreislauf transportiert. Deshalb verwundert es nicht, dass Chlorophyll die Produktion der roten Blutkörperchen im Knochenmark fördert.

Zudem kann Weizengras beim Entgiften helfen, zumal es die natürliche Ausleitung von Schwermetallen und Umweltgiften unterstützt. Aufgrund seiner chemischen Struktur ist Chlorophyll in der Lage, Schwermetalle zu binden, wodurch diese anschließend über den Darm ausgeschieden werden können.

Zitronengras

Zitronengras, oder auch Lemongras, gehört zu den besonders beliebten Gewürzen der asiatischen Küche. Neben den geschmacklichen Vorzügen kann sich das duftende Heilkraut jedoch auch sehr förderlich für unsere Gesundheit auswirken.

Inhaltsstoffe:
Flavonoide, Ätherische Öle, Antioxidantien, Terpenoide, Phenolverbindungen, Vitamin C, Vitamin A, Vitamin E, Natrium, Kalium, Calcium, Phosphor, Magnesium, Eisen.

Heilwirkung:
Antibakteriell, antimykotisch, entzündungshemmend, antioxidativ, Cholesterin ausgleichend, beruhigend, schmerzlindernd, krampflösend, blutdrucksenkend, schlaffördernd.

<u>Anwendung:</u>
Menstruationsprobleme, Fußpilz, hoher Blutdruck, Erkältung, Fieber, Halsschmerzen, Immunschwäche, Magenschmerzen, Übelkeit, Schnupfen, Mund- und Rachenentzündung, Rheuma, Hautentzündung, Blähungen.

In Indien wird Zitronengras auch Fiebergras genannt, schon deshalb wird es als fiebersenkendes Mittel zugesprochen. Zitronengras Bäder helfen gegen Rheuma Schmerzen und leichte Hautentzündungen. Außerdem tragen die ätherischen Öle des Zitronengrases zur Entspannung bei und fördern einen tieferen Schlaf. So wird Zitronengras-Tee beispielsweise als schnelle Hilfe bei Menstruationsproblemen, Verdauungsbeschwerden, Krämpfen sowie bei hohem Blutdruck und zur Linderung von Erkältungen eingesetzt. Zudem werden der Heilpflanze förderliche Wirkungen bei Pickeln, Akne und Rheuma-Erkrankungen zugesprochen.

Zitronengrastee: Verwenden Sie frisches Zitronengras, teilen Sie einen Stiel in der Mitte mit dem Messer. So können sich die ätherischen Öle besser lösen und das Aroma kann sich vollständig entfalten. Alternativ können Sie auch einen Esslöffel getrocknete Pflanzenteile verwenden. Übergießen Sie die Pflanzenteile mit etwa 500 Milliliter kochendem Wasser. Lassen Sie den Tee für etwa 10 bis 15 Minuten ziehen und entfernen anschließend die Pflanzenteile. Verwenden Sie den Tee auch als Umschläge.

Zitronenmelisse

Zitronenmelisse enthält ätherisches Öl, das beruhigend wirkt. Das Heilkraut kann Lippenherpes entgegenwirken. 1988 wurde die Zitronenmelisse zur Arzneipflanze des Jahres gekürt.

Inhaltsstoffe:
Ätherisches Öl, Bitterstoff, Gerbstoff, Gerbsäure, Harz, Schleim, Glykosid, Saponin, Thymol.

Heilwirkung:
Anregend, antibakteriell, aufmunternd, beruhigend, entspannend, krampflösend, kühlend, Menstruationsfördernd pilzhemmend, schmerzstillend, schweißtreibend, virushemmend.

Anwendung:
Angstzustände, Appetitlosigkeit, Asthma, Augenringe, Blutergüsse, Blähungen, Bronchitis, Erkältung, Fieber, Geschwüre, Gicht, Grippe, nervöse Herzbeschwerden, Husten, Insektenstiche, Ischias, Kopfschmerzen, Lippen-Herpes, Magenkrämpfe, Magenleiden, Menstruationsbeschwerden, Migräne, Milchstau, Neuralgien, Ohrenschmerzen, Periodenkrämpfe, Quetschungen, Reizbarkeit, Rheuma, Schlafstörungen, Sodbrennen, Unruhezustände, Unterleibskrankheiten, Wechseljahrsbeschwerden, Wunden, Zahnschmerzen.

Der hohe Anteil an Gerbstoffen in ätherischem Öl ist für seine starke antivirale Wirkung verantwortlich. Dadurch verhindert die Vermehrung der Herpes Bläschen und heilt schneller ab.
Am Abend hilft Melissentee mit Honig für besseres Einschlafen. Wirkt auch gegen Unruhe und Schlafstörungen.
Am Morgen getrunken hilft es gegen Abgespanntheit, belebend und erfrischend. Es entkrampft den Magen, verbessert die Verdauung. Auch

Kopfschmerzen und Reizungen des Nervensystems hilft Zitronenmelissentee.

Für eine Tinktur benötigt man die Blätter, füllt es mit Doppelkorn oder Wodka. Stellt es für ca. 6 Wochen an einem Sonnigen Platz. Die Anwendung kann äußerlich und innerlich verwendet werden.
Mit Melissen-Umschlägen kann man Geschwüre, Beulen, Blutergüsse, Insektenstiche, aber auch Nervenentzündungen und Milchstau bei stillenden Müttern behandeln.

Zinnkraut

Durch seine zahlreichen Pflanzenchemikalien kann der Schachtelhalm bei Knieschmerzen, Arthrose, Rheuma, Blasenentzündung und Nierenschmerzen Abhilfe schaffen.

Inhaltsstoffe:
Kieselsäure, Saponine, Flavone, Kalzium, Kalium, Magnesium, weitere Spurenelemente.

Heilwirkung:
Blutreinigend, blutstillend, entzündungshemmend, harntreibend.

Anwendung:
Afterjucken, Blasenschwäche, Blutungen, Durchblutungsstörungen, Frostbeulen, Hautentzündungen, Krampfadern, Nierenschwäche, Ödeme, rheumatische Schmerzen, schwache Menstruation, Wassersucht, Wunden.

Auch zur Raucherentwöhnung wird die Heilpflanze verwendet. Zinnkraut liefert den wertvollsten Nährstoff für Knorpel und Gelenke in höchster Konzentration: Kieselsäure. Durch seine zahlreichen

Pflanzenchemikalien kann der Schachtelhalm bei Knieschmerzen, Arthrose, Rheuma, Blasenentzündung und Nierenschmerzen Abhilfe schaffen. Bereits Hildegard von Bingen, Kneipp, Maria Treben, Richard Willford sowie zahlreiche griechische Ärzte der Antike, verwendeten Ackerschachtelhalm in ihren Therapien. Die darin enthaltene Kieselsäure ist beispielsweise bekannt dafür, das Lungengewebe zu stärken – weshalb kieselsäurehaltige Heilpflanzen in der Volksmedizin häufig bei Husten und Asthma eingesetzt werden. Zudem ist Zinnkrauttee schleimlösend und enthält Spuren von Nikotin, was der Lunge in dieser Form keinesfalls schadet – jedoch das Verlangen zu rauchen durchaus mindern kann. Die in dem Kraut enthaltenen Pflanzen- und Mineralstoffe wie Flavonoide, Kalium, Eisen, Magnesium und Kalzium stärken die Lunge außerdem auf natürliche Art und Weise. Als ebenfalls vorteilhaft bei einer Raucherentwöhnung mit Ackerschachtelhalm gelten die harntreibenden und reinigenden Eigenschaften.

Teezubereitung: Der Tee muss als Abkochung zubereitet werden und mindestens 20 Minuten kochen, damit sich die Kieselsäure aus den Pflanzen löst.

Äußerlich ist der Schachtelhalm als Voll-, Teilbad, Wickel oder Auflage geeignet. Dazu wird je nach Bedarf eine größere Menge Tee gekocht. Auch heute werden Knieschmerzen, Magen-Darm-Beschwerden, Nierenschmerzen sowie Blasen – und Menstruationsstörungen mit Zinnkraut behandelt. Doch auch bei Gelenkschmerzen, einem Bandscheibenvorfall oder Hautproblemen kommt das Schachtelhalmkraut zum Einsatz. Darüber hinaus ist Zinnkraut für seine wundheilenden Eigenschaften bekannt. Die Kombination an Wirkstoffen wie gewebestärkende Kieselsäure und resistenzanregende Flavonoide macht den Zinnkrauttee zu einem empfehlenswerten Mittel bei chronischen Atemwegserkrankungen. Bei Kindern, die unter Pseudo-Krupp litten, konnte beobachtet werden, dass kurmäßige Verwendung von Zinnkrauttee, selbstverständlich nur begleitend zur medizinischen Basistherapie, die Widerstandskraft stärken konnten und die Anfall Bereitschaft senken. Bei kleinen Kindern die einen Husten überstanden haben und später wiederbekommen, in Kindergarten oder Schule, sollten in solchen Fällen eine kurmäßige Anwendung genommen werden. Schachtelhalm ist gut bei Anfälligkeit für Erkältungskrankheiten, Bronchialkatarrh, chronischer Husten, Altershusten, Raucherhusten, Nieren stärkend, Haut und Haare und für die Gelenke.

Zistrose

Das OPC Wunder für Haut, Herz & Immunsystem. Cistus incanus, bzw. Zistrosenkraut, gehört zu den polyphenolreichsten (65% OPC) Pflanzenarten der Welt, was ihn zu einem effektiven Radikalfänger und Antioxidanten macht - zumal er freie Radikale hemmt und unser Immunsystem stärkt.

Inhaltsstoffe:
Labdanum (Ladanum), Polyphenole, Harz, ätherische Öle, Borneol, Zineol, Eugenol, Ledol, Limonen, Phenol.

Heilwirkung:
Antibakteriell, antibiotisch, antiviral, antioxidativ, fungizid, pilzhemmend, entzündungshemmend, schleimlösend, anregend, tonisierend, Immunsystem stärkend, neutralisiert freie Radikale, Menstruations fördernd.

Anwendung:
Allergien, Durchfall, Ekzeme, Erkältung, Geschwüre
Grippe, allgemeine Hautprobleme, Herz-Kreislauf-Erkrankungen, Husten, Mundgeruch, Wundliegen.

Der Cistus wurde bereits 1999 von der Herba Historica zur europäischen Arzneipflanze des Jahres gekürt. Ausschlaggebend hierfür waren die überaus förderlichen Wirkungen hinsichtlich Viren und Bakterien – sowohl in der Prävention als auch in therapeutischen Maßnahmen. Die Blätter und Zweige der Zistrose kann man als Tee trinken. Der Tee kann gegen Infektionskrankheiten, vielleicht auch bei Allergien und Hautproblemen helfen. Äußerlich kann man vielerlei Hautprobleme eine Zistrosen Abkochung als Waschung, Bad oder Umschlag einsetzen.

Für den Tee brauchen Sie 1 EL. Zistrose, 250 ml. kochendes Wasser, 2 bis 5 Minuten ziehen.

Die Inhaltsstoffe der Zistrose wirken zusammenziehend, was dazu führt, dass Durchfälle schnell verschwinden, Hautwunden rascher heilen und Juckreiz gelindert wird. Die Haut wird dank der Zistrose außerdem gestrafft, wirkt glatter und Fältchen werden gemindert. Zistrosentee ist ein hervorragendes Anti-Aging-Gesichtswasser.

Buchempfehlung:

Die besten Gesundheitstipps Buch

Das Wohlbefinden unsere Gesundheit ist sehr wichtig, es soll unser Säure-Basen-Haushalt ausgeglichen sein.
Es gibt zahlreiche Faktoren, die unseren Organismus negativ beeinflussen kann und so zu einer Übersäuerung führen. Das hat viele Einflüsse auf unser Wohlbefinden und unseren Gesundheitszustand. Aus diesem Grund ist es wichtig darauf zu achten, dass die Säuren und Basen im Gleichgewicht sind. Dies gelingt in erster Linie über eine gesunde Ernährung.
ISBN-13: 9783752659573

Alternativ Medizin

Erfahren Sie in diesem Buch überaus nützliche Tipps, für ein gesundes Leben. Unterschätzen Sie nicht die Kraft der Vitamine und den Einfluss von Kräutern. Sie können in so vielen Dingen wahre Wunder bewirken. Lernen Sie einiges über natürliche Lebensmittel, warum Sie die Farbe Weiß aus Ihrer Nahrung streichen sollten und wie Sie es schaffen, Hautprobleme mithilfe der Naturheilkunde sicher in den Griff zu bekommen.
ISBN-13: 9783754344132

Gesundheitstipp bei Arteriosklerose

Wie kann man Arteriosklerose – Herzinfarkt – Schlaganfall - Herzschwäche und Diabetes verhindern.
ISBN: 978-3-347-65499-0

Info über Gesundheitsbücher
www.ebook-gesundheit.jimdofree.com

Genaue Beschreibungen von natürlichen Produkten:
www.biogama.info

Beauty & Wellness Reisen
www.wellness-reisen.jimdofree.com

Hilfestellung zur Erreichung einer körperlichen bzw. energetischen Ausgewogenheit.

Maximilian Loidl
Richard Wagner Str. 12
A-8600 Bruck / Mur
Mail: biogama@a1.net
HP: www.biogama.info
Herstellung und Verlag: BoD – Books on Demand, Norderstedt
ISBN: 9783753407302

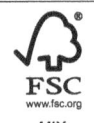